孟诜食疗作品辑录

孟子邹　校注

中医古籍出版社

图书在版编目（CIP）数据

孟诜食疗作品辑录/孟子邹校注．－北京：中医古籍出版社，2012.4
ISBN 978－7－80174－961－1

Ⅰ．①孟… Ⅱ．①孟… Ⅲ．①食物疗法－中国－唐代 Ⅳ．①R247.1

中国版本图书馆 CIP 数据核字（2011）第 018587 号

孟诜食疗作品辑录

孟子邹　校注

责任编辑　刘　婷
封面设计　韩博玥
出版发行　中医古籍出版社
社　　址　北京东直门内南小街 16 号（100700）
印　　刷　三河市华东印刷厂
开　　本　710mm×1000mm　1/16
印　　张　23.125
字　　数　400 千字
版　　次　2012 年 4 月第 1 版　2012 年 4 月第 1 次印刷
印　　数　0001~2000 册
书　　号　ISBN 978－7－80174－961－1
定　　价　36.00 元

序　言

孟诜是唐代著名医学家，也是著名的养生学的大师，后世医学界对孟诜评价很高，称他为食疗养生的创始人。

孟诜一生著述颇丰，其代表作品为《必效方》、《补养方》和《食疗本草》。《必效方》、《补养方》是孟诜生前作品。孟诜之前，还没有系统地介绍养生知识的专集，因而，《必效方》、《补养方》应该算是我国养生学历史上的早期专著。孟诜去世后，《必效方》又经孟诜学生张鼎增辑，在原作的基础上丰富了食物养生治病的内容，并更名为《食疗本草》。《食疗本草》它的实用价值更大，得到后世历代医界所重视，《证类本草》、《本草纲目》等重要医书有较大的篇幅引用了其中的内容，当今社会，《食疗本草》依然不失其价值，仍被公认为我国第一部系统地介绍食物养生的医学著作。

从《必效方》、《食疗本草》的内容分析，孟诜是一位从事医学实践的人，很多食物和处方的来源是他从民间收集汇编而成的，有些作品的处方中还标明来自那一个地方，具体到是那一个人提供的，因而可以认为，孟诜食疗作品中其中有很大一部分是民间的经验方，所以，孟诜食疗作品是我国古代劳动人民食物养生方面经验的结晶，其内容包含了唐朝初中期养生知识和治病经验的医学成就，又系统反映了唐代食疗养生治病的大致概况。

孟诜食疗作品内容对今天来说，仍有一定的参考价值，其中较多内容仍然有它的实用价值。当然，由于受时代的局限，孟诜养生作品不可避免地存在一定的不足之处，当今社会不能全搬抄用，使用时应该弃其糟粕，取其精华。

十分可惜，《食疗本草》、《必效方》、《补养方》等作品在历史的长河中已经失传，这对食疗养生来说，无疑是重大损失。近代，学者在敦煌古书中发现了《食疗本草》的手抄残本，虽然仅有二十六味药，与史料记载的《食疗本草》二百二十七条相差较大，但毕竟还是粗略看到了《食疗本草》原书的本来面目，弥补心中的遗憾。

笔者认为，孟诜作品的失传，对研究孟诜本人及他的养生作品带来了很多困难，后人不知孟诜撰写内容是什么？有哪些医著中引用了孟诜作品的内容？作者为了读者便于阅读孟诜食疗养生作品和研究唐代食疗方面的知识，并希望当今学者更多了解孟诜本人及他的食疗养生知识，于是在众多的古代医学作品中尽可能寻找有关孟诜食疗方面的内容，并加以摘录，辑佚后汇集成册，取名为《孟诜食疗作品辑录》。

本书辑录孟诜作品的部分古医书有：《外台秘要方》，唐·王焘撰；《证类本草》，北宋·唐慎微撰；《妇人寿草》，日本·看月牛山撰；《汤液本草》，元·王好古撰；《医心方》，日本·丹波唐赖撰；《本草纲目》，明·李时珍撰；《证治准绳》明·王肯堂撰；《神农本草经疏》，明·缪希雍撰。对敦煌发现的《食疗本草》手抄残本，把手抄本改成宋体汉字本，但由于古今字形差距较大，少部分汉字难以找到现代相匹配的汉字，在无法识别的汉字中又作了具体的说明。

辑录内容分为三部分：第一部分为医著辑录，主要内容是按照古代医著顺序辑录记载与孟诜作品内容有关的文字资料；第二部分为《食疗本草》辑录，主要内容从古代医著中辑录有关食疗养生药物的文字资料；第三部分为《必效方》辑录，主要内容是从古代医著中辑录有关《必效方》的文字资料。

由于本人水平有限，错误之处难免，希望得到读者批评指出。

目　　录

第一部分 医著辑录

一、《外台秘要方》辑录

说明：《外台秘要方》四十卷，唐代医学家王焘于天宝十一年（752 年）撰成此书撰。王焘（约 670～755 年），曾官给事中，长期掌官弘文馆（唐代图书中心）工作，得以博览群书，皆研其总领，核其旨归，编成此书。

唐以前散失的方书，如孟诜《必效》之方书，幸赖此书存其梗概，得以流传。故此书是集唐以前方大成之作，是研究唐以前医学的重要文献。

《必效》疗天行一二日者方

麻黄一大两，去节

上一味，以水四升，煮去沫，取二升，去滓，则著米一匙，及豉为稀粥，取强一升，先作生熟汤浴，淋头百余碗，然后服前粥，则厚覆取汗，子夜最佳。

又疗天行病经七日以上，热势弥固，大便涩秘，心腹痞满，食饮不下，精神昏乱恍惚，狂言浪语，脉沉细。众状之中，一无可救，宜决汁服此鳖甲汤方。

鳖甲二两，炙 细辛二两 桂心二两 白术二两 生姜四两 吴茱萸二两 白藓皮二两 附子一两半，炮 枳实二两，炙 茵陈二两 大黄三两，切

上十一味，切，以水八升，煮取二升六合，去滓，分三服，服别相去如人行五里进一服。忌生葱、生菜、苋菜、猪肉、桃李、雀肉等。

又疗天行十日以上，复微满谵①语，或汗出而不恶寒，体重短气，腹满而喘，不大便，绕脐痛，大便乍难乍易，或见鬼者，大承气汤方。

大黄四两 厚朴半斤，炙 陈枳实五枚，炙 芒硝三合

上四味，切，先以水一斗煮二味，取五升，去滓，纳大黄，复煮取二升，去滓，纳芒硝，煎令三两沸，适寒温分再服，得下者止，不下更服之。

并出第三卷中。（此张仲景《伤寒论》方）

《外台秘要》卷三

---

① 谵：病人自语也。

《必效》疗天行呕吐不下食方

取腊月兔头并皮毛烧，令烟尽，擘破作黑灰，捣罗之，以饮汁服方寸匕，则下食，不瘥更服，烧之匆令大耗，无所忌，比用频效。出第一卷中。

《外台秘要》卷三

《必效》天行咳嗽方

疗天行病后，因食酒面，肺中热拥，遂成咳不止方。

桑白皮十二分　桔梗十分　肥干枣二十一枚，擘　麻黄六分，去节　曹州葶苈子十分，熬令紫色，令为膏，汤成下。

上五味，切，先以水四升，煮桑白皮等四味，可取一升半，去滓，下葶苈子膏，更煎三五沸，去滓，分温五服。空心食后服，或利，勿怪。忌猪肉、油腻、生冷、果子等物。

《外台秘要》卷三

《必效》天行劳复，鼠矢汤方

雄鼠屎五枚，二头尖者　豉一升　栀子二十枚，擘　枳实三枚，中破，炙令黄

上四味。以水五升，煮取二升四合，分四服，相去十里久。若觉大便涩，加大黄二两。出第一卷中。

《外台秘要》卷三

《必效》诸黄方

疗一切黄，蒋九处得，其父远使得黄，服此极效，茵陈汤及丸方。

茵陈四两　大黄三两　黄芩三两　栀子三两，擘

上四味，切，以水五升，煮取三升，分为三服，空肚服之。不然，下筛，蜜和为丸，饮服二十丸，稍稍加至二十五丸，日二三，量病与之，重者作汤，服胜丸，日一服。忌羊肉、酒面、热物等。以瘥为限。小便黄色及身黄者并主之。

又疗诸黄，眼已黄亦瘥，瓜蒂散方。

丁香一分　赤小豆一分　瓜蒂一分，一方加秫米一分。

上三味。捣末，温水食前顿服使尽，则当利，并吐黄水，不瘥更服。并出第一卷中。

《外台秘要》卷四

《必效》急黄方

疗黄疸内黄等，大黄汤方。

大黄粗切，三两　芒硝二两

上二味，以水二升，渍大黄一宿，平旦绞汁一升半，内芒硝搅服，须臾当快利瘥。出第一卷中。

《外台秘要》卷四

《必效》黄疸遍身方

黄疸，身眼皆如金色，但诸黄皆主之方。

取东引桃根细切如箸，若钗股以下者一握，取时勿令见风，及妇人并鸡犬等见之，以水一大升，煮取弱一小升，适寒温空腹顿服，服后三五日，其黄离离如薄云散，唯眼最后瘥，百日方平复。身黄散后，可时时饮一盏清酒，则眼中易散，不则散迟。忌食面、猪、鱼等肉。此方是徐之才家秘方，其侄珍惠说密用。出第一卷中。

《外台秘要》卷四

《必效》阴黄方

疗阴黄，眼睛黄，汗染衣，涕唾黄方。

好黄蒸二大升

上一味，每夜以水二大升浸，微①暖令热，勿令沸，铜器中②，平旦绞取汁半升饮之，余汁须臾则饮。冬日微暖服，夏冷饮，每夜则浸，依前服之亦得。每夜小便中浸帛片，取色退为验，两方并极效。忌面、羊肉、猪、鱼。

又疗阴黄，汗染衣，涕唾黄者方。

取蔓荆子捣细罗，平旦以井花水和一大匙服之，日再，渐加至二匙，以知为度。每夜小便里浸少数帛，各书记日，色渐退白，则瘥。不过服五升以来，必瘥。李润州传，极效。出第一卷中。

《外台秘要》卷四

《必效》女劳疸方

女劳之黄，气短声沉者，宜服此方。取妇女月经和血衣烧作灰，以酒空腹服方寸匕，日再服，不过三日必瘥。

《外台秘要》卷四

《必效》疗疟，鸡子常山丸方

取鸡子一枚，断③开头，出黄及白令尽，置小铛子中，又取常山细末，

---

① 微：程本作"煨"
② 中："中"下疑脱"贮"字。
③ 断下衍"者"字，据程本删

量满前空壳，又倾铛子中，又量白蜜还令满壳，复倾铛子中，三味同搅，微火煎之，勿停手，微冷可丸则停，丸如梧子，如病人午时发，巳时服三十丸，欲至发时又服三十丸，用饮汁下，欲吐任吐亦如前。服讫，更不发者，不须服。服后禁脂腻、油面、生菜、瓜果七日。此方敕赐乔将军服之立效。《小品》、崔氏、文仲、《延年》、支家、《备急》并同。

又疗疟不瘥，虎骨常山丸方。

虎头骨炙　常山　甘草炙　鳖甲炙　乌梅熬　萎蕤　白薇　升麻　茯苓　石膏研　知母　麦门冬去心　豆豉熬　地骨白皮

上十四味，各等分，合捣，蜜和丸，如梧子大，未发前日晚空肚服二十丸，至发时平旦服四十丸，如人行十里食白粥一碗，欲发时亦服三十丸，三日内慎生冷，万无一触，不吐自瘥。魏右史处得，云奇效。忌海藻、菘菜、大酢、生葱、生菜、苋菜。

又疗疟，常山酒方。

常山一两，切　独头蒜一两，去根茎，横切　糯米一百粒　乌豆一百粒　清酒一斤

上五味，病未发前一日，以酒浸药于碗中，以白纸一张覆之，碗上横一刀，欲发时三分饮一分，如未吐更服一分，得吐则瘥。忌生菜、生葱。并出第一卷中。

《外台秘要》卷五

《必效》霍乱吐痢方

理中散，主霍乱及转筋吐痢不止方。

青木香六分　桂心八分，炙　厚朴八分，炙　甘草八分，炙　白术八分　干姜十分，炮　附子六分，炮

上七味，捣筛为散，饮服二钱匕，如人行五六里不定，更服一钱匕，瘥止。忌海藻、菘菜、生葱、猪肉、桃李、雀肉等。

又方

若热霍乱[①]则渴，心烦欲得热水吃，则宜恣意饮冷水及土浆，取足定止。

《外台秘要》卷六

《必效》霍乱腹痛吐痢方

疗霍乱水痢，腹中雷鸣，无不瘥，乌梅黄连散方。

乌梅肉三两　黄连三两　熟艾叶三两　赤石脂二两　当归三两　甘草三

---

① 霍乱：原"霍"下无"乱"字，据程本补。

两，炙 附子二两，炮 阿胶三两，碎，熬令黄，然后末

上八味，捣筛为散，有患者每服二方寸匕，疑热则饮下，疑冷则酒下。忌海藻、菘菜、猪肉、冷水。出第二卷中。

《外台秘要》卷六

《必效》干湿霍乱及痰饮方

疗上下吐痢者，名为湿霍乱方。

黄牛屎半大升许，取水一大升，煮三，两沸，与牛屎滤取汁，取半升即止。犁牛子屎亦佳。无牛处，常将干者相随亦好用。备急、崔氏、范汪同。出第三卷中。

又四神丸，主霍乱冷实不除，及痰饮百病无所不主方。

干姜一两 桂心一两 附子一两，炮 巴豆六十枚，去心皮，熬，研如脂

上四味。末之，蜜和为丸，如小豆大，饮服二丸，取快下，不下又服一丸。忌生葱、野猪肉、芦笋、胡洽同。出第四卷中。

《外台秘要》卷六

《必效》霍乱烦渴方

霍乱渴方

糯米二升，涛①取泔饮讫则定。若不渴不须。一方渴者服之并当饱。又云：研糯米取白汁，恣意饮之，以瘥为度。泾阳崔尉用奇效。偏主干霍乱。出第三卷中。

又疗霍乱后渴，口干，腹痛不止者，厚朴桂心汤方。

厚朴四两，炙 桂心二两

上二味，切，以水四升，者取一升二合，绞去滓，内分六合，细细饮之，服了如其渴，欲得冷水，尽意饮之。长安傅少府常服。忌生葱。出第二卷中。

《外台秘要》卷六

《必效》主霍乱脚转筋及入腹方

以手拗所患脚大拇指，灸当脚心下急筋上七壮。

又方

木瓜子根皮②合煮汤，服之。并出第二卷中。

《外台秘要》卷六

---

① 涛：山胁尚德曰："'涛'疑当作'淘'。"按"涛"用作"淘"。
② 根筋：《医心方》卷十一第一引《龙门方》作"根茎"。

《必效》疗呕哕方

取芦根五两，切，以水五升，煮取三升，顿服①。兼以童子便一两合，不过三服则瘥。出第二卷中。

《外台秘要》卷六

《必效》呕逆吐方

小麦汤，主呕吐不止方。

小麦一升，洗涛②完用　人参四两　青竹茹二两半　茯苓三两　厚朴四两，炙　甘草一两，炙　生姜汁三合

上七味，以水八升，煮取三升，分三服。忌海藻、菘菜、酢物。《千金》同。

又凡服汤呕逆不入腹者方。

先单煮炙甘草三小两，以水三升，煮取二升，服之则吐。但更服不吐益好，消息定然后服余汤，则流利更不吐也。忌海藻、菘菜。《千金》同。并出第二卷中。

《外台秘要》卷六

《必效》噫醋方

理中散③主食后吐酸水，食羹粥酪剧方。

干姜二两　吴茱萸二两

上二味作散，酒服方寸匕，日三服。勿冷服之，当醋水瘥。《千金》同。出第二卷中。

《外台秘要》卷六

《必效》疗心痛方

当归末，酒服方寸匕，顿服。《备急》、文仲同。

又方

生油半合，温服瘥。《肘后》、《备急》、张文仲同。并出第二卷中。

《外台秘要》卷七

《必效》疗蛕④心痛方

取鳗鲡鱼，淡炙令熟，与患人吃一二枚，永瘥。饱食弥佳。

---

① 顿服：《千金翼》卷十八第一作"分三服"。
② 涛：同"淘"。
③ 理中散：《千金方》作"治中散"。疑"理"字讳唐高宗李治讳改。
④ 蛕：于沿切。

又方

熊胆如大豆，和水服，大效。

又茱萸丸方

吴茱萸一斤　桂心二两　当归二两

上三味，捣筛，蜜和丸如梧子，酒服三十丸，日再服，渐加至四十丸，以知为度。忌生葱。

又丁香散方

丁香七枚　头发灰一枣许

上二味，并末，和酒服之。

又鹤虱槟榔汤方

鹤虱二两，小儿用一两　大腹槟榔二七枚，切碎皮子

上二味，以猪肉汁六升，煮槟榔，取三升，去滓，纳鹤虱末，先夜不食，明旦空腹顿服之。须臾病下及吐水，永瘥，神效。七日禁生冷、酢滑。高大处。并出第五卷中。

《外台秘要》卷七

《必效》疗卒心痛，人参汤方

人参　桂心　栀子擘　黄芩　甘草各一两，炙

上五味，切，以水六升，煮取二升，分三服，则愈。奇效。忌海藻、菘菜、生葱。《肘后》同。出第五卷中。

《外台秘要》卷七

《必效》疗久心痛方

疗三十年心痛方：

桃人七枚，去皮尖，熬

上一味，研，汤水合，顿服，温酒亦良。《肘后》、《经心录》同。出第五卷中。

《外台秘要》卷七

《必效》心腹胀满及鼓胀方

青木香丸，主气满腹胀不调，不消食兼冷方。

青木香六分　槟榔人六分　大黄十二分　芍药五分　诃梨勒五分　枳实五分，炙　桂心四分

上七味，捣筛，蜜和丸如梧子，饮服十五丸左侧①，渐渐常加，以利为

---

① 左侧：程本无"左侧"二字。丹波元坚曰："'侧'下疑脱'卧'字。"

度。不限丸多少。不利者，乃至五十、六十丸亦得。韩同识顿服大效，古今常用。忌生葱。

又疗腹胀满，坚如石，积年不损者方。

取白杨东南枝，去苍皮护风，细剉五升，熬令黄，酒五升，淋讫，则以绢袋盛滓，还纳酒中，蜜封再宿，每服一合，日三。并出第二卷中。

《外台秘要》卷七

《必效》胃反方

人参汤，主胃逆，不消食，吐不止方。

人参、泽泻、桂心各二两　橘皮、甘草炙、黄芪各三两　茯苓四两　生姜八两　麦门冬二升，去心　半夏一斤，洗　大黄一两半

上十一味，切，以水一斗二升，煮取三升二合，服八合，日三夜一服。若羸人服六合。已下，去大黄。忌海藻、菘菜、酢物、生葱、羊肉、饧。《千金》同。

又疗胃反，朝食夜吐，夜食朝吐，诸药疗不瘥方。

羊肉去脂膜作生①，以好蒜齑②空腹任意多少食之，立见效验。

又疗胃反，吐水及吐食方。

大黄四两　甘草二两，炙

上二味，切，以水三升，煮取一升，去滓，分温再服，如得可，则隔二日更服一剂。神验。千金不传。忌海藻、菘菜。并出第二卷中。此本仲景《伤寒论》方。

《外台秘要》卷八

《必效》主噎方

鳌捺③大推尽力则下，仍令坐之。

又方

以酢煮面糊啖之，则瘥。此只可一两日瘥。欲长久绝者，取溲为丸如弹子，酢中煮熟，于水中泽却，及热则食二十丸。神验。不过三、两度则瘥，大效。

又半夏汤主噎方。

---

① 生：程本作"脯"。《汉书·东方朔传》："生肉为脍，干肉为脯。"故"生"疑当作"脍"。

② 齑：Ji，细切腌渍的蔬菜。

③ 鳌捺：山胁尚德曰："鳌捺，盖以饼鳌按之也。"山田业广曰："鳌音敖，敖有敖慢、敖妄之义，则'鳌捺'即'敖捺'，手妄强按之谓。"

生姜四两　半夏一升，洗　石膏四两，碎　小麦一升，完用　吴茱萸一升　赤小豆二十颗　大枣二十一颗　人参　甘草炙　桔梗　桂心各二两

上十一味，切，以酒二升，水八升，煮取三升，分三服。忌猪羊肉、海藻、菘菜、饧、生葱等。

又方

杏人二两，去尖皮并二人，熬　桂心二两

上二味末之，蜜和丸含之，如枣核许，稍稍咽之，临食先含弥极效。忌生葱。《千金》同。并出第二卷中。

《外台秘要》卷八

《必效》疗鱼骨哽方

含水獭骨，立出。《小品》同

又方

鱼网覆头立下。《千金》云，烧灰服半匕。《小品》同。出第二卷中。

《外台秘要》卷八

《必效》疗咳方

枣一百二十颗，去核　豉一百粒　桃人一百二十颗，去皮尖两人者，熬令色黄

上三味，合捣为丸如枣大，含之无不瘥。

又方

鸡子白皮十四枚，熬令黄　麻黄三两，去节

上二味，捣成散，每服方寸匕，日二，食后饮下之，无所忌。

又方

麻黄二两，去节　紫菀二两　贝母三两，去心

上三味，捣筛，蜜和丸如杏核，绵裹含，稍稍咽汁，尽更作，日四，五度。

又方

杏人一百二十枚，去皮尖熬　豉一百枚，熬令干　干枣四十枚，去核

上三味，合捣如泥丸，如杏核，含咽令尽，日七、八度，尽更作。出第二卷中。

《外台秘要》卷九

《必效》疗咳嗽积年不瘥者，胸膈干痛不利方

紫菀一大两　杏人四十九枚，去两人尖皮，熬　酥一大合　蜜一大合

上四味，紫菀及杏人各别捣，先煮酥、蜜，搅令和，纳紫菀、杏人研破块煎十余沸，药成，出瓷器中，每日空腹服一弹丸，细细含咽之。忌酒、面

及猪肉等。凌空道士得此方，传授不复可言。

又方

葜蓉二分，以水淘去浮者，水煮令牙出，焙干，炒令黄黑色　酥一鸡子许　大枣七枚

上三味，铛中煎令酥尽，取枣去皮食之，日二。

又方

生姜五两　饧半大升

上二味，取姜刮去皮如算子切之，置饧中，微火煎姜使熟，食使尽则瘥。段侍御用之极效。

又方

款冬花

上一味，和蜜火烧，含服烟咽之三数度，则瘥。

又方

取葜蓉子三指撮，吞唾咽之，日五、六度。光禄李丞自服之，极神效。并出第一卷中。

《外台秘要》卷九

《必效》疗上气唾脓血方

灸两乳下黑白际各一百壮，良。《千金》同

《外台秘要》卷九

《必效》疗上气方

半夏洗　茯苓各四两　橘皮　白术各三两　生姜五两　槟榔十两

上六味，切，以水一斗，渍一宿，煮取二升七合，分三服，更加甘草三两、人参二两、前胡三两、紫苏一两。忌羊肉、饧、桃李、雀肉、醋物。出第一卷中。

《外台秘要》卷十

上气咳嗽，腹满体肿方

取楸叶三升

上一味，煮三十沸，去滓，煎堪作丸如小枣子，以竹筒纳下部，立愈。出第一卷中。

《外台秘要》卷十

《必效》疗瘕病①，喘息气急，喉中如水鸡声，无问年月远近方

肥皂荚两挺　好酥用大秤一两

上二味，于火上炙，去火高一尺许，以酥细细涂之，数翻覆令得所，酥尽止，以刀轻刮去黑皮，然后破之，去子皮筋脉，捣筛，蜜和为丸，每日食后服一丸如熟豆，日一服讫，取一行微利，如不利明旦细细量加②，以微利为度。日止一服。忌如药法。出第一卷中。

《外台秘要》卷十

《必效》咳嗽上气方

主上气腹胀，心腹满，并咳不能食方。叚明府云极效。

枇杷叶一握，去毛炙　槟榔三七颗，大，并皮子碎　生姜二分　高良姜二两　蜜二分　酥二分

上六味，切，以水二大升，煮取一大升，汤成后纳酥、蜜，更煮三、五沸，分温三服，每服如人行八、九里久。甚重者三、两剂。任意食之。出第一卷中。

《外台秘要》卷十

《必效》咳逆上气呕吐方

疗上气咳嗽，呕逆不下食，气上方。

橘皮　紫菀各三两　人参　茯苓　柴胡　杏人去尖皮两人者，各二两

上六味，切，以水六升，煮取二升，分为三服。患冷加生姜二两，患热加麦门冬三两去心，不能食加白术二两、厚朴二两炙。忌醋物、桃李、雀肉等，出第一卷中。

《外台秘要》卷十

《必效》疗癖方

取车下李人，微汤退去皮及并人，与干面相半，捣之为饼，如犹干和淡水如常溲面，大小一如病人手掌，为二饼，微炙使黄，勿令至热，空腹食一枚，当快利。如不利，更食一枚，或饮热粥汁即利，以快利为度。至午后利不止，即以醋饭止之，利后当虚，病未尽者，量力一二日，更进一服，以病尽为限。小儿亦以意量之，不得食酪及牛马肉，无不效。但病重者，李人与面相半，轻者以意减。病减之后，服者亦任量力。频试瘥，神效。

---

① 瘕病：指喉中呷呀有声之患，义同"呷嗽"或者"呷咳"。

② 细细量加：稍稍加量。

又方

大黄十两

上一味，捣筛，醋三升和煎调，纳白蜜两匙，煎堪丸如梧子，一服三十丸，以利为度，小者减之。

又方

牛黄三大豆许　麝香一当门子大　朱砂准麝香　生犀角小枣许，别捣末，以上四味并研，令极细，汤成后纳之　大黄一两　吊藤一两　升麻一两　甘草半两，炙　鳖甲半两，炙　丁香五十枚

上十味，切，以水三升，先煮大黄等六味，取强半升，绞去滓，纳牛黄等四味，和绞，分为三服，每服如人行十里久，忌如药法，若利出如桃胶、肉酱等物，是病出之候。特忌牛、马肉。其药及水并是大两、大升，此药分两是十五以上人服。若十岁以下，斟量病减之。忌苋菜、海藻、菘菜、生血物等。并出第三卷中。

《外台秘要》卷十二

《必效》练中丸

主癖虚热，两胁下癖痛，恶不能食，四肢酸弱，口干，唾涕稠黏，眼涩，头时时痛，并气冲背膊，虚肿，大小便涩，小腹痛，热冲头，发落耳鸣，弥至健忘，服十日许，记时如少时，无禁忌方。

大黄一斤　朴消十两，练　芍药八两　桂心四两

上四味，捣筛，蜜和为丸如梧子，平旦酒服二十丸，日再，稍加至三十丸，以利为度，能积服弥佳，纵利不虚人，神良。忌生葱。

又鳖甲丸，主癖气发动，不能食，心腹胀满，或时发热方。

鳖甲八分，炙　白术十分　枳实八分，炙　芍药六分　麦门冬八分，去心　人参八分　前胡六分　厚朴六分，炙

上八味，捣筛，蜜和为丸如梧子，饮服二十丸，渐渐加至三十丸，冷即酒服，极效。禁生物、粉酪、油腻等。亦忌苋菜、桃李、雀肉。并出第二卷中。

《外台秘要》卷十二

《必效》疗腹满癖坚如石，积年不损方

取白杨木东南枝，去苍皮护风，细判五升，熬令黄，酒五升淋讫，即以绢袋盛滓，还内酒中，密封再宿，每服一合，日二。出第三卷中。

《外台秘要》卷十二

《必效》主骨蒸病小便方

取三岁童子小便五升，煎取一大升，以三匙蜜和为两服，中间如人行二

十里，服此以后，每有小便即取服之，仍去前后取中央者，病轻者二十日，病重者五十日。二十日以后，当有虫蛐蜓貌，其虫在身当处出，俱令去人五步十步，闻病人小便臭者无不瘥。台州丹仙观张道士自服，非常神验。出第二卷中。

《外台秘要》卷十三

《必效》疗痎气骨蒸方

疗痎癖气，壮热兼咳，久为骨蒸，验方。

柴胡四两　茯苓　白术　枳实炙，各三两

上四味，切，以水七升，煮取二升半，分为三服，积热不歇，即加芒硝六分，取利，热除之后每三日服一剂。瘥后，每月一剂，肥白终身，永除。忌桃李、雀肉、大醋。出第二卷中。

《外台秘要》卷十三

《必效》中风角弓反张方

疗风入耳，角弓反张，及妇人风方。

乌豆二两，熬令声绝，酒三升，纳铛中急搅，以绢滤，顿服，不过三剂。极重者，和鸡粪合熬。若口不开者，灌之良。《备急》、文仲同。出第三卷中。

《外台秘要》卷十四

《必效》肾虚腰痛方

寄生散，疗肾虚腰痛方。

桑寄生　鹿茸炙　杜仲

上三味，各一分，作散，酒服方寸匕，日三服。

又方

鹿茸炙，作散，酒服方寸匕，一味任多少为之。并出第三卷中。

《外台秘要》卷十七

《必效》久腰痛方

疗积年腰痛方。

取一杖，令病人端腰立杖，以杖头当脐中分，以墨点讫，回杖于背，取墨点处当脊，量两口吻，折中，分炙二头，随年壮妙。

《外台秘要》卷十七

《必效》疗腰肾脓水方

疗腰肾病脓水方。

牛膝六分　槟榔人七枚　防己六分　牵牛子八分，熬上四味，捣筛为散，空腹以酒下三钱匕，以宣泻即瘥，如利三、五行，即以醋止之。慎生冷、油腻、蒜等物。后以补肾气汤丸也。

《外台秘要》卷十七

《必效》虚劳小便利方

疗虚劳，下焦虚冷，不甚渴，小便数，黄芪建中汤方。

黄芪三两　桂心二两　人参二两　当归二两　芍药三两　生姜八两　胶饴八两　大枣三十枚

上八味，切，以水一斗煮七味，取三升，去滓，下饴烊销，分三服。若失精，加龙骨一两，白敛一两。忌生葱。

《外台秘要》卷十七

《必效》疗脚气方

苍耳子五升　赤小豆二升　盐一斤

上三味，以水一石五斗，缓火煎取五、六斗，去滓，别贮。取受斗半铛，于前泥四面，开一畔入火处，铛内著所煎汁，用浸脚。才令没踝，铛下微著炭火，常令温温。如汁渐尽不没踝，继续添使没，浸时仍于密房中，床前遮闭，为垂脚恐风。不能久坐之，仰卧亦得。连夜浸之弥佳。浸经三日外，其欲食饮，常苦饥，便食，任食。此一剂药汁尽必瘥。不可用半汁，即可觉渐。可一日、两日食一顿生猪肉鲙大精。此方甚效。

又方

取上好椒，未经蒸者，取三大斗，分为二袋，袋以布作，长八寸，椒须满实，勿使虚，即以醋浆水三大升，盐一大升，纳入浆中，即煮椒袋，可经十余沸即止。其铛釜底仍微著火，勿使冷。又取冷醋浆一大升，安贮盆中，即取前件袋一枚，纳于冷浆盆里。患人于床上坐，垂脚床下，盆安地上，将两脚踏盆中热袋上，其椒袋冷热令可忍。觉椒袋如冷，即换取釜中热袋，还准前盆中以脚踏之。如冷还于旧釜中，以火温使热，更互用之。其床前可垂毡席到地，勿使风吹脚。如两脚至膝以来，牵风如虫行，头顶至四肢身体总汗，腹中如雷鸣，气下即休踏椒袋，得汗间觉心气闷，可取冷饭吃三、五口，以鹿脯下，勿食猪羊肉鱼及臭秽，又不得食糯米，如须和羹，可以苏和，兼生姜合皮吃，面饼、蒜葱、酱豉、醋等并得食。踏袋得汗已，后觉微利，勿怪之，此是病状通泄之候。若不瘥，隔日、三日二回，取旧汤袋依前法踏之，得汁还止。觉腹中缓空能食，起即停。如未觉损，终而复始，以瘥为度。白桑叶膏服之亦可，不相妨。

又方

白椹桑叶切细，取大斗一石，以斗量，纵剩亦非事。如无叶，即取软条，还细锉取一石，以清水一石五斗，于一釜中，和上件一石白桑椹叶，即火煮使常沸。其汤可有五斗许，即滤却叶更煎，可有二斗以来，移于铛中，又煎取三升以下，二升以上，似稠汤即止。每日空腹服一匙，至日晚又服一匙。如呕不能下，可和羹和粥和食，能吃不呕，能服一七日以上，即觉四肢通畅，下泄气。泄气之后，两脚肿勿怪，此得药力，是病瘥候。此法已经疗五六十人以上，异种①神效。

又方

吴半夏三两，净削去皮　生姜汁三升

上二味，水五升，煮取二升，去滓，空腹一服尽，每日一剂，三剂必好。禁羊肉、饧。此方梁公家出，方始有本，奇异神效。并出第三卷中。

《外台秘要》卷十八

《必效》脚气肿满方

主脚气数发，通身满，妨气急者方。

取大麻子一升碎，以小便二升煮，取一升，去滓，顿服之。出第三卷中。

《外台秘要》卷十九

《必效》杂疗脚气方

白杨皮酒，主脚气偏废，及主一切风，缓风，手足拘挛，并效方。

取白杨东南面皮，去地三尺以上，去苍皮，勿令见风，细切，熬令黄赤色，即止。纳不津器中，以酒浸随皮多少，每令酒浸皮二、三寸，及以泥封。冬月二七日，春夏一七日开饮，昼二夜一，随性多少，以酒气为度，得慎口为佳。病可者饮至一石，若重者乃至二石，以瘥为度。酒唯须不灰，其白杨不得取丘冢者，服每日一两行鸭溏利。苏恭、方仲、《备急》同。出第三卷中。

《外台秘要》卷十九

《必效》疗水肿方

皂荚一枚，去皮子，炙　乌饧五两

上二味，以酒二升，煮取六沸，绞去滓，顿服之，即②臾即小便二、三升，肿消。忌一切肉及面、生冷、咸酢食一周年。

又方

取苦瓠一枚

上一味，以水一石，煮一炊久，去滓，煎汁令堪丸如胡豆，一服二丸，

---

① 异种：犹言"异等"或"异常"。
② 即：程本作"须"，应据改。

当小便下，后作小豆羹饭，慎勿饮水，效。并出第二卷中。

《外台秘要》卷二十

《必效》胎赤久赤方

主眼风赤久赤胎赤方

铜鍮锣①一尺以下面者一枚，著石盐末如杏人许，油脂半鸡子许相和合盐，取柳枝如箸一握，急束齐一头，用研油脂三日，状如墨，取熟艾如鸡卵大，剜地作小坑，置几于下，安艾著火，合铜鍮锣于上，其下仍令通气，火尽即成，常盖头，欲用时以绵缠杖子头点取药，著二眦头，每夜著即卧。苏六方云：顿用甚效。

又疗积车风赤眼方。

取生油、生猪脂、胡粉各等分，和研傅眼中，二日内赤总除。

《外台秘要》卷二十一

《必效》疗眼暴赤方

鸡舌香二七枚　干枣二七枚，擘　黄连二七枚，碎

上三味，以水半大升，煎五、六沸，澄取清，点目中，总瘥。多著令人目明。章承传之，忌猪肉。

又目暴赤热毒方。

蕤人一分，捣成膏　吴黄连一分　鸡子白一枚

上三味，以绵裹二味，经纳鸡子白中渍一宿，涂眼四、五度，厚则洗之。

《外台秘要》卷二十一

《必效》眼闇令明方

主眼汤②，去热气，漠漠视物不清，并翳方。

秦皮　黄檗皮　蕤人各三分　细辛二分　茺蔚子三分　黄连四分　古铜钱七文

上七味，以水二升，煮取八合，平旦洗目，忌生菜。

又青箱子丸，主眼风闇有花方。

青箱子　槐子　覆盆子　地肤子　薤虋子　车前子各五分

上六味，捣筛，蜜和丸如梧子，日服十五丸。忌五辛、猪鸡牛羊肉、鱼、蒜、面、酢。

《外台秘要》卷二十一

---

① 铜鍮锣：山田业广引惟寅曰："'鍮'当作'钞'"。程敬通曰："一本无'鍮'字。"

② 主眼汤：程本作"洗眼汤"。

《必效》青盲及盲方

蔓菁子散，主青盲，瞳子不坏者，主十得丸①方。

蔓菁子六升蒸之，看气遍合甑下，以釜中热汤淋之，即曝干，如是三度讫，捣筛，清酒服二方寸匕，渐至加三匕。阴雨日勿合，散坏，百日克愈。神效，甚良。

《外台秘要》卷二十一

《必效》生肤息肉方

疗眼热努肉及赤痒方。

黄连一两，碎　竹叶一两，切

上二味，以水一升半，煎取半升，置铜器中，汤上煎似稀饧止，卧时点眼中，热泪出即瘥止。

《外台秘要》卷二十一

《必效》眼杂疗方

朱砂散，主人眼中有黑白花，逐眼上下方。

光明砂六分，研　地骨白皮五分　车前子三分　龙脑香六分　决明子五分

上五味，捣筛，细研如粉，少少傅之。

《外台秘要》卷二十一

疗耳聋方

以好神明膏如枣核许，纳耳中，日一度，频著以瘥，三、五日以篦子挑耳中塞，或痒取瘥。亦治虫入耳中。

又方

取杏人七枚，去皮捶碎，为三分，以绵裹，各于中著一裹盐如小豆许，以器盛于饭甑中蒸之，候饭熟出，一裹令患耳者侧卧，和绵捻以油汁入耳中，久又以一裹准前捻之，以瘥为度。

又方

鸡矢白半大升，净择，碎，熬令黄色　乌豆一大升，熬令爆声绝。

上二味，先取无灰酒二升，及热以沃中良久，滤去滓，分温服，厚取汗，其耳如鼓鞞②　勿讶。

又疗耳聋神验方。

---

① 主十得丸：程本"主"作"治"，"丸"疑作"九"。

② 鞞（pí，音皮）：鼓名。

取纯乌羊新湿粪和杏子脂、石盐末

上三味，研，满耳孔中塞，勿令风入，干即易之，乃至七日、二七日，其耳内有声渐大，即以苇筒长二寸纳耳孔，裹四畔，以面塞，勿令气出，以面薄饼子，裹筒头，以艾灸上，从第一度灸三壮为始，耳内即有乌塞干脓出，未间，内裹满疼痛，即出之，即瘥。但有塞即须挑却，还依前法，乃至一日二日瘥，即停，以后常用乱发塞之，甚验。

《外台秘要》卷二十二

《必效》耳聋有脓方

鲤鱼肠一具，切　酢三合

上二味，合捣，以布裹塞耳，两食顷当闷痛，白虫出，更著新者，虫尽乃止，取瘥。无新者，择去虫，还可用，良。

《外台秘要》卷二十二

《必效》疗鼻中清涕生塞肉方

细辛六分　附子五分，炮　甘遂六分　通草五分　干姜四分　吴茱萸三合　桂心四分

上七味，捣筛末，蜜丸如杏人，绵裹塞鼻，卧时著，即涕出，日三，避风，以瘥为度。或以帛裹头，甚良妙。

《外台秘要》卷二十二

疗鼻塞多清涕方

细辛　蜀椒　干姜　芎䓖　吴茱萸　皂荚去皮尖　附子各三两　猪膏一升三合

上八味，切，㕮咀①，以苦酒浸一宿，以猪脂煎，候附子色黄去滓，膏成凝，以绵裹少许，导鼻中，并摩顶②。

《外台秘要》卷二十二

《必效》疗鼻内热气生疮有脓臭，并有虫方

矾石一两，烧　生地黄三两　苦参一两

上三味，切，以水八合，煮取三合，以绵滤之，微微点鼻中，日三、五度，瘥止。

《外台秘要》卷二十二

---

① 㕮咀：中医用语，在无铁器时代，用口将药物咬碎，如豆粒大，以便煎熬，后来改用中药切片，但仍用此名。

② 顶：《千金方》作"鼻上"。

《必效》疗牙疼方

取皂荚子捣末，以绵裹如弹子大两颗，于酽①醋中煮热彻，于牙疼处啮之，冷即易，日三、五度，以瘥为度。

又方

取桃、李、槐并白皮各等分，以酒煮含之，取定。

《外台秘要》卷二十二

《必效》疗牙齿疼痛方

防风 附子 蜀椒各二两 莽草一两，炙

上四味，捣筛为散，温清酒一盏和少许含之，勿咽汁，以酒漱口，十年患亦瘥，止。

又方

独头蒜煨之，乘热截一头，以熨痛上，转易之，亦主虫痛。

又矾石散，疗牙齿疼痛，风龋虫食挺根出，齿已落者方。

矾石烧令汁尽 藜芦炙 防风 细辛 干姜 白术 椒汗 甘草炙 蛇床子 附子炮，各八分

上十味，捣筛为散，温酒半升，纳散方寸匕，搅调含之，漱吐勿咽之，日三度瘥，百日齿已落者还生，每食时，更以空酒漱去药气，然后吃食。

又疗牙齿疼，肉宣露，风疼效方。

莨菪子捣末，绵裹著痛上，吐却汁，勿咽之，良。

又方

独活七两 生地骨皮切，三升 细辛一两 枫柳皮一两 甘草二两，炙

上五味，切，以水五升，煮取一升，细细含，勿咽，冷即吐之。

《外台秘要》卷二十二

《必效》近贵姓共傅䘌②齿方

细辛 当归 甘草炙 蛇床子各一两 青箱子三两

上五味，捣，以绵裹如大豆，著齿上，日三，勿咽汁，瘥止。《肘后》同。

又䘌齿方，韦给事处得之。

每见月拜咒云：月阿姑，䘌齿虫死，以瘥为止。

《外台秘要》卷二十二

---

① 酽：味厚，汁浓，颜色深。

② 䘌：指虫食病。

《必效》杀齿虫方

雄黄末，以枣膏和为丸塞牙孔中，以膏少许置齿，烧铁箆烙之，令彻热，以瘥止。（一方有附子一枚）

《外台秘要》卷二十二

《必效》疗风虫疼痛方

取屋间蜂窠一枚，炙　椒七粒

上二味，以水一升，煎取半升含之，或断肿，勿怪之。

《外台秘要》卷二十二

《必效》疗牙风疼方

取东墙下朽骨，削之如疼牙齿许大，于煻灰中煨烧令热，于所痛处啮之，冷即易之。

又牙虫痛并虫蚀方。

以水煮露蜂房、细辛各等分，含之即瘥止。

又疗牙痛及头，牙龂风肿，口急不开，面目虚肿，皆颐起者方。

莿蘽五两，以水五升，者取四升，去滓　蜀椒一两　吴茱萸　独活　乌贼鱼骨　桃胶各一两　桂心半两　酒一合

上八味，切，以水二升，煮取八合，投莿蘽汁及酒，更煎取一小升，去滓，含之旧病处，日三，以瘥止为度。

《外台秘要》卷二十二

《必效》口疮方

黄芩　芍药　羚羊角屑　黄檗　大青　苦竹叶各二两　升麻三两

上七味，切，以水七升，煮取二升，去滓，纳蜜二合，搅含，冷吐，以瘥止。《肘后》同。

《外台秘要》卷二十二

《必效》疗舌忽然粗满口方

以釜下煤和盐等分，以涂舌肿令遍，沥青水涂之，取瘥止。

《外台秘要》卷二十二

《必效》主气瘿方

白头翁半两　昆布十分，洗　海藻七分，洗　通草七分　玄参　连翘子各八分　桂心三分　白敛六分

上八味，捣筛，蜜丸如梧子五丸，若冷用酒服。忌蒜、面、猪、鱼、生葱。出第五卷中。

《外台秘要》卷二十三

《必效》疗诸瘘方

先以泔清温洗，以绵拭之，取葵叶微火暖贴之，引脓不过三、二百叶，脓尽出即肉生。忌杂诸鱼、蒜、房室。王丞频用大奇效。

《外台秘要》卷二十三

《必效》疗腋臭方

好硇砂①二两　好白矾熬　蜜佗僧各三两　酢酪二两　胡粉二分　金屑八分　铅锡　生铜屑各二分

上八味，并研令细，酢一升，新铜器中盛药，蜜封其口，二七日看上青绿色郁郁然，其药即成。还须研令极细，至用时若干，更以好酢和药，以涂病处。若有毛先拨去，以石灰水净洗拭，使干，以生布揩令微赤，可作疮，一日一涂洗，远不过十日，即待腋疮瘥讫，更取铜屑细研成粉涂病处，日五、六即止，病瘥。终身不得带麝香，食胡荽。

又方

取五月五日承露百草阴干，火烧为灰，用井华水和灰为团，重火练如燀②灰色，练讫即以酼③酢和为饼，厚如掌大少，径二寸以来，即于二腋下挟即易，夹时一身连头并闷，二日后若病不瘥，复著药，微发亦不甚臭，还依法疗之，永断。

又金错屑涂法。

金错屑一铢　银错屑一两　赤铜屑　香附子　胡粉　钱错屑各一两　三年醋三升

上七味，以羊酪一升，于铜器中煮得二沸，以用涂之。

又方

三年酼酢二升　碎铜一斤　盐半合　灰二合

上四味，浸药搅药色青，即涂腋下，日三、四涂，三日小愈，一月痊瘥。

又方

大铜钱二七文　白梅二七个　盐一升

上三味，以五月五日水一升，并置瓶子裹挂户上，百日毕，可取用涂，不得妇人为涂药，食粘食，蒜发。

---

① 硇（nao）砂：矿物名，常呈皮壳状或粉块状，无色或白色，间带红碣色，易溶于水，加热则变为气体。硇砂性毒，服之使人硇乱。

② 燀：Xun，音旬，程敬通曰："燀，炙物烂也。"

③ 酼：Yan，醋名。

又方

以酢五合纳铜器中，以钱十四文、胡粉五铢置中，泥头七日后，以粉十铢和之讫，去腋下毛，日再傅之。合药勿令人见，秘之。

又方

以首子男儿乳汁浸盐，研铜青，拔去毛使血出，涂瘗。

又方

酸醋浸青木香，置腋下夹之，即愈。

又方

钱三七文　胡粉三两　马齿草鹿茎三两　青木香二两　大酢半升

上五味，切，先以醋渍钱五、六日，然后总渍诸药一物，煮五、六沸，置磁器中，先以石灰汁洗病处，拭干讫涂之，以瘗为度。并出第三卷中。

《外台秘要》卷二十三

《隐居必效方》消痛肿

白敛二分　藜芦一分

上二味，捣为末，以苦酒和如泥，贴肿上，日三，大良，以上二首《备急》同。出第五卷中。

《外台秘要》卷二十四

《必效》疗水谷痢方

小豆一升，煮　腊①二两，煮

上二味和，顿服之即愈。

又方

棕榈皮烧灰

上一味，研，以水和服三方寸匕。并出第二卷中。

《外台秘要》卷二十五

《必效》白痢方

麻子汁

上一味，以汁煮取菉豆，空腹饱服，极妙。

又方

黄连末

上一味，以水和，每服三匕即愈。并出第二卷中。

《外台秘要》卷二十五

———————

① 腊：山胁尚德曰："'腊'疑作'蜡'。"

《必效》疗赤痢方

香淡豉半大升　黄连一大两

上二味，以水一升半，浸豉一日，滤取汁，碎黄连薄绵裹，豉汁中煎，取强半升，空腹顿服即止。桑泉蒋尉云效。出第二卷中。

《外台秘要》卷二十五

《必效》疗患热血痢方

粳米二升，研

上一味，研碎，令米尽，取汁可一大升，于新磁瓶中盛，取油绢密闭头，系纳著井水中，令至明饮之，传与人无不瘥者。出第二卷中。

《外台秘要》卷二十五

《必效》主赤白痢方

黄连二两　阿胶四片

上二味，以好酒二大升，合黄连煎十五沸，漉去滓，然后纳胶令烊，温分三服。忌猪肉、冷水。出第二卷中。

《外台秘要》卷二十五

《必效》疗冷疳痢方

取莨菪子，熬令黄色

上一味，捣为末，和腊月猪脂更捣，令熟为丸，绵裹如枣许大，以纳下部中，因痢出即更纳新者，不过三度即瘥。出第二卷中。

《外台秘要》卷二十五

《必效》疗积久痢成疳灌方

樗根一握，净洗剥白皮，捣绞取汁三合，取时勿令见风日　麻子脂二合，烧如车脂　酢泔淀二合　椒四合　豉二合

上五味，以水六升，取椒、豉和煎，绞取汁二升，和樗汁、麻油、泔淀等三味，分为两分，用一分灌，隔一日更取余者更灌，其药欲用时，温温即得。忌酒、肉、面、鸡、猪、鱼、酱，唯食煮饭，葱白烂煮，蔓菁、芥等。五六十日外，鹿脯多少下饭亦得。神效。

又疗痢初较后脓血，或变纯白，或成鱼脑，五十日以上，或一、二年不瘥，变成疳，所下如泔淀者方。

生羊肝一具

上一味，取大酢一年以上者，米麦并中年深唯佳，取羊肝剥去上膜，柳叶切，朝旦空腹取肝手拈取酢中出，吞之，觉心闷则止，不闷还服之，一日

之间不食粥饭，尽一具羊肝者大佳，不然除饱吞已外，料理如羊肝，以姜齑①下饭，如常法食之，日食一具肝，不过二、三具即永瘥，后一月不得食热面、油腻、酱、猪鱼鸡肉等。

又疗痟痢久不瘥，羸瘦著床欲死方。

新出羊粪一升，净数拣

上一味，以水一升渍经宿，明日绞汁顿服之，至日午如得食煮饭，极重者不过三服。

又疗痟法，丈夫、妇人、小儿久痢，百方疗不能瘥，此方最效。

丁香　麝香　黄连各等分

上三味，捣筛为散，以杏核大竹筒吹入下部，小儿及孩子量力减之，不过三、四回瘥，积年久痟痢不瘥。裴光州云常用奇效。《备急》同。并出第三卷中。

又疗久痢变成痟，下部窍生恶疮，恶寒壮热者方。

桃白皮切，一升　槐白皮亦然　苦参切，五合　艾三月三日者，五合，熟　大枣十枚，破

上五味，以水五升，煮取二升半，去滓，纳熊胆枣许大，搅令匀，取二升，灌下部，余三分服。

《外台秘要》卷二十五

《必效》疗痢兼渴方

麦门冬三两，去心　乌梅二七枚，碎

上二味，以水一大升半，煮取强半，绞去滓，待冷细细饮之，即定，仍含之。出第二卷中。

《外台秘要》卷二十五

《必效》五痔脱肛方

以死蛇一枚，指大者，湿用，掘地作坑，烧蛇，取有孔板覆坑，坐上，虫尽出。张文仲处。出第六卷中。

《外台秘要》卷二十六

《必效》熨痔法，痔头出，或疼痛不可堪忍方

取枳实，煻灰中煨之，及热熨病上，尽七枚，立定。发即熨之，永除也。
又方

以麝香当门子，印成盐相和，以手涂痔头上，若令人著亦佳。其痛不可

---

① 齑：Ji，细切淹汁的菜。

忍者，不可两度永瘥。

又方

以野猪肉炙食，十顿即瘥。三方云奇效。

又方

取五月五日苍耳子，阴干，捣末，水服三寸匕，日三，瘥乃止。

又方

以二十年久针线袋口，烧成灰，分和水服。

又痔正发，疼痛方。

以葱和须浓煮汤，置盆中，坐浸之，须臾即当痛止。

又方

以狸肉作羹食之，或作脯食之，不过三顿，无不瘥。

又方

以肥大枣一颗，剥去赤皮，取水银，掌中以唾研令极熟，涂枣瓤上，纳下部中，瘥。

又方

以萹蓄根、叶，捣汁，服一升，一、两服瘥。

又方

姜屑二两小秤

上一味，以水三大合煮之，取一合，去滓，暖，空腹服，隔日二服。忌猪肉、蒜等。

又方

倚死竹色黑者，取之折断，烧为灰，筛，和簿饮服之方寸匕。忌牛肉，余无所忌。出第三卷中。

　　　　　　　　　　　　　　　　　　　《外台秘要》卷二十六

《必效》疗痔及诸虫方

石榴东引根深者，取一握。

上一味，勿令见风，拭去土，剉；又取鹿脯四指大一片，炙两畔令熟，捶细，擘，以水三升，煮取一升，适寒温，空腹顿服之。其患痔盛发者，服即定。诸虫无问赤白，并出，瘥。出第三卷中。

　　　　　　　　　　　　　　　　　　　《外台秘要》卷二十六

《必效》疗阴生疮，脓出作臼方

高昌白矾一两

上一味，捣，细研之，炼猪脂一合，于瓷器中和搅成膏，取槐白皮切，作汤洗疮上，试令干，即取膏傅上，及以楸叶贴上，不过三两度，永瘥。

《外台秘要》卷二十六

《必效》疗阴疮，阴边有粟粒，生疮及湿痒方

以槐北面不见日处白皮一大握，盐三指一撮，以水二大升，煮取一升，洗之，日三、五遍，适寒温用。若远涉恐冲风，即日米粉和涂之，神效。

又疗阴疮有二种，一者作白，脓出，名曰阴蚀疮；二者但赤，作疮，名为热疮。若是热疮，用此方。

取黄蘗、黄芩各一两，切，作汤洗之，用黄连、黄蘗末粉，云神效。

又方

以黄连和胡粉末傅之，必效。

又方

紫笋茶末一分　荷叶一片，烧灰

上二味，为末，以盐浆水洗讫，傅之，三、五日即愈。

又方

取停水处干卷地皮，末，傅之，神效。是长安郭承恩用之得效。

出第四卷中。

《外台秘要》卷二十六

《必效》主著硇砂方

取鸡子一枚，煮熟，剥去肉，更用生鸡子二个，倾取白和，熟研令细，以帛裹之，立定。李饶州云奇效。

又方

甘草　黄蘗　白矾烧令汁尽

上三味，为末，傅之疮上。并出第四卷中。

《外台秘要》卷二十六

《必效》疗蛔虫方

绿豆三升，煮取浓汁，麻子一大升，研，取汁一升以下，然后取强半升和豆汁一升，更暖，令温温正发，即炙羊肉脯令熟，先含咽汁三、五咽，即服之，须臾即吐出，或利，其虫已消如帛练带三、二百条，如未尽，更服，即永绝。郭参军云频试无不瘥者。一方麻子汁，效。出第六卷中。

《外台秘要》卷二十六

《必效》疗五淋方

白茅根四斤，锉之，以水一斗五升，煮取五升，去滓，分三、四服。《肘后》、《千金》同。出第三卷中。

《外台秘要》卷二十七

《必效》疗大便不通方

牛胶一条，广二寸，长四寸　葱白一摄

上二味，用水二升，和煮消尽，去滓，顿服之。《千金》同。

又方

汉瓜蒂七枚，绵裹纳下部。如非时，酱瓜亦得。

并出第三卷中。

《外台秘要》卷二十七

《必效》疗小便不通，或利不得服滑药，急闷欲绝方

盐二升，大铛中熬，以布帛裹熨脐下，捼①之，小便当渐通也。《肘后》同。

《外台秘要》卷二十七

《必效》疗蛊毒，大神验方

大戟　桃白皮（东引者，以火烧之）　班猫（去皮翅，熬）等分

上三味，捣筛为散，以冷水服半方寸匕，一服，其毒即出。未出，更一服，蛊并出。李饶州法，云奇效。若以酒中得，则以酒服；若食中得，以饮服之。

又方

胡妥根，捣取汁半升，和酒服之，立下。

又方

取未钻相思子二七枚，捣碎为末，暖水半盏和搅，顿服之令尽，即当欲吐，抑之勿吐，若耐不得，即大张口吐之，其毒即出，出讫，服稀粥，勿食诸肉，轻者但服七枚，瘥。无问年月深浅，非常神效，勿轻之。

又试蛊法。

取银匙若箸或钗含之，经宿色黑即是，不黑者非。

出第三卷中

《外台秘要》卷二十八

《必效》疗被斫筋断者，续筋方

旋复根，捣汁，沥疮中，仍用滓封疮上，即封裹之，十五日即断筋便续矣，更不须开易。此方出苏景仲家，獠奴用效。出第四卷中。

《外台秘要》卷二十九

---

① 捼：Ruo，第三声，指搓揉。

《必效》疗金疮中风，角弓反张方

取杏人碎之，蒸令溜，捣，绞取脂，取一小升许，兼以摩疮上，即瘥。

又方

取蒜一大升，破去心，以无灰酒四升，煮蒜，令极烂，并滓服一大升以来，须臾汗如雨出，则瘥。

又疗口噤不能语方。

蔓菁子净洗，一升，捣令细，粘手，摄为炷，以灸疮上，一两度热彻，即瘥。兼服后方。

又疗因疮著风方。

鸡粪一合　乌豆二升，簸令净，二味相和，于铛中熬令焦黑，及热泻出，以酒二大升淋之，与服，随多少令尽，取汗，瘥，如无汗，更作服。

又疗疮著风，角弓反张方。

取莨菪根，可疮大小，截令平，如无大者，并缚数根，称疮以为限，猪脂一大服，盐末一鸡子黄大，和膏，于火上温之，令膏、盐相得，不用过热，热则伤肉，以暖得炷疮上，冷即易之，为二炷，于坩器①中烧之，更相用，以瘥止，验。

又方

生鸡子、乌麻油，二味合煎，稍稠，待冷，以封疮上。

《外台秘要》卷二十九

《必效》生狐刺，痛如乌叫者方

生栝楼，香豉，二味等分，捣之为饼，傅患处，干即易之，效。段家方。出第六卷中。

《外台秘要》卷二十九

《必效》疗漆疮方

取七菰草，捣汁，二分，和芒硝一分，涂之，若无芒硝，即朴硝最妙，炙韭熨之，效。

又方

浓煮杉木汁，洗之，数数用即除；小儿尤佳。出第四卷中。

《外台秘要》卷二十九

《必效》疗甲疽，赤肉生甲边上裹甲者方

取瓜州矾石，烧令沸，定，末傅之，湿即刮却，更著，日数易，即消散。

---

① 坩器：即陶器。

窦宣城绰云效。亦主杂疮，有虫，有黄水，若得吴白矾石亦佳，若无，鸡矢矾亦好。

又疗甲疽疮，肿烂，生脚指甲边，赤肉出，时瘥时发者方。

黄芪二两　菌茹三两

上二味，切，以苦酒浸一宿，以猪脂五合，微火上煎，取三合，绞去滓，以涂疮上，日二、三度，其息肉即消散。

出第四卷中。

《外台秘要》卷二十九

《必效》灭瘢方

禹余粮　半夏

上二味，等分，末，以鸡子黄和之，先以新布拭瘢上，令赤，以涂之，勿令见风，二十日灭矣。十年瘢无不愈，平复如故。《救急》、范汪、《千金》同。

又疗灸疮及金疮，凡百疮瘢，能令高者平，下者起方。

鸡屎白　鹰屎白各二合　辛夷人四分　白附子　杜若各三分　细辛二分

上六味，下筛，以赤蜜少少和，先以布揩瘢微破，涂之，日二。瘢后忌五辛、小豆、油腻、及酢、饮酒等。若慎口味，如大、小、浅、深，无不瘥。并出第四卷中。一本无杜若，有桂心。

《外台秘要》卷二十九

《必效》疗丁疮方

取旧厕清，绞取汁　青竹茹，烧作灰

上二味，研，和清搅一百遍，稀稠成膏，刺疮四边令遍，先以唾和面，围疮四面，泻药，渐渐令满其中，仍三、五度换之，啐时，疮即烂，以针挑之，找去根，即瘥，止。未出，更著之，神效。

又方

蜂窠七枚，露者　真绯手大　乱发拳大

上三味，各烧为灰，作末，酒一小升，和，顿服之，瘥止。未瘥，更作之。

出第六卷中。

《外台秘要》卷三十

《必效》疗恶疮方

热毒肿，以瓮近下钻孔，盛水，令水射肿，又以鸡子清封肿上，热即易之。

又方

取芫蔚臭草，捣汁，服一鸡子许，淬封肿，热则易之，甚良。

又方

捣地松汁服之，每日两、三服即瘥，止。

又方

大黄　石灰　赤小豆各等分

上三味，捣末，以苦酢和涂之，效。

出第四卷中

《外台秘要》卷三十

《必效》疗反花疮方

柳枝、叶，以水煎成膏，和稠饧，涂之良。

又方

取马齿草，烧灰，傅之，频贴，瘥止。《千金》同。

又方

盐灰傅之，神效。

并出第四卷中。

《外台秘要》卷三十

《必效》疗癣方

淳甲煎涂之，愈。好口脂亦同。

又方

附子一枚，炮　大皂荚一枚，炙　九月九日茱萸四合

上三味为散，揩癣上令汁出，傅之。干癣，苦酒和涂之。《古今录验》同。

并出第四卷中。

《外台秘要》卷三十

《必效》玉壶丸，主万病，与麝香丸同效方

雄黄研　朱砂研　特生礜石①烧半日研　巴豆去心皮，熬　附子炮，去皮　藜芦各三两，炙

上六味，捣筛，蜜和丸如小豆，以饮服二丸，得利病瘥。小儿黍粟一丸，以意量之。

又青木香丸疗一切气腹胀满，心痛气冷，食不消方。

----

① 礜石：即硫砒铁：矿，有毒。

青木香　槟榔人各六分　芍药　枳实炙　诃黎勒皮各五分　桂心四分　大黄十二分

上七味，捣筛，蜜和丸如梧子，饮下十五丸，以意增减之，常令溏利，甚效。

又五补七宣方者，丽正殿修书学士李公所传之。公名子昭，字云卿，赵郡人。幼志道法，以栖名山，往来茅嵩山经三十载，云五补七宣丸方。

人参　茯苓　地骨皮　干地黄　牛膝等分

上五味，捣筛，蜜和丸如梧子，空腹以酒饮下三十丸，稍稍增至五十丸，日再，此是五补丸。服至五日、十日及半月日，觉气拥即服七宣丸，服经二、三日，觉气散，还服五补丸。若病候未退，即稍稍增之，常自审以取调适，终须五补及七宣丸，并须合服之。夫人所疾，皆因风不得宣散，即成拥缓热风，若气不流行，即成痃癖冷气，转生众病，皆因此由，寻其本源，都为不闲①将理，觉虚则补，觉风气拥即利，利即腰背更虚。且凡是利药皆急，服便透过，未能蓄泄诸病；凡是补药皆滞，服未见效，先觉风气发动，明知宣补必藉兼行，故其人授余二法，名曰五补七宣，所以安七魄，镇五脏，坚骨髓，养神明。久服长生，百病日去，发黑，行及奔马。

又七宣丸方。

大黄十五两　枳实炙　青木香　柴胡　诃黎勒皮各五两　桃人六两，去尖皮，熬　甘草四两，炙

上七味，捣筛，蜜和丸如梧子，以酒服二十丸，稍加至五十丸。病在下空腹服，病在上食后服之，以宣利为度，增减以意量之。若风气积聚，宿食不消，兼沙石皮毛在腹中，服经七、八日乃尽出。下似牛涎鱼脑等。若病深痼则须半月或一月专服之，不用五补丸。若积年腰膝疼痛，寒冷如水石，脚气冲心，愤闷将死，头旋暗倒，肩背重闷，心腹胀满，胸膈闭塞，风毒肿气连及头面，及大小便或利涩，脾胃气不理，不能饮食，夜卧脚转，筋脉挛痛，恍恍然眠寝不安等疾，以饮服之尽瘥。此药功效不可尽说。如前十数种病，攻击则须服七宣丸，令除自外轻病，不妨与五补丸兼服，循环不辍，补养无限。不问男女老少，并可服饵，但须量气力，细察候之，加减服。若是初生孩子可与三丸、五丸，稍稍加之，取通利，其二方当须经久常服，不限春秋冬夏，朝夕行止间，药性甚善，禁如常法。

《外台秘要》卷三十一

———————

① 闲：通"娴"，熟练。

《必效》面皯黯方

疗䵟①皯，令面白悦泽，白附子膏方。

白附子 青木香 丁香各一两 商陆根一两 细辛三两 酥半升 羊脂三两 密陀僧一两，研 金牙三两

上九味，以酒三升渍一宿，煮取一升，去滓，纳酥，煎一升膏成，夜涂面上，旦起温水洗，不得见大风日，瘥。

《外台秘要》卷三十二

《必效》沐发方

取生柏叶，细剉一斗，煮取汤沐发，妙。

又方

取杏人、乌麻子二味捣，以水投滤取汁，并捣用，甚妙。

《外台秘要》卷三十二

《必效》染白发方

拣细粒乌豆四升

上一味，以醋浆水四斗，煮取四升，去却豆，以好灰汁净染发，待干，以豆浆热涂之，以油帛裹之经宿开之，待干即以熊脂涂揩，还以油帛裹，即黑如漆，一涂三年不变，妙验。

又方

捣木槿叶，以热汤和汁洗之，亦佳。

《外台秘要》卷三十二

《必效》疗头一切风，发秃落更不生，主头中二十种病，头眩，面中风，以膏摩之方

茵②茹三两半，去皮 细辛 附子各二两 桂心半两

上四味，捣筛，以猪膏勿令中水，去上膜及赤脉二十两，捣，令脂销尽药成，捣讫仍研，恐其中有脂膜不尽，以生布绞掠取，以密器贮之，先用桑柴灰汁洗发令净，方云桑灰二日洗，待干，以药摩，须令入肉，每日须摩，如非十二月合则用生乌麻油和，极效。

《外台秘要》卷三十二

---

① 䵟：读 ying。
② 茵：是菊科青蒿类草本植物。

《必效》主秃疮方

以童子小便暖用洗之，揩令血出，取白鸽粪五合，熬末，和酽①醋令调，涂之即瘥。

又主秃方。

取三月三日桃花开口者，阴干，与桑椹等分，捣末，以猪脂和，以灰汁洗，然涂药，瘥。

又方

柳细枝一握，取皮　水银大如三②豆　皂荚一挺，碎

上三味，以醋煎如汤，以涂之。

　　　　　　　　　　　　　　　　　　　　《外台秘要》卷三十二

《必效》疗胞衣不出，令胞烂，牛膝汤方

牛膝四两　滑石八两　当归三两　通草六两　葵子一升　瞿麦四两

上六味，切，以水九升，煮取三升，分三服。忌牛、狗肉。《广济》、《集验》、《千金》、崔氏同。

又方

服蒲黄如枣大，良。《集验》、《千金》、崔氏同。

又方

生男吞小豆七枚，生女吞二七枚。《千金》、崔氏并同。

又方

生地黄汁一升、苦酒三合，暖服之，不能顿服，再服之。《集验》、《千金》、崔氏同。

又方

泽兰叶三两　滑石五两，屑　生麻油二合

上三味，以水一升半，煮泽兰取七合，去滓，纳滑石、生麻油，顿服之。《广济》、《集验》、《千金》、崔氏同。

并出第四卷中。

　　　　　　　　　　　　　　　　　　　　《外台秘要》卷三十三

《必效》疗妇人妒乳，痈疮迟愈，五合雄黄蔄③茹膏方

雄黄　白敛　雌黄　蔄④茹各一分，并切　乱发如鸡子一枚

---

① 酽：Yan，第四声，醋名。

② 三：程本作"小"字。

③ 蔄：是菊科青蒿类草本植物。

④ 蔄：同上注2。

上以猪脂半斤合煎三沸，去滓，乃纳乱发，发尽药成，以涂疮，不过十日瘥。

《外台秘要》卷三十四

《必效》疗妇人乳痈方

觉痛色未变时，以饲猪米研汁，饮之，即瘥。仍取猪槽木厚如匙面，火炙，数数熨上。

又疗妇人乳痈，丹参膏方。

丹参　白芷　芍药各二两

上三味，㕮咀，以苦酒淹经宿，又取猪脂半斤，微火上煎之，白芷黄膏成，去滓，以膏涂上，甚良。

又疗疮上须贴膏方。

黄芪八分　白芷　大黄各五分　当归　续断各四分　薤白二合，切　松脂十二分　薰陆香　蜡各十分　猪脂一升　生地黄汁七合

上十一味，切，纳地黄汁中渍半日，纳猪脂中，微火上煎三上三下，白芷色黄膏成，布绞去滓，剪帛如疮大小，涂帛贴疮上，日四，五度易之，终身无苦，极效。

《外台秘要》卷三十四

《必效》疗产后腹痛方

羌活四两，切　酒二升　煮取一升，分服。

又方

兔头炙令热，以熨产妇，腹如刀绞痛者，熨之立定。

又疗痛不可忍方。

取一苦瓠芦未经开者，亦觉痛即开，去子讫，以沸醶酢投中，煮热，随痛熨，冷即换，极甚效。

《外台秘要》卷三十四

《必效》疗妇人新产后赤白痢，心腹刺痛方

薤白切，一升　当归二两　酸石榴皮三两　地榆根四两　粳米五合　一本加厚朴一两　阿胶　人参　甘草炙　黄连各一两半

上十味，切，以水六升，煮取二升，分三服。忌如常法。

《外台秘要》卷三十四

《必效》疗产后痢，日五十行者方

取木里蠹虫粪，铛中炒令黄，急以水沃之，稀稠得所服之，瘥止。独狐祭酒方。

《外台秘要》卷三十四

《必效》疗崩中方

丁香一百颗　好酒一大升

上二味，煮取三、两沸，去滓，顿服。

又疗妇人崩中，无久近悉主之方

伏龙肝一斤，先于盆中，以水二斗，研令碎，澄清取一斗二升，用煮诸药：

小蓟根　寄生　续断　地榆　艾叶各三两　阿胶　当归　赤石脂研　厚朴炙，各二两　生姜五两

上十味，切，以伏龙肝水，煮取三升，绞去滓，分三服。忌如常法。

《外台秘要》卷三十四

《必效》疗妇人带下方

取兔皮烧令烟断，为末，酒服方寸匕，妙。

《外台秘要》卷三十四

《必效》小儿惊悸方

钩藤汤，疗小儿壮热时气，惊悸，并热疮出方。

钩藤　人参　蚱蝉炙　子芩各一分　蛇蜕皮三寸，炙　龙齿四分，碎　防风　泽泻各二分　石膏一两，碎　竹沥三合

上十味，切，以水二升，并竹沥，煎取七合，细细服之，以瘥为度。

又方

茯神　蚱蝉炙，各二分　龙齿碎　麦门冬去心，各四分　人参三分　钩藤一分　牛黄两大豆许，碎　杏人十二枚，去皮尖，碎　蛇蜕皮三寸，炙，末入

上九味，切，以水二升，煎取六合，去滓，下牛黄末，分六服，消息服之，令尽瘥。

《外台秘要》卷三十五

《必效》小儿夜啼方

以日未出时及日午时仰卧，著于脐上横文，屏气，以朱书作"血"字，其夜即断声，效。

《外台秘要》卷三十五

《必效》主小儿乳①霍乱方

取厕屋户帘，烧灰，研。以饮服一方寸匕。

---

① 乳：程本、《幼幼新书》卷二十七第四并无"乳"字，疑衍。

又方

诃黎勒一枚

上一味，先煎沸汤，研一半许，与儿服，立止，再服，神效。

《外台秘要》卷三十五

《必效》疗小儿大便不通方

灸口两吻各一壮。

又方

猪苓一两

上一味，以水少许，煮鸡矢白一钱匕，与服，立瘥。

又主小儿大小便不通妨闷方。

白蜜一合

上一味，以鎗中煎为丸，纳下部中，即通。小便不通，嚼生葱，以绵裹少许，纳小便道中，即通。

《外台秘要》卷三十六

《必效》疗小儿一岁以上，二岁以下，赤白痢久不瘥，鸡子饼方

鸡子二枚，取白　胡粉两钱，熬　蜡一枣许

上三味，于鎗中熬令消，下鸡子、胡粉，候成饼，平明空腹与吃，可三顿，痢止。

《外台秘要》卷三十六

《必效》疗小儿久痢，无问冷热，疳痢悉主之方

枣一枚，去核，勿令皮破，纳胡粉令满

上二味，于炭火中烧令如炭，于瓷器中研之，以米饮和，分服之。一岁以下分服之，不过三顒①瘥。王郎中处得之，此方传用甚妙。

《外台秘要》卷三十六

《必效》疗小儿项上瘰疬方

以榆白皮烂捣如泥封之，频易。

《外台秘要》卷三十六

《必效》同州孟使君饵石法一首

服石法。

---

① 顒：Yong，第二声。《说文·页部》："顒，大头也。从页，禺声。诗曰：'其大有顒。'"

粗白石英一大斤，敲碎，颗粒如酸枣核大，不用全取白石颗，先砂盆中和粗磊磊砂，使壮儿仍少著水，和挼①三、二千下讫，即净洗取石，又于砂盆中和砂，更挼一、二千下，依前净洗，即安柳簸箕中，蒿叶兼少许水熟挼讫，以水净淘，出晒令干，又以手细细挼之，令浮碎总尽。熟挼使光滑，即盛于夹帛练袋中，若出将行。若于家中，安当门床上，每日平明未梳裹前，取七颗含于口中，以酒或水下之一颗，一回咽，七回吞，直令到小腹下，以二匙饭压著，即依大家食，一无所忌。死生秽恶，白酒牛肉，但是石家所忌，皆总不慎，所以辛苦料理使光滑者，恐有浮碎薄入肠胃。作小疮子，亦无他疑，即每日亦起梳裹前，依前服之，值冷热都总不忌。此至日午左侧，即便转出为新石，推陈石下。下讫，还依大家食时即餐饭。若自知病羸，至夜食前又服七颗，依前法吞。一夜令在小腹下，温齐脚，明日平明先便转陈石，总与石下讫。又朝法夜法服之。此石常在小腹内，仍附仓门，但小腹温热，于四肢膀胱头目髓脑肤体之内，元无石气，欲发从何而作？丈夫妇人多有积冷，若下热必须上冷，若上下俱冷，胃口不下食，便成消渴而死。若上下俱热，头面生疮，唇干眼赤，手脚枯槁，皮毛浮起，不久成骨蒸。凡人必须上下焦冷热气息调和，筋脉通达。若上热下冷，必有痼积，服石之后，即下热自然上冷，骨气坚实，腰肾强健，万病自除，诸况可悉。石气力得三年以来，若不得力，十斤亦须常吃。若得力，讫一斤即止也。

《外台秘要》卷三十七

《必效》疗蛇咬方

五月五日前七日，即斋不得食饮酒肉、五辛，仍先向桑下觅菟葵先知处记之，至五月五日中时，先以手摸桑木阴一遍，仍著上摸索之讫，即以口啮取菟葵，嚼使熟，以唾涂手，熟揩令遍，五月七日洁斋，如后七日内亦不得洗手，后有蛇蝎螫者，以手摩之，即瘥止。

又方

烧桑刀，涂麝香少许和刀上，以烙啮处，令皮破即瘥。

又方

生蚕蛾阴干为末，傅啮处孔中，数易之，其蛾有生子者妙。

又方

麝香　雄黄　半夏　巴豆

上四味，等分为末，傅之。

---

① 挼：Ruo，第三声，指搓揉。

又方

先以唾涂咬处，熟柔生大豆叶封之。

《外台秘要》卷四十

《必效》疗蜂螫方

捣青蒿封之，亦可嚼用之。《肘后》同。

又方

近用薄荷挼贴之，大效。蜀中用验。

并出第六卷中。

《外台秘要》卷四十

《必效》疗蝎咬人方

温酒以渍之，又捣豉作饼如钱大，贴螫处，以艾灸七壮。

又方

问被咬人云是物。遣报云蝎螫，即语云没所苦，语讫，即私向一处翻一瓦，还安旧，勿使其人知，回更问瘥未，遣报云瘥讫，即痛止，神效。

《外台秘要》卷四十

《必效》疗恶蚝已洪肿者并瘥方

取楝木根并皮切一升，以水三升和，煎取二升，适寒温浸洗疮，冷即易，再三瘥。

又恶蚝已洪肿烂者方。

干姜　水银　猪脂腊月者

上三味，揉令相得，即置丸向碗中烧，以竹筒笼上，熏所肿处，未熏先破二处，然后熏即瘥。

又方

取胡葱于煻火中煨令软即出，以纸隔手挼令破，以搨疮上，以痛定为度。李饶州多用，神效。

并出十六卷中。

《外台秘要》卷四十

《必效》疗沙虱方

初著如赤点如米，以盐和麝香涂之瘥。

《外台秘要》卷四十

《必效》疗狂犬咬方

栀子皮烧灰　石硫黄末

上二味，捣为末，傅疮，日一易。《救急》同。

又方

取蚯蚓粪，水和之如泥，以封之。上有毛，以毛尽即瘥。

又方

驴屎汁饮一升即瘥。

又方

杏人切去尖　豆豉各一两　韭根一握，净洗

上三味，捣为饼，可疮大小，厚一、二分，贴咬处，大作艾炷以灸饼上，热彻即瘥。

又方

虎骨　石灰

上二味，以腊月猪脂和作饼子，曝干捣末，以傅之良。

并出第六卷中。

《外台秘要》卷四十

二、《证类本草》辑录

说明：《经史证类备急本草》（后世简称《证类本草》），宋代唐慎微撰，为宋代本草学的代表作。全书 33 卷，载药 1558 种，附方 3000 余首。全书广泛引证历代文献，保存了《食疗本草》、《日华子本草》、《嘉祐本草》等佚书的内容，在集前人著作大成方面作出了极大贡献。

孟诜作品引用分为《必效方》、《食疗》、《食疗本草》以及"孟诜云"等内容。本作品中"孟诜云"省略不标，引用《必效方》、《食疗》、《食疗本草》等内容全部指出其出处。

《证类本草》卷一

《食疗本草》，唐同州刺史孟诜撰，张鼎又补其不足者八十九种，并旧为二百十七条，凡三卷。

《证类本草》卷四

食盐

螺蛳尿疮，盐三分，水一斗，煮取六分，以绵浸汤淹疮上；又治一切气与脚气，取盐三升蒸候热分，裹近壁，脚踏之，令脚心热，又和槐白皮蒸用，亦治脚气，夜夜与之，良。又以皂荚二挺，盐半两，同烧，令通赤，细研，夜夜用，揩齿一月后，有动者齿，及血蜃齿者，并瘥，其齿牢固。

《证类本草》卷五

石燕

云在乳穴石洞中者，冬月采之堪食，余月采者，只堪治病，不堪食也。又治法，取石燕二七枚，和五味炒令熟，以酒一斗，浸三日，即每夜卧时饮一两盏，随性也，甚能补益，能吃食，令人健力也。

《证类本草》卷六

黄精

饵黄精，能老不饥，其法：可取瓷子取底，釜上安置令得所，盛黄精令满，密盖蒸之，令气溜即暴之。第一遍蒸之亦如此，九蒸九暴。凡生用时有一石，熟有三四斗，蒸之若生，则刺人咽喉，暴使干，不尔朽坏。其生者，若初服，只可一寸半，渐渐增之，十日不食，能长服之，止三尺五寸。服三百日后，尽见鬼神，饵必升天。根、叶、花、实，皆可食之，但相对者，是不对者名偏精。

甘菊

平。其叶正月采，可作羹。茎，五月五日采。花，九月九日采。

并主头风，目眩，泪出，去烦热，利五脏。野生苦菊不堪用。

天门冬

补虚劳，治肺劳，止渴，去热风。

可取皮心，入蜜煮之，食后服之。若曝干，入蜜丸尤佳。亦可洗面，甚佳。

地黄

微寒，以少蜜煎，或浸食之，或煎汤，或入酒饮，并妙。

生则寒，主齿痛，唾血，折伤。叶可以羹。

薯蓣

治头疼，利丈夫，助阴力。和面作馎饦①，则微动气，为不能制面毒也。熟煮和蜜，或为汤煎，或为粉，并佳。干之入药更妙也。

薏苡仁

性平，去干湿脚气，大验。

白蒿

寒春初此，蒿前诸草，生捣汁，去热黄及心痛；其叶生挼，醋淹之，为菹，甚益人；又叶干为末，夏日暴水痢，以米饮和一匙，空腹服之；子主鬼气末，和酒服之，良；又烧淋灰煎，治淋沥疾。

《图经曰》：孟诜云生挼醋食，今人但食蒌蒿，不复食此，或疑此蒿即蒌蒿，而孟诜又别著蒌蒿条，所说不同，明是二物，乃知古今食品之异也。

羌活

《必效方》治产后腹中绞刺痛。

羌活二两，酒二升，煮取一升，去滓，为二服。

---

① 馎饦：馎，bo，第二声；饦，tuo，第一声。馎饦，一种煮吃的面食。《齐民要术·饼法》："馎饦，挼如大指许，二寸一断，著水盆中浸，宜以手向盆旁挼使极薄，皆急火逐沸熟煮。"

《证类本草》卷七

决明子

平。叶：主明目，利五脏，食之甚良。

子：主肝家热毒气，风眼赤泪。每日取一匙，挼去尘埃。空腹水吞之。百日后，夜见物光也。

《证类本草》卷八

生姜

温。去痰下气，除壮热，治转筋，心满，去胸中臭气，通神明。

又：胃气虚，风热，不能食。姜汁半鸡子壳，生地汁少许，蜜一匙头，和水三合，顿服立瘥。

又：皮寒，性温，作屑末和酒服，治偏风。

又：姜汁和杏仁汁煎成膏，酒调服，或水调下，善下一切结实冲胸膈。

孟诜云：生姜，温，去痰下气，多食少心智，八九月食伤神。又，冷痢，取椒烙之为末，共干姜末等分，以醋和面作小馄饨子，服二七枚。先以水煮更稀，饮中重煮，出停冷吞之。以粥饮下，空腹，日一度作之良。谨按：止逆，散烦闷，开胃气。又姜屑末和酒服之，除偏风。汁作煎，下一切结实冲胸膈恶气，神验。

葈耳①

拔丁肿根脚，又治一切风：取嫩叶一石，切，捣和五升麦蘖，团作块。于蒿、艾中盛二十日，状成曲。取米一斗，炊作饮。看冷暖，入苍耳麦蘖曲，作三大升酿之。封一十四日成熟。取此酒，空心暖服之，神验。封此酒可两重布，不得全密，密则溢出，又不可和马肉食。

孟诜云：苍耳，温，主中风、伤寒、头痛。又，丁肿困重，生捣苍耳根叶，和小儿尿绞取汁，冷服一升，日三度，甚验。

葛根

蒸食之，消酒毒。其粉亦甚妙。

栝楼

栝楼子：下乳汁，又治痈肿。

---

① 葈耳：亦名苍耳。

栝楼根：苦酒中熬燥，捣筛之，苦酒和，涂纸上，摊贴服，金石人宜用。

通草

煮饮之，通妇人血气，浓煎三五盏，即便通。

又除寒热不通之气，消鼠瘘、金疮、踠折，煮汁酿酒，妙。

孟诜云：鸟覆子，平厚肠胃，令人能食，下三焦，除恶气，和子食之更好。江北人多不识，江南人多食。又续五脏断绝气，使语声足气，通十二经脉，其茎名通草。食之通利诸经脉，拥不通之气，北人但识通草，不委子之功。其皮不堪食。

百合

平。主心急黄。蒸过，蜜和食之。作粉尤佳。红花者名山丹，不甚良。

《证类本草》卷九

艾叶

干者并煎者，金疮，崩中，霍乱，止胎漏。

春初采，为干饼子，入生姜煎服，止泻痢。三月三日，可采作煎，甚治冷。若患冷气，取熟艾面裹作馄饨，可大如弹许。

艾实：又治百恶气，取其子，和干姜捣作末，蜜丸如梧子大，空心三十丸服，以饭三五匙压之，日再服，其鬼神速走出，颇消一切冷气。田野之人与此方相宜也。

又产后泻血不止：取干艾叶半两炙熟，老生姜半两，浓煎汤，一服便止，妙。

恶食

恶食①：根，作脯，食之良。

热毒肿，捣根及叶封之。

杖疮、金疮，取叶贴之，永不畏风。

又痈缓及丹石风毒，石热发毒。明耳目，利腰膝，则取其子末之，投酒中浸经三日，每日饮三两盏，随性多少。

欲散支节筋骨烦热毒，则食前取子三十粒，熟接吞之，十服后甚良。

细切根如小豆大，拌面作饭煮食，尤良。

又皮毛间习习如虫行，煮根汁浴之。夏月慎风。却入其子炒过，末之如茶，煎三匕，通利小便。

---

① 恶实：即牛蒡子。

小蓟

根：主养气。取生根叶，捣取自然汁，取一盏，立佳。又取菜煮食之，除风热。

根：主崩中。又女子月候伤过，捣汁半升服之。

金疮血不止，挼叶封之即止。

夏月热，烦闷不止，捣叶取汁半升，服之立瘥。

海藻

主起男子阴气，常食之，消男子痨疾。南方人多食之，传于北人。北人食之，倍生诸病，更不宜矣。

昆布

下气，久服，瘦人无此疾者不可食，海岛之人爱食，为无好菜。只食此物，服久病亦不生。遂传说。其功于北人，北人食之病皆生，是水土不宜尔。又云：紫菜下热气，多食胀人。若热气塞咽喉者，汁饮之。此是海中之物，味犹有毒性，凡是海中菜，所以有损人矣。

蘹香子

蘹香子①：国人重之云，有助阳道，用其末，得其方法也。生捣茎叶汁一合，投热酒一合，服之，治卒肾气冲胁，如刀刺痛，喘息不得，亦甚理小肠气。

蒟姜

温。散结气，治心腹中冷气。亦名土荜茇。岭南荜茇尤治胃气疾，巴蜀有之。

荠苨

丹石发动，取根食之，尤良。

《证类本草》卷十

草蒿

寒，益气，长发，能轻身，补中，不老，明目，煞风毒，捣傅疮上，止血生肉。最早春便生色，用之，白者是自然。沓醋淹为菹，益人。治骨蒸，以小便浸两日一宿，干，末为丸，甚去热劳。

---

① 蘹香子：蘹，huai，第二声。蘹香子，茴香子。

又鬼气，取子为末，酒服之方寸，瘥。烧灰淋汁，和石灰煎，治恶疮癣靥①。

菌子

寒。发五脏风，壅经络，动痔病，昏多睡，背膝四肢无力。

又：菌子有数般，槐树上生者良；野田中者，恐有毒，杀人。

又：多发冷气。

《证类本草》卷十一

牵牛子

多食稍冷。和山茱萸服之，去水病。

羊蹄

主痒，不宜多食。

菰根

若丹石热发，和鲫鱼煮作羹，食之三二顿，即便瘥耳。

孟诜云：菰菜，利五脏邪气，酒皶面赤，白癞疬疡，目赤等，效。然滑中，不可多食，热毒风气，卒心痛，可盐醋煮食之。又云：菱首，寒，主心胸中浮热风，食之发冷气，滋人齿，伤阳道，令下焦冷滑，不食甚好。

萹蓄

蛔虫心痛，面青，口中沫出，临水：取叶十斤，细切，以水三石三斗，煮如饧，去滓。通寒温，空心服一升，虫即下，至重者再服，仍通宿勿食，来日平明服之。

患痔，常取萹竹叶煮汁澄清，常用以作饭。

又患热黄、五痔，捣汁顿服一升，重者再服。

丹石发，冲眼，目肿痛，取根一握，洗，捣以少水，绞取汁服之。若热肿处，捣根茎傅之。

甘蕉

主黄疸。

子：生食大寒，主渴，润肺。发冷病。蒸熟暴之，令口开。春取仁食之。甘寒，通血脉，和骨髓。

---

① 靥：Ye，第二声。面颊上的小园窝。

蕳茹

主胸胃热气，有蛇残不得食，主孩子口噤，以汁含口中，死亦再活。

苦芺

微寒。生食治漆疮。五月五日采，暴干作灰，傅面目、遍身漆疮。不堪多食尔。

《证类本草》卷十二

槐实

主邪气，产难，绝伤。春初嫩叶亦可食，主瘾疹，牙齿诸风疼。
《必效方》疗阴疮及湿痒。
槐树北面不见日处一大握，水二升，煮取一升，洗之三五遍，冷复暖，苦涉远，恐冲风，即以米粉粉之即效。

枸杞

寒，无毒。叶及子，并坚筋能老，除风，补益筋骨，能益人，去虚劳。
根，主去骨热，消渴。
叶和羊肉作羹，尤善益人。代茶法：煮汁饮之，益阳事。
能去眼中风痒赤膜，捣叶汁点之良。
又取洗去泥，和面拌作饮，煮熟吞之，去肾气尤良。又益精气。

榆皮

生榆皮利小便，主石淋。又取菜煮食之时，复食一顿尤良，高昌人多捣白皮为末，和采菹食之，甚美，令人能食，仙家长服。
服丹石人亦食之，取利关节故也。
又榆仁可作酱食之，亦甚香美。有少辛味，能助肺气，杀诸虫，下气，令人能食。
又心腹间恶气，内消之。尘者尤良。
又涂诸疮癣，妙。
又卒冷气心痛，食之，瘥。
并主小儿痫，小便不利。
孟诜云：生皮，主暴患赤肿，以皮三两捣，和三年醋滓封之，日六七易。亦治女人妬乳肿，服丹石人采叶生服一两，佳。子，酱食，能助肺，杀诸虫，下气，令人能食，消心腹间恶气、卒心痛，食之良。

酸枣

平，主寒热结气，安五脏，疗不能眠。

《证类本草》卷十三

桑

寒，无毒，利五藏，宣肠胃气。拥毒气，不可多食。惟益服丹石人，热发和葱豉作羹。

孟诜云：桑根白皮，煮汁饮，利五藏。又入散用，下一切风气水气。又云，桑叶炙煎饮之，止渴一如茶法。又云，桑皮煮汁可染褐色久不落。柴，烧灰淋汁入炼，五金家用。

竹

淡竹上，甘竹次。主咳逆，消渴，痰饮，喉痹，鬼疰恶气。杀小虫，除烦热。

苦竹叶：主口疮，目热，喑哑。

苦竹茹：主下热壅。

苦竹根：细剉一斤，水五升，煮取汁一升，分三服。大下心肺五脏热毒气。

苦笋：不发痰。

淡竹沥：大寒。主中风大热，烦闷劳伤。

淡竹箬：主噎膈，鼻衄。

竹实：通神明，轻身益气。

箽①、淡、苦、甘外，余皆不堪，不宜人。

吴茱萸

微温，主痢，止泻，厚肠胃，肥健人，不宜多食。

孟诜云：茱萸，主心痛，下气，除呕逆，脏冷。又皮止齿痛。又患风瘙痒痛者，取茱萸一升，清酒五升，和煮，取一升半，去滓，以汁暖洗。中贼风口偏不能语者，取茱萸一升，清酒一升，和煮四五沸，冷服之半升。日三服，得少汗瘥。谨按：杀鬼疰气。又开目者不堪食。又鱼骨在人腹中刺痛，煮一盏汁服之，止。又骨在肉中不出者，嚼封之，骨当烂出。脚气冲心，可和生姜汁饮之，甚良。泻痢，消痰，破症癖，逐风。

---

① 箽：竹名，色白，节短，大者如撑篙，根、叶可以入药。

槟榔

多食发热，南人生食，闽中名橄榄子，所来北者，煮熟，熏干，将来。

栀子

主喑哑，紫癜风，黄疸，积热心躁。

又方：治下鲜血，栀子仁烧灰，水和一钱匕，服之。量其大小多少服之。

食茱萸

温。主心腹冷气痛，中恶，除饮逆，去脏腑冷，能温中，甚良。

又齿痛，酒兼含之。

又杀鬼毒，中贼风，口偏不语者，取子一升，美豉三升，以好酒五升，和煮四五沸，冷服半升，日三四服，得汗便瘥。

又皮肉痒痛。酒二升，水五升，茱萸子半升，煮取三升，去滓，微暖洗之，立止。

又鱼骨在腹中刺痛，煮汁一盏服之，其骨软出。

又脚气冲心，和生姜煮汁饮之。

又鱼骨刺入肉不出者，捣封之，其骨自烂而出。又闭目者名榝子，不堪食。

芜荑

散腹中气痛，又和马酪可治癣。作酱甚香美，功尤胜于榆仁，陈者良。

又杀中恶虫毒。

孟诜云：主五脏皮肤肢节邪气。又热疮，捣和猪脂涂，瘥。又和白蜜治湿癣，和沙牛酪疗一切疮。陈者良，可少食之，伤多发热心痛为辛故也。秋天食之，尤宜人。长食治五痔，诸病不生。

茗

茗叶：利大肠，去热解痰。煮取汁用，煮粥良。

又茶主下气，除好肿，消宿食，当日成者良。蒸、捣经宿。用陈故者，即动风发气。市人有用槐、柳初生嫩芽叶杂之。

枳壳

《必效方》熨痔，痔头出或痛不可忍。

枳壳为糖灰中煨热，微熨尽七枚，立定。发即熨之。

《证类本草》卷十四

蜀椒

温。粒大者，主上气咳嗽，久风湿痹。

又患齿痛，醋煎含之。

又伤损成疮，中风，以面裹作馄饨，灰中炮之，使熟。断开口，封其疮上，冷，易热者，三五度易之。下治伤损成弓风。

又去久患口疮，去闭口者，以水洗之，以面拌作洮，空心吞之三、五匙，以饭压之，再服，瘥。

又椒：温，辛，有毒。主风邪，腹痛，痹寒，温中，去齿痛，坚齿发，明目，止呕逆，减瘢，生毛发，出汗，下气，通神，去老，益血，利五脏。治生产后诸疾，下乳汁。久服令人气喘。

至十月勿食，及闭口者大忌。

子细黑者是秦椒，白色也。

（秦椒）孟诜云：秦椒，温，灭瘢，长毛，去血。若齿痛，醋煎含之。又损疮中风者，以面作□纳灰中，烧之，使热断，使口开，封其疮上，冷即易之。又法：去闭口者，水洗面拌，煮作粥，空腹吞之，以餔压之，重者可再服，以瘥为度。

椿木

主疳，杀蛔虫。又名臭椿，若和猪肉热面，频食，则中满，盖壅经脉也。孟诜云：椿，温，动风，熏十二经脉、五脏六腑。多食令人神昏，血气微。又女子血崩及产后血不止，月信来多，可取东引细根一大握，洗之，以水一大升煮，分再服便断。亦止赤带下。又椿俗名猪椿。疗小儿疳痢，可多煮汁后灌之。又取白皮一握，仓粳米五十粒，葱白一握，甘草三寸炙，豉两合，以水一升，煮取半升，顿服之。小儿以意服之。枝叶与皮功用皆同。

郁李仁

气结者，酒服仁四十九粒，更泻，尤良。

又破癖气，能下四肢水。

胡椒

治五脏风冷，冷气，心腹痛。用清水，酒服之，佳。亦宜汤服。若冷气，吞三七枚。

橡实

主止痢，不宜多食。

鼠李

微寒。主腹胀满。

其根有毒，煮浓汁含之，治䘌①齿，并疳虫蚀入脊骨者。可煮浓汁灌之，良。

其肉：主胀满谷胀，和面作饼子，空心食之，少时当泻。其煮根汁，亦空心服一盏，治脊骨疳。

椰子

多食发蛔虫。昔有南人修舍用此，误有一片落在酒瓮中，其酒化为水味。

榅实

治寸白虫，日食七颗，十日满，其虫皆化为水。

孟诜云：平，多食一二升佳，不发病，令人能食，消谷，助筋骨，行荣卫，明目轻身。

蔓椒

主贼风挛急。

《证类本草》卷十六

麝香

作末服之，辟诸毒、热煞、蛇毒，除惊怖、恍惚。蛮人常食。似獐肉而有腥气。蛮人云：食之不畏蛇毒故也。

脐中有香，除百病，治一切恶气、疰病。研了，以水服之。

熊

熊脂：微寒，甘滑。冬中凝白时取之，作生无以偕也。脂入拔白发膏中用，极良。脂与猪脂相和燃灯，烟入人目中，令失光明，缘熊脂烟损人眼光。

熊肉：平，味甘，无毒。主风痹筋骨不仁。若腹中有积聚寒热者，食熊肉永不除差。

其骨煮汤浴之，主历节风，亦主小儿客忤。胆：寒，主时气盛热疳䘌②，小儿惊痫。十月勿食，伤神。

小儿惊痫瘛疭，熊胆两大豆许，和乳汁及竹沥服，并得去心中涎，良。

---

① 䘌：指虫食病。
② 䘌：指虻虫，读为 ni，第四声。

白胶

傅肿四边，中心留一孔子，其肿即头目自开也。

治咳嗽不瘥者，黄明胶炙令半焦，为末，每服一钱匕，人参末二钱匕，用薄荷汤二盏八分，葱少许，入铫子①煎一两，沸后，倾入盏，遇咳嗽时呷三五口，后依前温暖，却准前咳嗽时吃之也。

又止吐血，咯血：黄明胶一两，切作小片子，炙令黄；新绵一两，烧作灰，细研，每服一钱匕，新米饮调下，不计年岁深远，并宜。食后卧时服。

羊乳

补肺肾气，和小肠。亦主消渴，治虚劳，益精气。

合脂作羹食，补肾虚。

亦主女子与男子中风。

蚰蜒入耳，以羊乳灌耳中即成水。

又主小儿口中烂疮，取羖②羊生乳，含五六日瘥。

牛乳

患冷气人不宜服之。

乌牛乳酪，寒，主热毒，止渴，除胃中热。

孟诜云：牛乳，寒，患热风人宜服之。

酥

寒。除胸中热，补五脏，利肠胃。

水牛酥功同，寒，与羊酪同功。羊酥真者胜牛酥。

酪

寒。主热毒，止渴，除胃中热。患冷人勿食羊乳酪。

醍醐

平。主风邪，通润骨髓。性冷利，乃酥之本精液也。

乳腐

微寒，润五藏，利大小便，益十二经脉，微动气。细切如豆面，拌醋浆水煮二十余沸，治赤白痢。小儿患，服之弥佳。

---

① 铫子：一种有柄有出水口的温器，可烧水煎药。

② 羖：黑色的公羊。

《证类本草》卷十七

马

白马：黑头，食，令人癫。

白马：自死，食之害人。

肉：冷，有小毒，主肠中热，除下气，长筋骨。

赤马蹄：辟温。

又食诸马肉心闷，饮清酒即解，浊酒即加。

又刺疮，取黑驳马尿，热渍，当虫出愈。

患杖疮并打损疮，中风疼痛者，少马骡湿粪，分取半，替换，热熨之，冷则易之，满五十过，极效。

又小儿患头疮，烧马骨作灰，和醋傅。亦治身上疮。

白秃疮：以驳马不乏者尿，数数暖洗之十遍，瘥。

又白马脂五两，封疮上，稍稍封之，白秃者发即生。

又马汗人入疮，毒气攻作脓，心懑欲绝者，烧粟檞草作灰，浓淋作浓灰汁，热煮，蘸疮于灰汁中，须臾白沫出尽，即瘥。白沫者，是毒气也。此方岭南新有人曾得力。

凡生马血入人肉中，多只三两日，便肿连心则死。有人剥马，被骨伤手指，血入肉中，一夜致死。

又臆口，次胪口也。蹄无夜眠者勿食。

又黑脊而斑不可食。患疮疥人切不得食，加增剧，瘥。

赤马皮临产铺之，令产妇坐上催生。

孟诜云：白马茎益丈夫阴气，阴干者末，和苁蓉蜜丸，空心酒下四十丸，日再，百日见效。悬蹄主惊痫。鬐毛患痢人不得食。肉，有小毒，不与仓米同食，必卒得恶，十有九死。不与姜同食，生气嗽。其肉多着浸洗，方煮得烂熟。兼去血尽。始可煮炙。肥者亦然，不尔毒不出。赤马蹄能辟温疟。

孟诜云：患丁肿中风疼痛者，炒驴马粪，熨人疮满五十遍，极效。男子患，未可及，心差后合阴阳，垂至死，取白马粪五升，绞取汁，好器中盛，停一宿，一服三合，日夜二服。

孟诜云：恶刺疮，取黑马尿热渍当愈，数洗之。

鹿

谨按：肉，九月后，正月前食之，则补虚赢瘦弱，利五脏，调血脉。自外皆不食，发冷痛。

角：主痈疽疮肿，除恶血。若腰脊痛、折伤，多取鹿角并截取尖，错为屑，以白蜜五升淹浸之，微火熬令小变色，曝干，捣筛令细，以酒服之。轻身益力，强骨髓，补阳道。

角：烧飞为丹，服之至妙。但于瓷器中寸截，用沈裹，大火烧之一日，如玉粉；亦可炙令黄末，细罗①，酒服之，益人。若欲作胶者，细破寸截，以馈水浸七日，令软方煮也。

骨：温。主安胎，下气，杀鬼精，可用浸酒。凡是鹿白臆者，不可食。

孟诜云：鹿茸，主益气，不可以鼻嗅其茸。中有小白虫，视之不见，入人鼻必为虫颡，药不及也。角错为屑，白蜜五升，淹之微火熬令小变，暴干更捣筛，服之令人轻身益气，强骨髓，补绝伤。又妇人梦与鬼交者，鹿角末三指一撮，和清酒服，即出鬼精。又女子胞中余血不尽欲死者，以清酒和鹿角灰服方寸匕，日三夜一，甚效。又小儿以煮小豆汁和鹿角灰，安重舌下，日三度。鹿头肉，主消渴，夜梦见物，又蹄肉主脚膝疼痛。肉，主补中益气力。又生肉，主中风口偏不正。以生椒自捣傅之，专看正，即速除之。九月以后正月以前堪食之也。

牛

肚：主消渴，风眩，补五脏。以醋煮食之。

肝：治痢。

肾：主补肾。

髓：安五脏，平三焦，温中。久服增年。以酒送之。和地黄汁、白蜜，作煎服之，治瘦病。恐是牛脂也？

粪：主霍乱，煮饮之，良。

妇人无乳汁，取牛鼻作羹，空心食之，不过三两日，有汁下无限，若中年壮盛者，食之，良。

又宰之尚不堪食，非论自死者。其牛肉取三片，烂切，将啖解糟咬人恶马，只两啖后，颇甚驯，良。若三五顿后，其马狞钝不堪骑。十二月勿食，伤神。

孟诜云：黑牛髓和地黄汁白蜜等分，作煎服，治瘦病。

羊

角：主惊邪，明目，辟鬼，安心益气。烧角作灰，治鬼气并漏下恶血。

---

① 罗：筛子。

羊肉：妊娠人勿多食。

头肉：平。主缓中，汗出虚劳，安心止惊。宿有冷病人勿多食。主热风眩，疫疾，小儿痫，兼补胃虚损及丈夫五劳骨热。热病后宜食羊头肉。

肚：主补胃病虚损，小便数，止虚汗。

肝：性冷。治肝风虚热，目赤暗痛，热病后失明者。以青羊肝或子肝薄切，水浸傅之，极效。生子肝吞之尤妙。主目失明，取羚羊肝一斤，去脂膜薄切，以未著水新瓦盆一口，揩令净，铺肝于盆中，置于炭火上煿，令脂汁尽。候极干，取决明子半升，蓼子一合，炒令香为末，和肝杵之为末，以白蜜浆下方寸匕。食后服之，日三，加至三匕止，不过三剂，目极明。一年服之妙，夜见文字并诸物。其羖羊，即骨历羊是也。常患眼痛涩，不能视物，及羞日光并灯火光不得者，取熟羊头眼睛中白楝子二枚，于细石上粘枣汁研之，取如小麻子大，安眼睛，主仰卧，日二夜二，不过三四度，瘥。

羊心：补心肺。从三月至五月。其中有虫如马尾长，长二三寸已来，须割去之，不去令人痫。

又取皮去毛，煮羹，补虚劳，煮作臛食之，去一切风，治脚中虚风。

羊骨：热。主治虚劳，患宿热人勿食。

髓：酒服之补血。

血：主女人风血虚闷。

头中髓：发风。若和酒服，则迷人心，便成中风也。

羊屎：黑人毛口，主箭镞不出，粪和雁膏傅毛发落，三宿生。

白羊黑头者，勿食之，令人患肠痛；一角羊不可食；六月勿食羊，伤神。

谨按：南方羊都不与盐食之，多在山中吃野草，或食毒草。若北羊，一二年间亦不可食，食必病生尔，为其来南地食毒草故也。若南地人食之，即不爱也。今将北羊于南地养三年之后，犹不中食，何况于南羊能堪食乎？盖土地各然也。

孟诜云：羊肉，温，主风眩瘦病，小儿惊痫，丈夫五劳七伤，脏气虚寒。河西羊最佳，河东羊亦好，纵驱至南方，筋力自劳损，安能补益人。肚，主补胃，小便数。以肥肚作羹食，三五度，瘥。又云：羊肉患天行及疟人食，令发热困重致死。

孟诜云：河西羊最佳，河东羊亦好，纵有驱至南方，筋力自劳损，安能补人？然今南方亦有数种羊，惟淮南州郡或有佳者可亚大羊，江浙羊都少味而发疾。闽广山中出一种野羊，彼人谓之羚羊，其皮厚硬不堪多食，肉颇肥软，益人兼主冷劳、山岚疟痢、妇人赤白下，然此羊多噉石香薷故，肠藏颇热，亦不宜多食也。

孟诜云：羊毛，醋煮裹脚，治转筋。角灰，主鬼气下血。

狗

牡狗阴茎：补髓。

肉：温。主五脏，补七伤五劳，填骨髓，大补益气力。空腹食之。黄色牡者，上；白、黑色者，次。女人妊娠勿食。

又上伏日采胆，以酒调服之，明目，去眼中脓水。

又主恶疮痂痒，以胆汁傅之，止。胆傅恶疮，能破血，中有伤因损者，热酒调半个服，瘀血尽下。

又犬伤人，杵生杏仁封之，瘥。

比来去血食之，却不益人也。肥者血亦香美，即何要去血？去血之后，都无效矣！

犬自死，舌不出者，食之害人。九月勿食犬肉，伤神。

孟诜云：犬血益阳事，补血脉，厚肠胃，实下焦，填精髓，不可炙食，恐成消渴，但和五味煮，空腹食之，不与蒜同食，必顿损人。若去血则力少，不益人。瘦者多是病，不堪食。

羚羊角

伤寒，热毒，下血。末服之，即瘥。

又疗疝气。

孟诜云：麢羊，北人多食，南人食之，免为蛇虫所伤。和五味子炒之，投酒中经宿，饮之，治筋骨急强中风。又，角主中风筋挛，附骨疼痛，生摩和水涂肿上及恶疮，良。又，卒热闷，屑作末，研和少蜜服，亦治热毒痢及血痢。

犀角

此只是山犀牛，未曾见人得水犀取其角。此两种者，功亦同也。其生角，寒。可烧作灰，治赤痢，研为末，和水服之。

又卒中恶心痛，诸饮食中毒及药毒、热毒，筋骨中风，心风烦闷，皆瘥。

又以水磨取汁，与小儿服，治惊热鼻上角，尤佳。

肉：微温，味甘，无毒。主瘴气、百毒、蛊疰、邪鬼。食之入山林，不迷失其路。除客热头痛及五痔、诸血痢。

若食过多，令人烦。即取麝香少许，和水服之，即散也。

虎

虎骨：又主腰膝急疼，煮作汤浴之；或和醋浸，亦良。主筋骨风急痛，胫骨尤妙。

又小儿初生，取骨煎汤，浴其孩子，长大无病。

又和通草煮汁，空腹服半升。覆盖卧，少时，汗即出，治筋骨节急痛。切忌热食，损齿。小儿齿生未足，不可与食，恐齿不生。

又正月勿食虎肉。

孟诜云：肉，食之入山，虎见有畏，辟三十六种精魅。又，眼睛，主疟病，辟恶，小儿热，惊悸。胆，主小儿疳痢，惊神不安，研水服之。骨，煮汤浴，去骨节风毒。膏，内下部，治五痔下血。

兔

兔头骨并同肉：味酸。

谨按：八月至十月，其肉酒炙吃，与丹石人甚相宜。注：以性冷故也。大都绝人血脉，损房事，令人痿黄。

肉：不宜与姜、橘同食之，令人卒患心痛，不可治也。

又兔死而眼合者，食之杀人。二月食之伤神。

又兔与生姜同食，成霍乱。

孟诜云：肝主明目，和决明子作丸服之。又主丹石人上冲眼暗不见物，可生食之，一如服羊子肝法。

狸骨

尸疰、腹痛、痔瘘，炙之，令香，末，酒服二钱，十服后见验。头骨最妙。

治尸疰邪气，烧为灰，酒服二钱。

亦主食野鸟，肉物中毒，肿也，再服之，即瘥。

五月收者粪，极神妙。正月勿食，伤神。

孟诜云：骨，主痔病，作羹臛食之，不与酒同食。其头烧作灰，和酒服二钱匕，主痔。又食野鸟肉中毒，烧骨灰服之，瘥。炙骨和麝香雄黄为丸服，治痔及瘘疮。粪，烧灰主鬼疟。

獐骨

道家用供养星辰者，盖为不管十二属，不是腥腻也。

孟诜云：肉亦同麂，酿酒道家名为白脯，惟麋鹿是也，余者不入。又其中往往得香，栗子大，不能全香，亦治恶病。其肉，八月止十一月食之，胜羊肉。自十二月止七月，食动气也。又若瘦恶者，食发痼疾也。

豹肉

补益人。食，令人强筋骨，志性粗疏，食之便觉也。少时消即定。久食之，终令人意气粗豪。唯令筋健，能耐寒暑。正月食之伤神。

孟诜云：肉，食之令人志性粗，多时消即定。久食，令人耐寒暑。脂，可合生髮膏，朝涂暮生。头骨，烧灰淋汁，去白屑。

《证类本草》卷十八

猪

肉：味苦，微寒，压丹石，疗热闭血脉。虚人动风，不可久食，令人少子精，发宿疹。主疗人肾虚，肉发痰，若患疟疾人，切忌食，必再发。

又云：江猪：平。肉酸。多食令人体重。今补人作脯，多皆不识。但食，少有腥气。

又：舌和五味煮取汁饮，能健脾，补不足之气，令人能食。

孟诜云：犬猪头：主补虚，乏气力，去惊痫五痔，下丹石。又肠：主虚渴，小便数，补下焦虚渴。又云东行母猪粪一升，宿浸去滓，顿服，治毒黄热病。

孟诜云：肾，主人肾虚，不可久食。

孟诜云：肚，主暴痢虚弱。

麋

麋肉，益气补中，治腰脚，不与雉肉同食。谨按：肉多无功用。所食亦微补五藏不足气，多食令人弱房，发脚气。骨：除虚劳至效，可煮骨作汁，酿酒饮之，令人肥白，美颜色。

孟诜云：其角补虚劳，填髓。理角法：可五寸截之，中破，炙令黄香后，末和酒空腹服三钱匕。若卒心痛一服，立瘥。常服之，令人赤白如花，益阳道。不知何因？与肉功不同尔。亦可煎作胶，与鹿角胶同功。茸，甚胜鹿茸，仙方甚重。又，丈夫冷气及风筋骨疼痛，作粉长服。又，于浆水中研为泥涂面，令不皱，光华可爱。又，常俗，人以皮作靴，熏脚气。

驴

卒心痛，绞结连腰脐者，取驴乳三升，热服之，瘥。

孟诜云：肉，主风狂，忧愁不乐，能安心气。又头燖去毛，煮汁以渍，曲酝酒，去大风。又生脂和生椒熟捣，绵裹塞耳中，治积年耳聋。狂癫不能语，不识人者，和酒服三升，良。皮，覆患疟人，良。又和毛煎，令作胶，治一切风毒骨节痛，呻吟不止者，消和酒服，良。又骨煮作汤，浴渍身，治历节风。又煮头汁，令服三二升，治多年消渴，无不瘥者。又脂和乌梅为丸，治多年疟，未发时服三十丸。又头中一切风，以毛一斤炒令黄，投一斗酒中，渍三日，空心细细饮，使醉，以覆卧取汗，明日更依前服，忌陈仓米麦面等。

狐

肉：温，有小毒。主疮疥，补虚损，及女子阴痒绝产，小儿㿗①卵肿，煮炙任食之，良。又主五脏邪气，服之便瘥。空心服之佳。

肠肚：微寒。患疮疥久不瘥，作羹臛食之。小儿惊痫及大人见鬼，亦作羹臛食之，良。其狐魅状候：或叉手有礼见人，或于静处独语，或裸形见人，或只揖无度，或无语，或紧合口，叉手坐，礼度过常，尿屎乱放，此之谓也。如马疫亦同。灌鼻中便瘥。

头：烧，辟邪。

孟诜云：狐，补虚，煮炙食之。又主五藏邪气，患蛊毒寒热宜多服之。

獭肝

患咳嗽者，烧为灰，酒服之。

肉：性寒，无毒。煮汁治疫及牛马疫，皆煮汁，停冷，灌之。

又若患寒热毒，风水虚胀，可即取水獭一头，剥去皮，和五脏、骨、头、尾等炙，令干，杵末，水下方寸匕。日二服，十日瘥。

孟诜云：獭肝主痊病，相染一门，悉患者以肝一具，火炙末，以水和方寸匕，服之，日再服。谨按：服之下水胀，但热毒风虚胀，服之即瘥。若是冷风虚胀，食益虚肿甚也，只治热，不治冷，不可一概尔。

猯

肉：平，味酸。

骨：主上气咳嗽。炙末，酒和三合，服之，日二，其嗽必瘥。

孟诜云：猯，主服丹石劳热。患赤白痢多时不瘥者，可煮肉经宿露中，明日空腹和酱食之一顿，即瘥。又瘦人可和五味煮食，令人长脂肉，肥白。曾服丹石，可时时服之。丹石恶发热，服之妙。

野猪

三岁，胆中有黄，和水服之，主鬼疰痫病。

又：其肉主癫痫，补肌肤，令人虚肥。

雌者肉美。肉色赤者，补人五脏，不发风虚气也。其肉胜家猪也。

又胆治恶热毒邪，气内不发病，减药力，与家猪不同。

脂：主妇人无乳者，服之即乳下。本来无乳者，服之亦有。

青蹄者，不可食。

孟诜云：野猪，主补肌肤，令人虚肥。胆中有黄，研如水，服之治疰病。

---

① 㿗：读 tui，第二声，指前阴病。

其肉尚胜诸猪，雌者肉美。其冬月在林中食橡子，肉色赤补五脏风气。其膏练令精细，以一匙和一盏酒服，日三服，令妇人多乳，服十日，可供三四孩子。齿，作灰服，主蛇毒。胆，治恶热气。

豺

云寒，头骨烧灰，和酒灌，解槽牛马便驯，良，即更附人也。

孟诜云：主疳痢，腹中诸疮，煮汁饮之。或烧灰和酒服之，其灰傅䘌①齿疮。

肉：酸，不可食，消人脂肉，损人神情。

《证类本草》卷十九

鸡

治大人及小儿发热，可取卵三颗，白蜜一合，相和服之，立瘥。卵并不得和蒜食，令人短气。

又胞衣不出，生吞鸡子清一枚。治目赤痛，除心下伏热，烦满咳逆，动心气，不宜多食。

乌雌鸡：温，味酸，无毒。主除风寒湿痹，治反胃，安胎及腹痛，踒折骨疼，乳痈。

月蚀疮绕耳根，以乌雌鸡胆汁傅之，日三。

以乌油麻一升，熬之令香，未和酒服之，即饱热能食。

鸡具五色者，食之致狂。

肉和鱼肉汁食之，成心瘕。六指、玄鸡、白头家鸡，及鸡死足爪不伸者，食并害人。

鸡子和葱食之，气短。鸡子白共鳖同食，损人。鸡子共獭肉同食，成遁尸注，药不能治。鸡兔同食成泄痢。

小儿五岁已下，未断乳者，勿与鸡肉食。

乌雄鸡：主心痛，除心腹恶气。又虚弱人取一只，治如食法，五味汁和肉一器中，封口，重汤中煮之，使骨肉相去即食之，甚补益。仍须空腹饱食之。肉须烂，生即反损。亦可五味腌，经宿，炙食之，分为二顿。又刺在肉中不出者，取尾二七枚，烧作灰，以男子乳汁和封疮，刺当出。又目泪不止者，以三年冠血傅睛上，日三度。

黑雌鸡：产后血不止，以鸡子三枚，醋半升，好酒二升，煎取一升，分

---

① 䘌：指虫食病。

为四服，如人行三二里，微暖进之。又新产妇可取一只，理如食法。和五味炒熟，香，即投二升酒中，封口经宿，取饮之，令人肥白。又和乌油麻二升，熬令黄香，末之入裹，酒尽极效。

黄雌鸡：主腹中水癖水瘴，以一只，理如食法。和赤小豆一升同煮，候豆烂即出，食之，其汁日二夜一，每服四合，补丈夫阳气，治冷气。瘦著床者，渐渐食之，良。又先患骨热者，不可食之。鸡子动风气，不可多食。又先粉诸石为末，和饭与鸡食之，后取鸡食之，甚补益。又子醋煮熟，空腹食之，治久赤白痢。又人热毒发，可取二颗鸡子白，和蜜一合，服之，瘥。

鹅

脂：可合面脂。

肉：性冷，不可多食，令人易霍乱。与服丹石人相宜，亦发痼疾。

卵：温。补五脏，亦补中益气。多发痼疾。

白鸭

野鸭：寒。主补中益气，消食。九月以后即中食，全胜家者。虽寒不动气，消十二种虫，平胃气，调中轻身。

又身上诸小热疮，多年不可者，但多食之，即瘥。

白鸭肉：补虚，消毒热，利水道，及小儿热惊痫，头生疮肿。

又和葱豉作汁饮之，去卒烦热。

又粪主热毒毒痢。

又取和鸡子白，封热肿毒，止消。

又黑鸭：滑中，发冷痢，下脚气，不可食之。

子：微寒，少食之，亦发气，令背膊闷。

项中热血：解野葛毒，饮之瘥。

卵：小儿食之，脚软不行，虗到。盐淹食之即宜人。

屎：可摂蚯蚓咬疮。

鸂鶒

能补五脏，益心力，聪明。此鸟出南方，不可与竹笋同食，令人小腹胀。自死者，不可食。一言此鸟天地之神，每月取一只缴至尊，所以自死者不可食也。

雁

雁膏：可合生发膏，仍治耳聋者。

灰和泔洗头，长发。

雀

其肉十月以后，正月以前食之，续五脏不足气，助阴道，益精髓，不可停息。

粪：和天雄、干姜为丸，令阴强。

脑：涂冻疮。

卵白：和天雄末、菟丝子末为丸，空心酒下五丸。主男子阴痿不起，女子带下，便溺不利。除疝瘕，决痈肿，续五脏经。

燕

石燕在乳穴石洞中者，冬月采之堪食，余者不中，只可治病，食如常法，取二十枚，投酒一升中浸之三日后取饮，每服一、二盏，随性多少，益气力。

山鸡、野鸡

主五脏气喘不得息者。食之发五痔，和荞麦面食之，生肥虫。

卵：不与葱同食，生寸白虫。

又：野鸡久食令人瘦。

又九月至十二月食之，稍有补，它月即发五痔及诸疮疥。不与胡桃同食。菌子、木耳同食，发五痔，立下血。

云不与胡桃同食，即令人发风，如在船车内，兼发心痛。亦不与豉同食。自死，足爪不伸者，食之杀人。

鸥

头：烧灰，主头风目眩，以欲服之。

肉：食之治癫痫疾。

乌鸦

寒。主五痔，止血。

又食法：腊月采之，五味炙之，治老嗽。或作羹食之，亦得。或捣为散，白蜜和丸，并得治上件病。取腊月腊日得者，良，有效。非腊日得者不堪用。

慈鸦

主瘦病、咳嗽、骨蒸者，可和五味淹炙食之，良。其大鸦不中食，肉涩，只能治病，不宜常食也。

以目睛汁注眼中，则夜见神鬼。又"神通目法"中亦要用此物。又《北帝摄鬼录》中，亦用慈鸦卵。

鸳鸯

其肉：主瘘疮，以清酒炙食之。食之则令人美丽。

又主夫妇不和，作羹臛私与食之，即立相怜爱也。

《证类本草》卷二十

石蜜

微温，主心腹邪气，诸惊痫，补五脏不足气，益中止痛解毒，能除众病，和百药，养脾气，除心烦闷，不能饮食。治心肚痛，面刺腹痛及赤白痢，则生捣地黄汁，和蜜一大匙，服即下。又长服之，面如花色，仙方中甚贵此物，若觉热，四肢不和，即服蜜浆一碗，甚良。

又能止肠口，除口疮，明耳目，久服不饥。

又点目中热膜。

家养白蜜为上，木蜜次之，崖蜜更次之。

又治癫，可取白蜜一斤，生姜二斤，捣取汁，先秤铜铛令知斤两，即下蜜于铛中消之，又秤，知斤两，下姜汁于蜜中，微火煎，令姜汁尽。秤蜜斤两在即休，药已成矣。患三十年癫者，平旦服枣许大一丸，一日三服，酒饮任下。忌生冷醋滑臭物，功用甚多，世人众委，不能一一具之。

孟诜云：石蜜治目中热膜，明目。蜀中波斯者良，东吴亦有，并不如两处者。此皆煎甘蔗汁及生乳汁，则易细白耳。和枣肉及苣蕂末丸，每食后含一两丸，润肺气，助五脏津。

龟甲

温，味酸，主除温瘴气，风痹，身肿，踒折。

又骨：带入山林中，令人不迷路。

其食之法，一如鳖法者也，其中黑色者，常啖蛇，不中食之。其壳亦不堪用。

其甲能主女人漏下赤白、崩中，小儿囟不合，破癥瘕、痎①疟，疗五痔，阴蚀，湿痹，女子阴隐疮及骨节中寒热，煮汁浴渍之，良。

又以前都用水中龟，不用啖蛇龟。五月五日取头干末，服之，亦令人长远入山不迷。

又方：十师处钻子者，涂酥炙，细罗，酒下二钱，疗风疾。

牡蛎

孟诜云：牡蛎火上炙，令沸，去壳，食之甚美，令人细肌肤，美颜色。又药家北来，取左顾者若食之，即不拣左右也。可长服之，海族之中惟此物

---

① 痎：Jie，第一声。二日一发的疟疾。

最贵，北人不识不能表其味尔。

魁蛤

寒。润五脏，治消渴，开关节，服丹石人食之，使人免有疮肿及热毒所生也。

鳢鱼

孟诜云：鳢鱼下大小便拥塞气。又作鲙，与脚气风气，人食之，效。又以大者洗去泥，开肚，以胡淑末半两，切大蒜三、二颗，内鱼腹中，缝合，并和小豆一升煮之，令熟，下萝卜三、五颗，如指大，切葱一握，煮熟，空腹食之，并豆等强饱，尽食之，至夜即泄气无限，三、五日更一顿，下一切恶气。

又十二月作酱，良也。

鲇

鲇与鳗：大约相似，主诸补益，无磷，有毒，勿多食。赤目、赤须者并杀人也。

鲫鱼

食之平胃气，调中，益五脏，和莼菜作羹食，良。

作鲙食之，断暴下痢，和蒜食之，有少热；和姜酱食之，有少冷。

又夏月热痢可食之，多益，冬月中则不治也。

骨：烧为灰，傅恶疮上，三五度瘥。

谨按：其子调中，益肝气。凡鱼生子，皆粘在草上及土中。寒冬月水过后，亦不伤坏。每到五月三伏时，雨中便化为鱼。

食鲫鱼不得食沙糖，令人成疳虫。丹石热毒发者，取荬首和鲫鱼作羹，食一两顿即瘥。

孟诜云：鲫鱼，平胃气，调中，益五藏，和莼作羹食，良。又鲫鱼与鲥其状颇同，味则有殊，鲥是节化，鲫是稷米化之。其腹上尚有米色宽大者是鲫，背高腹狭小者是鲥，其功不及鲫鱼。子，谓中益肝气尔。

鳝鱼

孟诜曰：鳝鱼补五脏，远十二风邪，患恶气人常作臞①，空服饱食，便以衣盖身，少顷当汗出，如白胶，汗从腰脚中出，候汗尽，暖五末汤浴，须慎风一日，更三、五日一服，并治湿风。

---

① 臞：指瘦或羸瘦。

鲤鱼

胆：主除目中赤及热毒痛，点之良。

肉：白煮食之，疗水肿脚满，下气。腹中有宿瘕不可食，害人。久服天门冬人，亦不可食。

刺在肉中，中风水肿痛者，烧鲤鱼眼睛作灰，内疮中，汁出即可。

谨按：鱼血主小儿丹毒，涂之即瘥。

鱼鳞：烧灰。绝研，酒下方寸，破产妇滞血。

脂：主痫，食之，良。

肠：主小儿腹中疮。

鲤鱼鲊：不得和豆藿叶食之，成瘦。

其鱼子不得合猪肝食之。

凡修理，可去脊去两筋及黑血毒，故必见验也。

炙鲤鱼切忌烟，不得令熏着眼，损人目光，三两日内必见验也。

又天行病后不可食，再发即死。

又其在砂石中者，有毒，多在脑中，不得食头。

孟诜云：鲤鱼白，煮食之，疗水肿，脚满，下气，腹有宿瘕不可食。又修可去脊上两筋及黑血毒故也。又天行病后不可食，再发即死。其在沙石中者毒多在脑中，不得食头。

鲟鱼

有毒。主血淋。可煮汁食之。其味虽美，而发诸药毒。

鲊：世人虽重，尤不益人。服丹石人不可食，令人少气。发一切疮疥，动风气，不与干笋同食，发瘫缓风，小儿不与食，结癥瘕及嗽。大人久食，令人卒痛，并使人卒患腰痛。

《证类本草》卷二十一

猬

肉：可食。以五味汁淹、炙食之，良。不得食其骨也，其骨能瘦人，使人缩小也。

谨按：主下焦弱，理胃气，令人能食。

其皮可烧灰和酒服，及炙令黄，煮汁饮之，主胃逆。

细剉，炒令黑，入丸中治肠风，鼠奶痔，效。

主肠风、痔瘘。可煮五金八石，与桔梗、麦门冬反恶。

又有一种，村人谓之豪猪，取其肚烧干，和肚屎用之，捣末细罗。每朝空心温酒调二钱匕。有患水病鼓胀者，服此豪猪肚一个便消，瘥。此猪多食苦参，不理冷胀，只理热风水胀，形状样似猬鼠。

孟诜云：猬，食之肥下焦，理胃气。其脂可煮五金八石，皮烧灰酒服，治胃逆。又煮汁服止反胃。又可五味淹。炙食之，不得食，骨令人瘦小。

鼍

疗惊恐及小腹气疼。

鳖

主妇人漏下，羸瘦，中春食之美，夏月有少腥气。

其甲：岳州、昌江者为上。赤足不可食，杀人。

蟹

蟹足斑、目赤，不可食，杀人。

又堪治胃气，消食。

又八月前，每个蟹腹内有稻谷一颗，用输海神符，输芒后，过八月方食即好。未输时为长未成。经霜更美，未经霜时有毒。

又盐淹之作蝑，有气味，和酢食之，利肢节，去五脏中烦闷气。其物虽恶形容，食之甚益人。

爪：能堕胎。

孟诜曰：蟹主散诸热，治胃气，理经脉，消食。八月输芒后食好，未输时为长未成，就醋食之，利肢节，去五脏中烦闷气，其物虽形状恶食，甚宜人。

乌贼鱼

主目中一切浮翳，细研，和蜜点之，又骨末治眼中热泪。

骨主小儿、大人下痢，炙令黄，去皮细研成粉，粥中调服之，良。

其骨能销目中一切浮翳，细研和蜜点之，妙。

又点马眼热泪，甚良。

久食之，主绝嗣无子，益精。

其鱼腹中有墨一片，堪用尽书。

鳗鲡鱼

杀虫毒，干烧炙之，令香，食之，三五度即瘥。长服尤良。

又压诸草石药毒，不能损伤人。

又五色者，其功最胜也。

又疗妇人带下百病，一切风，瘙如虫行。其江海中难得五色者，出歙州溪泽潭中，头似蝮蛇，背有五色文者是也。

又烧之，熏毡中，断蛀虫，置其骨于箱衣中，断白鱼、诸虫咬衣服。

又烧之，熏舍屋，免竹木生蛀虫。

孟诜曰：杀诸虫毒，干末，空腹食之，三、五度瘥。又熏下部痔虫，尽死。患诸疮瘘及疬疡风，长食之，甚验。腰肾间湿风痹，常如水洗者，可取五味，米煮，空腹食之，甚补益。湿脚气人服之，良。又诸草石药毒食之，诸毒不能为害。五色者其功最胜，兼女人带下百病，一切风。五色者，出饮州①，头似腹蛇，背有五色文者，是也。

鲛鱼

平。补五脏，作脍食之，亚于鲫鱼，作鲊鲭食之，并同。

又，如有大患喉闭，取胆汁和白矾灰，丸之如豆颗，绵裹内喉中。良久，吐恶涎沫，即喉咙开，腊月取之。

白鱼

云和豉作羹，一两顿而已。

新鲜者好食，若经宿者不堪食，令人腹冷生诸疾。或淹、或糟藏，犹可食。

又可炙了，于苦醋中熏煮，食之，调五脏，助脾气，能稍食，理十二经络，舒展不相及气。时人好作饼，炙食之。犹少动气，久亦不损人。

鳜鱼

平。补劳，益脾胃。稍有毒。

青鱼

主脚气烦闷。又和韭白煮食之。治脚气脚弱，烦闷，益心力也。

又头中有枕，取之。蒸，令气通，曝干，状如琥珀。此物疗卒心痛，平水气，以水研服之，良。

又胆、眼睛，益人眼。取汁注目中，主目暗。亦涂热疮，良。

石首鱼

作干鲞，消宿食，主中恶，不堪鲜食。

嘉鱼

微温。常于崖石下孔中吃乳石沫，甚补益。微有毒，其味甚珍美也。

---

① 饮州：疑似"钦州"，今属广西。

鲈鱼

平。主安胎，补中。作脍尤佳。

补五脏，益筋骨，和肠胃，治水气，多食宜人，作鲊犹良。又暴干甚香美，虽有小毒，不致发病。一云多食发痃癖，及疮肿不可与乳酪同食。

鼋鳝鱼

微温。主五脏邪气，杀百虫蛊毒，消百药毒，续筋。

又膏，涂铁，摩之便明。《淮南》衔术方有用处。

鲎

平，微毒。治痔，杀虫，多食发嗽并疮癣。壳，八香，发众香气。尾，烧焦治肠风泻血，并崩中带下，及产后痢。脂，烧，集儿。

《证类本草》第二十二

蚌

大寒。主大热，解酒毒，止渴，去眼赤，动冷热气。

车螯

车螯、蝤蛑类，并不可多食之。

蚶

温。主心腹冷气，腰脊冷风，利五脏，健胃，令人能食，每食了，以饭压之，不尔令人口干。

又云，温中，消食，起阳，时最重，出海中，壳如瓦屋。

又云，无毒，益血色。

壳，烧，以米醋三度淬后埋，令坏，醋膏丸。治一切血气，冷气，癥癖。

蛏

味甘，温，无毒。补虚，主冷利，煮食之，主妇人产后虚损。

生海泥中，长二三寸，大如指，两头开。

主胸中邪热，烦闷气，与丹石人相宜。天行病后不可食，切忌之。

淡菜

温。补五脏，理腰脚气，益阳事，能消食，除腹中冷气。消痃癖气。亦可烧，令汁沸出食之。

多食令头闷，目暗，可微利即止。

北人多不识，虽形状不典，而甚益人。

又云：温，无毒。补虚劳损，产后血结，腹内冷痛。治癥瘕，腰痛，润毛发，崩中带下。烧一顿令饱，大效。

又名"壳菜"，常时频烧食即苦，不宜人。与少米先煮熟后，除肉内两边锁及毛了，再入萝卜，或紫苏，或冬瓜皮同煮，即更妙。

虾

平。无须及煮色白者，不可食。

谨按：小者生水田及沟渠中，有小毒。小儿患赤白游肿，捣碎傅之。

鲊内者甚有毒尔。

动风发疮疥。

蚺蛇

胆：主䘌①疮瘘，目肿痛，疳䘌②。

肉：主温疫气，可作脍食之。如无此疾及四月勿食之。

膏：主皮肤间毒气。

小儿疳痢，以胆灌鼻中及下部。

孟诜云：蚺蛇膏，主皮肉间毒气。肉，作脍食之，除疳疮，小儿脑热，水渍注鼻中，齿根宣露，和麝香末傅之。其胆难识，多将诸胆代之。可细切于水中，走者真也。又猪及大虫胆亦走，迟于此胆。

蛇蜕皮

主去邪，明目。治小儿一百二十种惊痫，寒热，肠痔。蛊毒。诸䘌③恶疮，安胎，热用之。

腹蛇

主诸䘌。

肉：疗癞，诸瘘，下结气，除蛊毒。如无此疾者，即不假食也。

田中螺

大寒。汁饮疗热，醒酒，压丹石，不可常食。

海月

平。主消痰，辟邪鬼毒。

以生淑酱调和，食之，良。

---

① 䘌：指虫食病。
② 同注1
③ 同注1

能消诸食，使人易饥。

又其物是水沫化之，煮时犹是水，入腹中之后，便令人不小便，故知益人也。

又有食之人，亦不见所损，此看之，将是有益耳。亦名"以下鱼"。

《证类本草》卷二十三

藕

生食之，主霍乱后虚渴，烦闷不能食。其产后忌生冷物，惟藕不同，生冷为能破血故也。

又蒸食，甚补五脏，实下焦。与蜜同食，令人腹脏肥，不生诸虫。

亦可休粮，仙家有贮石莲子及干藕，经千年者食之，至妙矣！

又云：莲子，性寒，主五脏不足，伤中气绝，利益十二经脉血气。生食微动气，蒸食之良。

又熟去心为末，蜡蜜和丸，日服三十丸，令人不饥。此方仙家用尔。

又雁腹中者，空腹食十枚，身轻能登高涉远。雁食粪于田野中，经年尚生。

又或于山岩之中，止息不逢阴雨。经久不坏。

又诸鸟猿猴不食，藏之石室内，有得三百余年者，逢此食，永不老矣。

其房荷叶皆破血。

橘

止泄痢，食之下食，开胃膈痰实结气。

下气不如皮。穰不可多食，止气。性虽温，止渴。

又干皮一斤，捣为末，蜜为丸，每食前酒下三十丸，治下焦冷气。

又取陈皮一斤和杏仁五两，去皮尖，熬，加少蜜为丸，每日食前饮下三十丸，下腹脏间虚冷气。

脚气冲心，心下结硬，悉主之。

大枣

枣和桂心、白瓜仁、松树皮为丸，久服香身，并衣亦香。

软枣，温，多食动风，发冷风，并咳嗽。

孟诜曰：甘枣温，主补虚液，强志。三年陈者，核中仁生恶气，卒疰忤。又疗耳聋鼻塞不闻音声香臭者，取大枣十五枚，去皮核，草麻子三百颗，去皮，二味和，捣绵裹塞耳鼻，日一度，易二十余日闻声及香臭。先治耳，后治鼻，不可并塞之。又方，巴豆十粒，去壳，生用松脂，同捣绵裹塞耳。又云：洗心腹邪气，和百药毒，通九窍，补不足气。生者食之过多，令人腹胀。蒸煮食，补肠胃，肥中益气。第一青州，次蒲州者好。诸处不堪入药，小儿患秋痢与虫枣食，良。

葡萄

葡萄不问土地，但收之酿酒，皆得美好。或曰：子不堪多食，令人卒烦闷，眼暗。

根：浓煮汁，细细饮之，止呕哕及霍乱后恶心，姙孕人子，止冲心，饮之即下，其胎安。《药性论》云：葡萄君，味甘酸，除肠间水气，调下，治淋，通小便。

栗子

孟诜曰：栗子生食治腰脚。蒸炒食之，令气拥。患风水气不宜食，又树皮主瘅疮毒。

谨按：宜日中暴干，食即下气补益，不尔，犹有木气，不补益。就中吴栗大，无味，不如北栗也。其上薄皮研，和蜜涂面，展皱。

又壳煮汁饮之，止反胃、消渴。

今所食生栗，可于热灰火中煨，令汗出，食之良。不得通热，热即拥气，生即发气，故火煨杀其木气耳。

覆盆子

味酸，五月于麦田中得之，良。采得及烈日晒干，免烂不堪。江东亦有名悬钩子，大小形异，气味功力同。北土即无悬钩，南地无覆盆，是土地有前后生，非两种物耳。

芰实

神仙家用发冷气，人含吴茱萸，咽其津液，消其腹胀矣。

孟诜曰：菱实仙家蒸作粉，蜜和食之，可休粮。水族之中，此物最不能治病。又云令人脏冷，损阳气，痿茎，可少食。多食令人腹胀满者，可暖酒姜饮一、二盏即消矣。

橙子

温，去恶心胃风。

取其皮和盐贮之，又瓤去恶心，和盐蜜细细食之。

樱桃

温。多食有所损。令人好颜色，美志，此名"樱桃"，俗名"李桃"，亦名"奈桃"者是也。甚补中益气，主水谷痢，止泄精。东行根治蛔虫。

孟诜曰：热。益气，多食无损。

又云：此名"樱"，非桃也。不可多食，令人发瘡风。东行根，疗寸白蛔虫。

衍义：樱桃，孟诜以为樱非桃类，然非桃类，盖以其形肖桃，故名樱桃，又何疑焉？

鸡头实

孟诜曰：鸡头作粉食之，甚妙，是长生之药。与小儿食，不能长大，故驻年耳。生食动风冷气，蒸之于烈日，晒之其皮即开。亦可舂作粉。

梅实

孟诜曰：乌梅多食损齿。又刺在肉中，嚼白梅封之，刺即出。又大便不通，气奔欲死，以乌梅十颗，置汤中，须臾餧去核，杵为丸如枣大，内下部，少时即通。谨按：擘破水渍，以少蜜相和，止渴、霍乱、心腹不安及痢赤，治疟方多用之。

木瓜

云主呕哕风气，又吐后转筋，煮汁饮之，甚良。

脚膝筋急痛，煮木瓜令烂，研作浆粥样，用裹痛处，冷即易，一宿三五度，热裹便瘥。

煮木瓜时，入一半酒同煮之。

孟诜云：木瓜，谨按：枝叶煮之饮，亦治霍乱，不可多食，损齿及骨。又脐下绞痛，木瓜一两片，桑叶七片，大枣三枚，碎之，以水二升煮，取半升，顿服之，瘥。又云，栌子，平，损齿及筋不可食，亦主霍乱转筋，煮汁食之，与木瓜功稍等，余无有益人，处江外常为果食。

柿

孟诜曰：柿，寒，主补虚劳不足。谨按：干柿，厚肠胃，涩中，健脾胃气，消宿血。又红柿补气，续经脉气。又醋柿涩下焦，健脾胃气，消宿血。作饼及糕，与小儿食，治秋痢。又研柿先煮粥，欲熟即下，柿更一两沸，与小儿饱食，并奶母吃，亦良。又干柿二斤，酥一斤，蜜半升，先和酥蜜铛中消之，下柿，煎十数沸，不津器贮之。每日空腹服三、五枚，疗男子、女人脾虚腹肚薄，食不消化，面上黑点，久服甚良。

芋

白色者无味，紫色者破气。煮汁饮之，止渴。十月以后晒干收之，冬月食不发病，他时月不可食。又和鲫鱼、鳢鱼作臛，良。

久食令人虚劳无力。

又煮汁烧腻衣白如玉。亦可浴去身上浮风，慎风半日许。

（乌芋）孟诜云：茨菰，不可多食，吴人常食之，令人患脚。又发脚气，瘫缓风，损齿，令人失颜色。皮肉干燥，卒食之令人呕水。又云，荸荠，冷，下丹石，消风毒，除胸中实热气。可作粉食，明耳目，止渴，消疸黄，若先有冷气不可食，令人腹胀气满。小儿秋食，脐下当痛。

石蜜

孟诜云：石蜜，治目中热膜，明目。蜀中波斯者良，东吴亦有，并不如两处者，此皆煎甘蔗汁及生乳汁，则易细白耳。和枣肉及巨藤末丸，每食后含一两丸，润肺气，助五脏津。

枇杷

卒呕哕不止，不欲食。又煮汁饮之，止渴偏理肺及肺风、疮胸、面上疮。

孟诜曰：温。利五脏，久食亦发热黄。

子：食之润肺，热上焦，若和热炙肉及热面食之，令人患热毒黄病。《药性论》云：枇杷叶使味甘，能主胃气冷，呕哕不止。

荔枝

微温。食之通神益智，健气及颜色。多食则发热。

乳柑子

寒。堪食之，其皮不任药用。食多令人肺燥、冷中、发痃癖。

甘蔗

主补气，兼下气。不可共酒食，发痰。

沙糖

多食令人心痛，不与鲫鱼同食，成疳虫。

又不与葵同食，生流澼。

又不与笋同食，使笋不消，成癥，身重不能行履耳。

主心热、口干，多食生长虫，消肌肉，损齿，发疳䘌①。不可长食之。

桃核仁

温。杀三虫，止心痛。

又女人阴中生疮如虫咬，疼痛者可生捣叶，绵裹内阴中，日三、四易，瘥。

---

① 䘌：指虫食病。

又三月三日采花晒干，杵末以水，服二钱匕，小儿半钱，治心腹痛。又秃疮，收未开花，阴干，与桑椹赤者等分，作末，以猪脂和，先取灰汁洗，去疮痂即塗药。

又云：桃能发丹石，不可食之，生者犹损人。

又白毛主恶鬼邪气，胶亦然。又桃符及奴主精魅邪气，符煮汁饮之，奴者丸散服之。

桃仁每夜嚼一颗，和蜜涂手面，良。

杏核仁

热。面皯者，取仁去皮，捣和鸡子白，夜卧涂面，明早以暖清酒洗之。

大患卒痖，取杏仁三分，去皮尖，熬。别杵桂一分，和如泥，取李核大，绵裹含，细细咽之，日五夜三。

谨按：心腹中结伏气，杏仁、橘皮、桂心、诃梨勒皮为丸，空心服三十丸，无忌。

又烧令烟尽，研如泥，绵裹，内女人阴中疮、蛊、疽。

主热风头痛。

又烧令烟尽，去皮，以乱发裹之，咬于所患齿下，其痛便止。熏诸虫出，并去风便瘥，重者不过三服。

《必效方》治金疮中风，角弓反张。

以杏仁碎之，蒸令湿，绞取脂，服一小升，兼以疮上摩，效。

又方：治狐尿刺螫痛。

杏仁细研，煮一二沸，承热以浸螫处，数数易之。

石榴

温。多食损齿令黑。皮，炙令黄，杵末，以枣肉为丸，空腹三丸，日二服，治赤白痢腹痛者，取醋者一枚，并子捣汁，顿服。

梨

寒。除客热，止心烦，不可多食。

又卒咳嗽，以一颗刺作五十孔，每孔内以椒一粒，以面裹于热灰中煨，令熟，出停冷，去椒，食之。

又方：去核，内酥蜜，面裹烧令熟，食之。

又取梨肉内于酥中煎之，停冷食之。

又捣汁一升，酥一两，蜜一两，地黄汁一升，缓火煎，细细含咽。

凡治嗽，皆须待冷，喘息定后方食。热食之，反伤矣，令嗽更极不可救。如此者，可作羊肉汤饼，饱食之，便卧少时。

又胸中痞、寒热结者，可多食好生梨即通。卒暗风，失音不语者，生捣汁一合，顿服之，日再服，止。

金疮及产妇不可食，大忌。

林檎

温。主谷痢、泄精。

东行根治白虫蛔虫。

主止消渴，好睡，不可多食。

又林檎：味苦涩。平，无毒。食之闭百脉。

李

平。主女人卒赤白下。取李树东面皮，去皱皮，炙令黄香，以水三升，煮汁去滓，服之，日再验。

谨按：生李亦去骨节间劳热，不可多食之。临水食之，令人发痰疟。

又牛李有毒，煮汁使浓，含之治蟨齿，脊骨有痹虫，可后灌此汁，更空腹服一盏。

其子中仁主鼓胀，研和面作饼子，空腹食之，少顷当泻矣。

杨梅

温，和五脏腹胃，除烦愦恶气，去痰实。亦不可久食，损齿及筋也。甚能断下痢。

又烧为灰，亦断下痢。甚酸美，小有胜白梅。

又白梅未干者，常含一枚，咽其液，亦通利五脏，下少气。若多食之，损人筋骨。其酸醋之物，自是土使然。若南方人北居，杏亦不食；北地人南住，梅乃啖多。岂不是地气郁蒸，令人烦愦，好食此物也。

谨按：杨梅和五脏，能涤肠胃，除烦愦恶气，切不可多食，甚能损齿反筋，亦能治痢，烧灰服之。

胡桃

不可多食，动痰饮。除风，令人能食，不得并，渐渐食之。通经脉，润血脉，黑鬓发。

又服法，初日一颗，五日加一颗，至二十颗止之。常服骨肉细腻光润，能养一切老痔疾。

猕猴桃

候熟收之，取瓤和蜜，煎作煎，去人烦热。久食，亦得令人冷，能止消渴。

奈（苹果）

主补中，应诸不足气，和脾，卒患食后气不通，生捣汁服之。

橄榄

主鲮鲌毒，汁服之，中此鱼肝子毒，人立死，惟此木能解。

生岭南山谷，树大数围，实长寸许，其子先生者向下，后生者渐高，八月熟，蜜藏极甜。

摩橱子

谨按《异物志》云：生西域，二月开花，四月、五月结实，如瓜许。益气安神，养血生肌，久服健人也。

《证类本草》卷二十四

胡麻

润五脏，主火灼。山田种为四棱，土地有异，功力同。休粮人重之。填骨髓，补虚气。

青蘘

生杵汁，沐头发，良。牛伤热亦灌之，立愈。

麻蕡

微寒，治大小便不通，发落，破血，不饥，能寒。取汁煮粥，去五脏风，润肺，治关节不通，发落，通血脉，治气。

青叶：甚长发，研麻子汁沐发，即生长。

麻子一升、白羊脂七两、蜡五两、白蜜一合，和杵蒸食之，不饥。

《洞神经》又取大麻，日中服子末三升，东行茱萸根剉八升，渍之。平旦服之二升，至夜虫下。

要见鬼者，取生麻子、菖蒲、鬼臼等分，杵为弹子大，每朝向日服一丸。服满百日即见鬼也。

胡麻油

主瘖哑，涂之生毛发。

白油麻

大寒，无毒。治虚劳，滑肠胃，行风气，通血脉，去头浮风，润肌。食后生啖一合，终身不辍。

与乳母食，其孩子永不病生。若客热，可作饮汁服之。停久者，发霍乱。

又嚼傅小儿头上诸疮，良。

久食抽人肌肉。生则寒，炒则热。

又叶捣和浆水，绞去滓，沐发，去风润发。

其油：冷，常食所用也。无毒。发冷疾，滑骨髓，发脏腑渴，困脾脏，杀五黄，下三焦热毒气，通大小肠，治蛔心痛，傅一切疮疥癣，杀一切虫。取油一合，鸡子两颗，芒硝一两，搅服之，少时即泻，治热毒甚良。治饮食物，须逐日熬，熟用，经宿即动气。有牙齿并脾胃疾人，切不可吃。陈者煎膏，生肌长肉，止痛，消痈肿，补皮裂。

饧糖

补虚，止渴，健脾胃气，去留血，补中。白者以蔓菁汁中煮，顿服之。

主吐血健脾，凝强者为良，主打损瘀血，熬令焦，和酒服之，能下恶血。

又伤寒大毒嗽，于蔓菁蓙汁中煮，一沸顿服之。

《证类本草》卷二十五

大豆

微寒，主中风脚弱，产后诸疾，若和甘草煮汤饮之，去一切热毒气。

善治风毒脚气，煮食之，主心痛，筋挛，膝痛，胀满。杀乌头、附子毒。大豆黄屑，忌猪肉。小儿不得与炒豆食之，若食了，忽食猪肉，必壅气致死半，有八、九、十岁以上不畏。

寒，和饭捣涂一切毒肿，疗男女阴肿，以绵裹内之，杀诸药毒。

谨按：煮饮服之，去一切毒气，除胃中热痹，肠中淋露，下淋血，散五脏结积内寒，和桑紫灰汁煮之，下水鼓腹胀。

其豆黄：主湿痹，膝痛，五脏不足气，胃气结积，益气，润肌肤。末之，收成炼猪膏为丸，服之能肥健人。

又卒失音，生大豆一升，青竹箅子四十九枚，长四寸，阔一分，和水煮熟，日夜二服，瘥。

又每食后，净磨拭，吞鸡子大，令人长生。初服时似身重，一年以后，便觉身轻。又益阳道。

赤小豆

主鲤鱼烂煮食之，甚治脚气及大腹水肿。别有诸治，具在鱼条中。散气，去关节烦热，令人心孔开，止小便数。绿、赤者并可食。

暴痢后，气满不能食，煮一顿服之即愈。

《必效方》治水谷痢，小豆一合，和蜡三两，顿服，愈。

又方：治卒下血，小豆一升，捣碎，水三升，绞汁饮之。

大豆黄卷

长五分者破妇人恶血，良。

酒

紫酒：治角弓风。

姜酒：主偏风中恶。

桑椹酒：补五脏，明耳目。

葱豉酒：解烦热，补虚劳。

蜜酒：疗风疹。

地黄、牛膝、虎骨、仙灵脾、通草、大豆、牛蒡、枸杞等，皆可和酿作酒，在别方。

蒲桃子酿酒，益气调中，耐饥强志，取藤汁酿酒亦佳。

狗肉汁酿酒，大补。

孟诜曰：酒，味苦，主百邪毒，行百药，当酒卧，以扇扇，或中恶风，久饮伤神损寿。

谨按：中恶痓忤，热暖姜酒一碗，服即止。

又通脉，养脾气，扶肝。陶隐居云："大寒凝海，惟酒不冰。"量其性热故也。久服之，厚肠胃，化筋。初服之时，甚动气痢，与百药相宜，抵服丹砂人饮之，即头痛吐热。

又服丹石人胸背急闷热者，可以大豆一升，熬令汗出，簸去灰尘，投二升酒中，久时顿服之，少顷即汗出，瘥，朝朝服之，甚去一切风。妇人产后诸风，亦可服之。

又熬鸡屎如豆淋酒法件，名曰紫酒。卒不语口偏者，服之甚效。

昔有人常服春酒，令人肥白矣。

粟米

孟诜曰：陈者止痢，甚压丹石热，颗粒小者是，今人间多不识耳。

其粱米粒粗大，随色别之。

南方多畬田，种之极易，春粒细，香美，少虚怯，祇为灰中种之，又不锄治故也。得北田种之，若不锄之，即草翳死；若锄之，即难春，都由土地使然耳。但取好地，肥瘦得所由，熟犁，又细锄，即得滑实。

秫米

孟诜曰：其性平，能杀疮疥毒热，拥五脏气，动风，不可常食。

北人往往有种者，代米作酒耳。

又生捣和鸡子白，傅毒肿，良。根：煮作汤，洗风。

又米一石，曲三升，和地黄一斤，茵陈蒿一斤，炙令黄，一依酿酒法。服之，治筋骨挛急。

粳米

淮泗之间米多，京都、襄州土粳米亦香、坚实。

又诸处虽多，但充饥而已。

孟诜云：平，主益气，止烦泄，其赤则粒大而香，不禁水停，其黄绿即实中。

又水渍有味，益人，都大新熟者，动气。经再年者，亦发病。

江南贮仓人皆多收火稻，其火稻宜人，温中益气，补下元。烧之去芒，舂舂米食之，即不发病耳。

又云：仓粳米：炊作干饭食之，止痢，又补中益气，坚筋，通血脉，起阳道。

北人炊之于瓮中，水浸令酸，食之暖五脏六腑之气。

久陈者，蒸作饭，和醋封毒肿，立瘥。

又研服之，去卒心痛。

白粳米汁：主心痛，止渴，断热毒痢。

若常食干饭，令人热中，唇口干，不可和苍耳食之，令人卒心痛。即急烧仓米灰，和蜜浆服之，不尔即死，不可与马肉同食之，发痼疾。

青粱米

孟诜曰：以纯苦酒一斗渍之，三日出，百蒸百暴，好裹藏之，远行一餐，十日不饥。重餐，四百九十日不饥。

又方：以米一斗，赤石脂二斤，合以水渍之，令足相淹，置于暖处一三日，去青白衣，捣为丸，如李大，日服三丸，不饥。

谨按：《灵宝五符经》中，白鲜米九蒸九暴，作辟谷粮。此文用青粱米，未见有别出处。其米微寒，常作饭食之，温如黄白米体，性相似。

黍米

合葵菜食之，成痼疾。于黍米中杂干脯通。《食禁》云：牛肉不得和黍米、白酒食之，必生寸白虫。

孟诜曰：性寒，患鳖瘕者，以新熟赤黍米，淘取泔汁，生服一升，不过三两度愈。

谨按：性寒，有少毒，不堪久服，昏五脏，令人好睡，仙家重此，作酒最胜余粮。

又烧为灰，和油涂杖疮，不作瘢，止痛。

不得和小儿食之，令儿不能行。若与小猫、犬食之，其脚便踡曲，行不正，缓人筋骨，绝血脉。

白粱米

孟诜曰：患胃虚并呕吐食及水者，用米汁二合，生姜汁一合，服之。

性微寒，除胸膈中客热，移易五脏气，续筋骨，此北人食者是，亦堪作粉。

小麦

平，养肝气。汁饮服之，甚人。

云面有热毒者，为多是陈甋之色。又为磨中石末在内，所以有毒，但杵食之，即良。又宜作粉食之，补中益气，和五脏，调经络，续气脉。

孟诜云：小麦，平。服之止渴，又作面，有热毒，多是陈裛①之色。作粉，补中益气，和五脏，调脉。

又炒粉一合，和服，断下痢。

又性主伤折，和醋蒸之，裹所伤处，便定。重者，再蒸裹之，甚良。

大麦

久食之，头发不白。和针沙、没石子等染发，黑色。暴食之，亦稍似脚弱，为下气及腰肾故，久服甚宜人。熟即益人，带生即冷，损人。

曲

味甘，大暖，疗脏腑中风气，调中下气，开胃消宿食。主霍乱，心膈气，痰逆，除烦，破癥结及补虚，去冷气，除肠胃中塞，不下食，令人有颜色。六月作者良，陈久者入药，用之当炒令香。

六畜食米胀欲死者，煮曲汁灌之，立消。

落胎，并下鬼胎。

又神曲，使，无毒，能化水谷、宿食、癥气，健脾暖胃。

荞麦

味甘平，寒，无毒。实肠胃，益气力，久食动风，令人头眩。和猪肉食之，患热风，脱人眉须。虽动诸病，犹挫丹石。能炼五脏滓秽，续精神。作饭与丹石人食之，良。其饭法：可蒸使气馏，于烈日中暴，令口开，使春取人作饭，叶作茹食之，下气，利耳目。多食即微泄。烧其穰作灰，淋洗六畜疮，并驴马躁蹄。

---

① 裛：yì，第四声，香气侵袭。

穬麦

主轻身，补中，不动痰。

藊豆

微寒。主呕逆，久食头不白。患冷气人勿食。

其叶治瘕，和醋煮。理转筋，叶汁醋服效。

孟诜云：藊豆疗霍乱，吐痢不止，末和醋服之，下气。

又吐痢后转筋，生捣叶一把，以少酢浸汁服之，立瘥。

其豆如绿豆，饼食亦可。

《药性论》云：白藊豆亦可单用，主解一切草木毒，生嚼及煎汤服，取效。

豉

陕府豉汁甚胜于常豉，以大豆为黄蒸，每一斗加盐四升，椒四两，春三日，夏二日，冬五日，即成。半熟，加生姜五两，既洁且精，胜埋于马粪中，黄蒸，以好豉心代之。

孟诜云：能治久盗汗患者，以一升微炒令香，清酒三升，渍满三日取汁。冷暖任人服之，不瘥，更作三两剂即止。

绿豆

平。调食法，作饼炙食之，佳。

谨按：补益，和五脏，安精神，行十二经脉，此最为良。今人食，皆挞去皮，即有少拥气。若愈病，功在皮，故不可去。

又研汁煮饮服之，治消渴。

又去浮风，益气力，润皮肉，可长食之。

白豆

平，无毒。补五脏，益中，助十二经脉，调中，暖肠胃。

叶：利五脏，下气。嫩者可作菜食，生食之亦妙，可常食。

《证类本草》卷二十六

醋

治痃癖，醋煎大黄，生者甚劲。

用米醋佳，小麦醋不及糟，多妨忌。大麦醋，微寒，余如小麦也。

气滞风壅，手臂、脚膝痛：炒醋糟裹之，三两易，当瘥。人食多，损腰肌藏。

孟诜云：多食损人胃，消诸毒气，能治妇人产后血气运：取美清醋，热煎，稍稍含之即愈。

又人口有疮，以黄蘖皮醋渍，含之即愈。

又牛马疫病，和灌之。服诸药，不可多食，不可蛤肉同食，相反。

又江外人多为米醋，北人多为糟醋。发诸药，不可同食，研青木香服之，止卒心痛、血气等。

又大黄涂肿，米醋飞丹，用之。

糯

孟诜曰：糯米，寒，使人多睡，发风，动气，不可多食。

又霍乱后吐逆不止，清水研一碗，饮之即止。

稷米

黍之茎穗，人家用作提拂，以将扫地。食苦瓠毒，煮汁饮之即止。

又破提扫煮取汁，浴之去浮肿。

又和小豆煮汁服之，最下小便。

孟诜云：稷益诸不足，山东多食。

服丹石人发热，食之热消也，发三十六种冷病气。八谷之中，最为下。苗黍乃作酒，此乃作饭，用之殊途。

不与匏子同食，令冷病发，发即黍穰汁饮之，即瘥。

酱

主火毒，杀百药，发小儿无辜。

小麦酱不如豆。

又榆仁酱亦辛美，杀诸虫，利大小便。心腹恶气，不宜多食。

又芜荑酱，功力强于榆仁酱，多食落发。獐、雉、兔及鳢鱼酱，皆不可多食，为陈久故也。

陈廪①米

炊作干饭食之，止痢，补中益气，坚筋骨，通血脉，起阳道。

又毒肿，恶疮，久陈者，蒸作饭和酢封肿上，立瘥。

卒心痛，研取汁服之。北人炊之于瓷中，水浸令酸，食之，暖五脏六腑之气。

《证类本草》卷二十七

冬葵子

主患肿未得头破者，三日后，取葵子一百粒，吞之，当日疮头开。

---

① 廪：粮仓。

又凡有难产，若生未得者，取一合捣破，以水二升，煮取一升以下，只可半升，去滓顿服之，则小便与儿便出，切须在意，勿上厕。昔有人如此，立扑儿入厕中。

又细挫，以水煎取一盏食之，能滑小肠。

女人产时，煮一顿食，令儿易出。

天行病后，食一顿，便失明。

吞钱不出，煮汁，冷饮之，即出。

无蒜勿食。

四季月食生葵，令饮食不消化，发宿疾。

又霜葵生食，动五种留饮，黄葵尤忌。

孟诜云：葵，冷，主疳疮生身，面上汁黄者可取根作灰，和猪脂涂之。其性冷，若热食之，令人热闷，甚动风气。久服丹石人时吃一顿，佳也。冬月葵葅汁服，丹石人发动，舌干、咳嗽。每食后饮一盏，便卧少时。其子患疮者吞一粒，便作头。女人产时可煮顿服之，佳。若生时困闷，以子一合，水二升，煮取半斤，去滓顿服之，少时便产。

《必效方》治诸瘘。

先以先以泔清温洗，以绵试水取葵菜，微火暖，贴之，疮引脓不过二三百叶，脓尽即肉生。忌诸杂鱼、蒜、房室等。

苋实

叶：食动气，令人烦闷，冷中损腹。

不可与鳖肉同食，生鳖瘕。又取鳖甲如豆片大者，以苋菜封裹之，置于土坑内，上以土盖之，一宿尽变成鳖儿也。

又五月五日采苋菜和马齿苋为末，等分，调与妊娠，服之易产。

孟诜云：苋，补气，除热，其子明目。九月霜后采之。叶亦动气，令人烦闷，冷中损腹。

胡荽

平，利五脏，补筋脉，主消谷能食，若食多，则令人多忘。

又食著诸毒食，吐、下血不止，顿痞黄者，取净胡荽子一升，煮食腹破，取汁停冷服，取半升，一日一夜二服即止。

又狐臭蟹齿病人不可食，疾更加。久冷人食之，脚弱，患气，弥不得食。

又不得与斜蒿同食，食之令人汁臭。

难产不得久食，此是薰菜，损人精神。秋冬捣子，醋煮熨阳头出，甚效。

可和生菜食，治肠风。热饼裹食甚良。

《必效方》治蛊毒神验。

以根绞汁半升，和酒服之，立下。

又治热气结滞，经年数发，以半斤，五月五日采，阴干，水七升，煮取一升半，去滓，分服末，瘥。更服春夏叶，秋冬茎、根并用。亦可预备之。

石胡荽

寒，无毒。通鼻气，利九窍，吐风痰，不任食。亦去翳，熟挼内鼻中，翳自落。俗名"鹅不食草"。

邪蒿

味辛，温，平，无毒。似青蒿细软。主胸膈中臭烂恶邪气，利肠胃，通血脉，续不足气。生食微动风气，作羹食良。不与胡荽同食，令人汗臭气。

同蒿

平。主安心气，养脾胃，消水饮。又动风气，熏人心，令人气满，不可多食。

罗勒

味辛、温，微毒。调中消食，去恶气，消水气。宜生食。

又疗齿根烂疮，为灰用，甚良。不可过多食，壅关节，涩荣卫，令血脉不行。

又动风发脚气。患匿，取汁服半合，定。冬月用干者煮之。

子：主目翳及物入目，三五颗致目中，少顷当湿胀，与物俱出。又疗风赤眵泪。

根：主小儿黄烂疮，烧灰傅之，佳。北人呼为兰香。为石勒讳也。

蔓菁

温。下气，治黄疸，利小便。根，主消渴，治热毒气肿。食令人气胀满。

孟诜云：蔓菁，消食下气，其子九蒸九暴，捣为粉，服之长生。压油，涂头，能变蒜发。

又研子入面脂，极去皱。

又捣子，水和服，治热黄、结实不通。少顷当泻一切恶物。沙、石、草、发并出，又利小便。

又女子妒乳肿，取其根生捣后，和盐、醋、酱水煮，取汁洗之，五六度瘥。

又捣和鸡子白封子，亦妙。

瓜蒂

主身面四肢浮肿，杀蛊，去鼻中息肉，阴黄黄疸及暴急黄。

取瓜蒂、丁香各七枚，小豆七粒为末，吹黑豆许于鼻中，少时黄水出，瘥。

其子热，补中，宜人。

瓜有毒，止渴，益气除烦热，利小便，通三焦壅塞气。

多食令人阴下湿痒，生疮，动宿冷病。

癥癖人不可食之，若食之，饱胀入水，自消多食，令人惙惙虚弱，脚手无力。

叶：生捣汁，生发，又补中打损折伤。末酒服，去瘀血。治小儿痔。《龙鱼河图》云：瓜有两鼻者杀人，沉水者杀人。食多饱胀，可食盐化成水。

白冬瓜

益气能老，除心胸满。取冬瓜子七升下，同白瓜条压丹石。

又取瓜一颗，和柏菜与猪肉食之，一冬更不要与诸物食，自然不饥，长三四倍矣。

又煮食之，练五脏，为下气故也。欲得瘦轻健者，则可长食之。

若要肥，则勿食。孟诜说：肺热有渴，取濮瓜去皮，每食后嚼吃三二两，五七度，良。

孟诜云：冬瓜益气耐老，除胸心满，去头面热。

热者食之佳，冷者食之瘦人。

白瓜子

孟诜云：取冬瓜仁七升，以绢袋盛之，投三沸汤中，须臾出，暴干，如此三度止，又与清苦酒渍经一宿，暴干为末，日服之方寸匕，令人肥悦，明目延年，不老。又取其子三、五升，退去皮，捣为丸，空腹服三十丸，令人白净如玉。

胡瓜

叶：味苦，平，小毒。主小儿闪癖；一岁服一叶以上，斟酌与之，生挼绞汁服，得吐下。

根：捣傅胡刺毒肿。

其实：味甘，寒，有毒。不可多食，动寒热，多疟病，积瘀热，发疰气，令人虚热上逆，少气，发百病及疮疥，损阴血脉气，发脚气。

天行病后不可食。小儿切忌，滑中，生疳虫，不与醋同食。

北人亦呼为黄瓜，为石勒讳，因而不改。

甜瓜

寒，有毒。止渴除烦热，多食令人阴下湿痒，生疮，动宿冷病，发虚实破腹。又令人惙惙弱，脚手无力，少食即止渴，利小便，通三焦间拥塞气，兼主口鼻疮。

越瓜

小儿夏月不可与食，又发诸疮，令人虚弱。呤中常令人脐下为癥痛不止。
又天行病后不可食。

芥

主咳逆，下气，明目，去头面风。

大叶者良，煮食之动气，犹胜诸菜，生食发丹石。

其子：微熬研之，作酱香美，有辛气，能通利五脏。

其叶不可多食。

又细叶有毛者杀人。

孟诜云：芥煮食之亦动气，生食发丹石，不可多食。

萝卜

性冷，利五脏，轻身。

根：服之，食，人白净，肌细。

菘菜

温。治消渴。又发诸风冷，腹中冷病者不服，有热人服之亦不发病，即
明其菜性冷。

《本草》云：温，未解。又消食，亦少下气。

九英菘出河西，叶极大，根亦粗长，和羊肉甚美，常食之都不见发病。
其冬月作菹煮作羹食之，能消宿食，下气，治嗽。

诸家商略性冷，非温，恐误也。

又北无菘菜，南无芜菁。其蔓菁子细，菜子粗也。

荏子

主咳逆，下气，其叶杵之，治男子阴肿。

谨按：子压作油用，亦少破气。多食发心闷。

温。补中益气，通血脉，填精髓。可蒸令熟，烈日干之，当口开。春取
米食之，亦可休粮。生食，止渴，润肺。

龙葵

主丁肿。患火丹疮，和土杵傅之，尤良。

孟诜云：其味苦，皆揉去汁食之。

苜蓿

彼处人采根作土黄耆也。

又安中，利五脏，煮和酱食之，作羹亦得。

孟诜云：患疸黄人，取根生捣，绞汁服之，良。

又利五脏，轻身，洗去脾胃间邪气。

诸恶热毒，少食好，多食当冷气入筋中，即瘦人。

亦能轻身健人，更无诸益。

荠子

入治眼方，中用。

不与面同食，令人背闷，服丹石人不可食。

蕨

寒。补五脏不足，气壅经络，筋骨间毒气，令人脚弱不能行，消阳事，令眼暗，鼻中塞，发落，不可食。

又冷气人食之，多腹胀。

翘摇

疗五种黄病。生捣汁，服一升，日二，瘥，甚益人。

和五脏，明耳目，去热风，令人轻健，长食不厌，煮熟吃，佳。

若生吃，令人吐水。

《证类本草》卷二十八

蓼实

孟诜云：蓼子多食，令人吐水，亦通五脏拥气，损阳气。

葱

叶：温，白，平。主伤寒壮热，出汗，中风，面目浮肿，骨节头疼损发鬓。

葱白及须：平，通气，主伤寒头痛，又治疮中。

有风水，肿疼，取青叶、干姜、黄蘗相和，煮作汤，浸洗之，立愈。

冬月食不宜多，只可和五味用之，上冲人，五脏闭绝。虚人患气者，多食发气为通，和关节出汗之故也。

少食则得，可作汤饮，不得多食。恐挍气上冲人，五脏闷绝。

切不可与蜜相和，食之促人气，杀人。

又止血衄，利小便。

孟诜云：葱，温。根主疮中有水，风肿疼痛者。冬葱最善，宜冬月食。不宜多，虚人患气者多食，发气上冲人，五脏闷绝，虚人胃开，骨节出汗，故温尔。

韭

亦可作菹，空心食之，甚验。此物炸热，以盐、醋空心吃一煤，可十顿以上。

甚治胸膈咽气，利胸膈，甚验。

初生孩子，可捣根汁灌之，即吐出胸中恶血，永无诸病。

五月勿食韭。

若值时馑之年，可与米同地，种之一亩，可供十口食。

孟诜云：热病后十日，不可食。热韭食之即发困。

又胸痹，心中急痛如椎刺，不得俯仰，白汗出，或痛彻背上，不治或至死，可取生韭或根五斤，洗，捣汁灌少许，即吐胸中恶血。

薤

轻身耐老，疗金疮，生肌肉。生捣薤白，以火封之，更以火就炙，令热气彻疮中，干则易之。

白色者最好，虽有辛气，不荤人五脏。

又发热病，不宜多食，三月勿食生者。

又治寒热，去水气，温中，散结气，可作羹。

又治女人赤白带下。

学道人长服之，可通神，安魂魄，益气，续筋力。

骨髓在咽不下者，食之即下。

孟诜云：薤疗诸疮中风水肿，生捣，热塗上或煮之，白色者最好，虽有辛不荤五脏。学道人长服之，可通神，安魂魄，益气，续筋力。

蒜菜

孟诜云：蒜菜，又捣汁，与时疾人服，瘥。子，煮半生捣取汁，含治小儿热。

假苏①

温。辟邪气，除劳，传送五脏不足气，助脾胃。多食熏五脏，神。通利血脉，发汗，动渴疾。

又杵为末，醋和封风毒肿上。

患丁肿，荆芥一把，水五升，煮取三升，冷，分二服。

孟诜云：荆芥多食熏人五脏，神。

---

① 假苏：即荆芥。

苏

孟诜云：紫苏：除寒热，治冷气。

水苏

孟诜曰：鸡苏一名水苏，熟捣生叶绵裹塞耳，疗聋。又头风目眩者，以清酒煮汁一升，服。产后中风服之，弥佳。可烧作灰汁及以煮汁洗头，令发香，白屑不生。又收讫酿酒及渍酒，常服之，佳。

香薷

孟诜云：香薷，温。又云：香戎，去热风。生菜中食不可，多食卒转筋。可煮汁顿服半升，止。又干末止鼻衄，以水服之。

薄荷

平。解劳，与薤相宜，发汗，通利关节，杵汁服，去心脏风热。

秦荻梨

孟诜云：秦荻梨于生菜中最香美甚血气。又末之，和酒服，疗卒心痛，恺恺塞满气。又子末，和大醋封肿气，日三易。

《证类本草》卷二十九

苦瓠

孟诜云：瓠，冷，主消渴恶疮。又患脚气及虚胀冷气人不可，食之尤甚。又压热服，丹石人方可食，余人不可多食。

葫①

除风，杀虫。

孟诜云：蒜，久服损眼伤肝。

治蛇咬疮，取蒜去皮一升，捣以小便一升，煮三四沸，通入即入溃损处，从夕至暮。初被咬未肿，速嚼蒜封之，六七易。

又蒜一升去皮，以乳二升，煮使用，空腹顿服之，随后饭压之。明日依前进服，下一切冷毒风气。

又独头者一枚，和雄黄、杏仁研为丸，空腹饮下三丸，静坐少时，患鬼气者，当汗出即瘥。

小蒜

主霍乱，消谷，治胃温中，除邪气。五月五日采者上。

---

① 葫：即大蒜。

又去诸虫毒、丁肿、毒疮，甚良。不可常食。

孟诜云：小蒜亦主诸蛊毒、丁肿甚良。不可常食。

胡葱

平。主消谷，能食。久食之，令人多忘。

根：发痼疾。

又食著诸毒肉，吐血不止，痿黄悴者，取子一升，洗，煮使破，取汁停冷。服半升，日一服，夜一服，血定止。

又患胡臭，䘌①齿人不可食，转极甚。

谨按：利五脏不足气，亦伤绝血脉气。多食损神，此是熏物耳。

莼菜

孟诜云：莼菜和鲫鱼作羹，下气止呕。多食动痔，虽冷而补，热食之，亦拥气不下。甚损人胃及齿，不可多食，令人颜色恶。

又不宜和醋食之，令人骨痿。

少食，补大小肠虚气。

久食，损毛发。

水芹

寒。养神益力，令人肥健，杀石药毒。

孟诜云：水芹，寒，养神益力，杀药毒。置酒酱中香美。又和醋食之，损齿。生黑滑地，名曰："水芹"，食之不如高田者宜人。余田中皆诸虫子在其叶下，视之不见，食之与人为患，高田者名："白芹"。

马齿苋

延年益寿，明目。

患温癣白秃，取马齿膏涂之。若烧灰傅之，亦良。

作膏，主三十六种风，可取马齿一硕，水可二硕，蜡三两，煎之成膏。

亦治疳痢，一切风。又可细切煮粥，止痢，治腹痛。

孟诜云：马齿苋又主马毒疮，以水煮，冷服一升，并涂疮上。湿癣白秃，以马齿膏和灰涂效。

治疳痢，及一切风，傅杖疮，良。及煮一碗，和盐、醋等空腹食之，少时当出尽白虫矣。

茄子

平。主寒热，五脏劳，不可多食，动气，亦发痼疾。熟者少食之，无畏。

---

① 䘌：指虫食病。

患冷人不可食。

又根主冻脚疮，煮汤浸之。

孟诜云：落苏，平。主寒热，五脏劳，不可多食，熟者少食无畏。又醋摩之，傅肿毒。

蘩蒌

不用令人长食之，恐血尽。

或云：蘋蒌即藤也，又恐白软草是。治淋，取蘩蒌草满两手握，水煮服之。

鸡肠草

温，作菜食之益人，治一切恶疮，捣汁傅之。五月五日者验。

孟诜云：鸡肠草，温，作灰和盐，疗一切疮及风丹遍身如枣大，痒痛者：捣封上，日五六易之。亦可生食，煮作菜食之，益人，去脂膏毒气。又烧傅疳蟹①，亦疗小儿赤白痢，可取汁一合，和蜜服之，甚良。

白苣

苦寒，主补筋骨，利五脏，开胸膈拥气，通经脉，止脾气，令人齿白，聪明，少睡。可常食之。患冷气人食即腹冷不止，苦损人。

产后不可食，令人寒，中小腹痛。

落葵

其子令人面鲜华可爱，取蒸，烈日中曝干，按去皮取仁，细研，和白蜜傅之，甚验。

食此菜后被狗咬，即疮不瘥。

孟诜云：其子悦泽人面，药中可用之。取蒸曝干，和白蜜涂面，鲜华立见。

堇菜

味苦。主寒热鼠瘘，瘰疬生疮，结核聚气，下瘀血。

叶：主霍乱，与香荾同功。蛇咬：生杵傅之，毒即出矣。又干末和油煎成，摩结核上，三五度便瘥。

孟诜云：堇，久食，除心烦热，令人身重解堕。又令人多睡。只可一两顿而已。又捣傅热肿，良。又杀鬼毒，生取汁半升服，即吐出。

---

① 蟹：指虫食病。

蕺菜

孟诜云：温。小儿食之，三岁不行。久食之，发虚弱，损阳气，消精髓，不可食。

马芹子

孟诜云：和酱食诸味良，根及叶不堪食。卒心痛：子作末，醋服。

芸薹

孟诜云：若先患腰脚，不可多食，必加极。又极损阳气，发疮，口齿痛。又能生腹中诸瘀，道家所忌。

雍菜

味甘，平，无毒。主解野葛毒，煮食之，亦生捣服之。岭南种之，蔓生，花白，堪为菜。云南人先食雍菜，后食野葛，二物相伏，自然无苦。

又取汁滴野葛苗，当时萎死，其相杀如此。张司空云：魏武帝啖野葛至一尺，应是先食此菜也。

菠薐

冷，微毒。利五脏，通肠胃热，解酒毒。服丹石人食之佳。此人食肉面即平，南人食鱼鳖水未即冷，不可多食，冷大小肠。久食令人脚弱不能行，发腰痛，不与蛆鱼同食，发霍乱吐泻。

苦荬

冷，无毒。治面目黄，强力，止困，傅蛇虫咬。

又汁傅丁肿，即根出。

蚕蛾出时，切不可取拗，令蛾子青烂。蚕妇亦忌食。野苦荬五六回拗后，味甘滑于家苦荬，甚佳。

鹿角菜

大寒，微毒。下热风气，疗小儿骨蒸热劳，丈夫不可久食，发痼疾，损经络血气，令人脚冷痹，损腰肾，少颜色。服丹石人食之，下石力也。出海州、登、莱、沂、密州并有，海中。又能解面热。

葙葶

平，微毒。补中下气，理脾气，去头风，利五脏冷气，不可多食，动气，先患腹冷，食必破腹。茎灰淋汁，洗衣白如玉色。

三、《本草纲目》辑录

《本草纲目》，明医学家李时珍撰。全书52卷，载药1892种，附方11096首。每味药品按"释名、集解、修治、气味、主治、发明、附方"等项分别叙述，详尽地介绍了药物名称的由来和含义、产地、形态、真伪、采集、栽培、炮制、性味、主治特点。在"发明"项下，介绍了自己的心得体会，附方说明药物在临床上的具体应用。

孟诜作品引用分为五类《食疗本草》、《必效方》、"孟诜云"、"孟诜曰"、"诜曰"等，散见于"释名、集解、修治、气味、主治、发明、附方"之中。由于《食疗本草》是孟诜、张鼎共同之作品，作者在引用《食疗本草》内容时有时使用了张鼎之名，故关于作品中标为张鼎之内容也对其进行收录。

本作品对于有关孟诜作品的条文，逐条进行摘录，按《本草纲目》所载前后进行排列。为了阅读方便，对《本草纲目》某些目录也进行了摘录。

序列　历代诸家本草

《食疗本草》（禹锡曰）唐同州刺史孟诜撰。张鼎又补其不足者八十九种，并旧为二百二十七种。凡三卷。（时珍曰）诜，汝州梁人也。武后时举进士，累迁凤阁舍人，出为台州司马，转同州刺史。睿宗召用，固辞。卒年九十二。因周礼食医之义，著此书，多有增益。又撰《必效方》十卷，《补养方》三卷。唐史有传。

引据古今医家书目

孟诜《必效方》

采集诸家本草药品总数

孟诜《食疗本草》一十七种，草部二种，谷部三种，菜部三种，果部一种，鳞部六种，禽部二种。

《本草纲目》草部目录第十二卷

李时珍曰：天造地化而草木生焉。刚交于柔而成根荄，柔交于刚而成枝干。叶萼属阳，华实属阴。由是草中有木，木中有草。得气之粹者为良，得气之戾者为毒。故有五形焉，五气焉，五色焉，五味焉，五性焉，五用焉。炎农尝而辨之，轩岐述而著之，汉、魏、唐、宋明贤良医代有增益。但三品虽存，淄渑交混，诸条重出，泾渭不分。苟不察其精微，审其善恶，其何以权七方、衡十剂而寄死生耶？于是剪繁去复，绳缪补遗，析族区类，振纲分目。除谷、菜外，凡得草属之可供医药者六百一十一种。分为十类：曰山、曰芳、曰隰、曰毒、曰蔓、曰水、曰石、曰苔、曰杂、曰有名未用。

……食疗本草二种，唐孟诜。

《本草纲目》草部第十四卷

蒟酱

【释名】蒟子，土荜茇，《食疗》苗名扶留藤，蒌叶。（时珍曰）…乃荜茇之类也，故孟诜食疗谓之土荜茇。其蔓叶名扶留藤。

主治：散结气，心腹冷痛，消谷。孟诜

香薷

【释名】香菜《食疗》。时珍曰：孟诜《食疗》作香戎者，非是。

主治：去热气。卒转筋者，煮汁顿服半升，即止。为末水服，止鼻衄。孟诜

假苏

【释名】姜芥、荆芥、鼠蓂。

气味：辛，温，无毒。（诜曰）作菜食久，动渴疾，熏人五脏。反驴肉、无鳞鱼，详后发明下。

主治：产后中风身强直，研末酒服。

薄荷

主治：杵汁服，去心脏风热。

苏

【释名】紫苏《食疗》。

茎叶（主治）除寒热，治一切冷气。

荏

集解：（诜曰）可蒸令熟，烈日干之，当口开，舂取米食之，亦可作粮。

附方：男女阴肿。男子，荏叶生捣，和醋封之。女人，绵裹内，三四易。孟诜食疗。

子（诜曰）亦少破气，多食，发心闷。（主治）蒸熟日干，舂取米食，补中益气。通血脉，填精髓。孟诜

水苏

主治：酿酒渍酒及酒煮汁常服，治头风目眩，及产后中风。恶血不止，

服之弥妙。孟诜

附方：耳卒聋闭，鸡苏叶生捣，绵裹塞之。孟诜食疗。

沐发令香，鸡苏煮汁，或烧灰淋汁，沐之。食疗

《本草纲目》草部第十五卷

菊

孟诜曰：正月采叶，五月五日采茎，九月九日采花。

艾

叶：孟子曰：七年之病，求三年之艾。拣取净叶，扬去尘屑，入石臼内木杵捣熟，罗去渣滓，取白者再捣，至柔烂如绵为度。用时焙燥，则灸火得力。入妇人丸散，须以熟艾，用醋煮干，捣成饼子，烘干再捣为末用。或以糯糊和作饼，及酒炒者，皆不佳。

发明：孟诜曰：春月采嫩艾作菜食，或和面作馄饨如弹子，吞三五枚，以饭压之，治一切鬼恶气。长服止冷痢。又以嫩艾作干饼子，用生姜煎服，止泻痢及产后泻血，甚妙。

附方：产后泻血不止。干艾叶半两，炙熟老生姜半两，浓煎汤，一服止，妙。孟诜食疗本草

实（发明）孟诜曰：艾子和干姜等分，为末，蜜丸梧子大，空心每服三十丸，以饭三五匙压之，日再服。治百恶气，其鬼神速走出。田野之人，与此甚相宜也。

青蒿

叶、根、茎、子（主治）烧灰隔纸淋汁，和石灰煎，治恶疮瘢肉靥瘢。孟诜

子，治鬼气，为末，酒服方寸匕。孟诜

白蒿

（集解）颂曰：此草古人以为菹，今人但食蒌蒿，不复食此。或疑白蒿即蒌蒿，而孟诜食疗又别蒌蒿条，所说不同，明是二物，乃知古今食品之异也。又今阶州以白蒿为茵陈，其苗叶亦相似，然以入药，恐不可用也。

苗根（主治）生挼①，醋淹为菹食，甚益人。捣汁服，去热黄及心痛。曝为末，米饮空心服一匙，治夏月暴水痢。烧灰淋汁煎。治淋沥疾。孟诜

子（主治）鬼气。为末，酒服之，良。孟诜

---

① 挼：Ruo，第三声，指搓揉

小蓟根（苗同）

主治：作菜食，除风热。夏月热烦不止，捣汁半升服，立瘥。孟诜

附方：金疮出血不止。小蓟苗捣烂涂之。孟诜食疗本草

恶实

子：（主治）炒研煎饮，通利小便。孟诜

根茎：切根如豆，拌面作饭食，消胀壅。茎叶煮汁作浴汤，去皮间习习如虫行。又入盐花生捣，揭一切肿毒。孟诜

枲耳

茎叶（主治）：中风伤寒头痛。孟诜

附方：一切风气。苍耳嫩叶一石切，和麦蘖五升作块，于蒿艾中罨二十日成麹。取米一斗，炊作饭，看冷暖，入麹三升酿之，封二七日成熟。每空心暖服，神验。封此酒可两重布，不得令密。密则溢出。忌马肉、猪肉。孟诜《食疗本草》。

甘蕉

释名：芭蕉、天苴、芭苴

主治：生食，止渴润肺。蒸熟晒裂，春取仁食，通血脉，填骨髓。孟诜

（根）主治：主黄疸。孟诜

麻黄

附方：天行热病初起一二日者。麻黄一大两去节，以水四升煮，去沫，取二升，去滓，着米一匙及豉，为稀粥。先以汤浴后，乃食粥，厚覆取汗，即愈。孟诜《必效方》[①]

《本草纲目》草部第十六卷

地黄

附方：虚劳困乏

地黄一石，取汁，酒三斗，搅匀煎收。日服。《必效方》。

麦门冬

附方：下痢口渴

引饮无度，麦门冬去心三两，乌梅肉二十个，细剉，以水一升，煮取七合，细细呷之。《必效方》。

---

① 此方与《外台秘要方》卷三记载类似。

葵

叶（主治）：服丹石人宜食。

附方：诸瘘不合

先以汁沺清温洗，拭净，取葵菜微火烘暖贴之。不过二三百叶，引脓尽，即肉生也。忌诸鱼、蒜、房事。《必效方》。

根（主治）：治疖疮出黄汁。

（附方）身面疖疮

出黄汁者，葵根烧灰，和猪脂涂之。《食疗本草》。

冬葵子

（主治）：出痈疽头。

（附方）痈疽无头孟诜曰：三日后，取葵子一百粒，水吞之，当日即开也。

龙葵

茎、叶、根（主治）：捣烂和土，傅丁肿火丹疮，良。

《本草纲目》草部第十七卷

蔄①茹

（发明）孟诜《必效方》：治甲疽生于脚趾边肿烂。

用蔄②茹二两，黄芪二两，苦酒浸一宿，以猪脂五合合煎，取膏三合。日三涂之，即消。

莨菪

子（附方）

久嗽不止，有脓血。

莨菪子五钱，淘去浮者，煮令芽出，炒研，真酥一鸡子大，大枣七枚，同煎令酥尽，取枣日食三枚。

又方：莨菪子三摄，吞之，日五、六度。光禄李丞服之神验。孟诜《必效方》。

冷疳痢下。

取莨菪子为末，腊猪脂和丸，绵裹枣许，导下部。因痢出，更纳新者。

---

① 蔄：是菊科青蒿类草本植物。
② 蔄：同上注。

不过三度瘥。孟诜《必效方》。

牙齿宣落风痛。

莨菪子末，绵裹咬之，有汁勿咽。《必效方》。

水槿①

主治：久食除心下烦热。主寒热鼠瘘，瘰疬生疮，结核聚气，下瘀血，止霍乱。又生捣汁半升服，能杀鬼毒，即吐出。

发明：槿叶止霍乱，与香葇同功。香葇即香薷也。

附方：结核气

槿菜日干为末，油煎成膏。摩之，日三五度，便瘥。孟诜《食疗》。

《本草纲目》草部第十八卷

覆盆子

正误：（诜曰）覆盆江东名悬钩子，大小形状气味功力同。北土无悬钩，南地无覆盆，是土地有前后生，非两种物也。（时珍）曰：南土覆盆极多。悬钩是树生，覆盆是藤生，子状虽同，而覆盆色乌赤，悬钩色红赤。功亦不同。今正之。

修治：（诜曰）覆盆子五月采之，烈日曝干。不尔易烂。

孟诜云：覆盆子味酸，五月于麦田中得之，良。采得及烈日晒干，免烂不堪。江东亦有名悬钩子，大小形异气，味功力同。北土即无悬钩，南地无覆盆，是土地有前后生，非两种物耳。

牵牛子

气味：（诜曰）多食稍冷。

主治：和山茱萸服，去水病。

栝楼

附方：痈肿初起。

用栝楼根苦酒熬燥，捣筛，以苦酒和，涂纸上，贴之。孟诜食疗。

天门冬

附方：肺劳风热，止渴去热。

天门冬去皮心，煮食。或曝干为末，蜜丸服尤佳。亦可洗面。孟诜食疗。

---

① 槿：《本草纲目》中无"木"字偏旁，疑误，故改。

通草

附方：妇人血气。

木通浓煎三五盏，饮之即通。孟诜本草。

金疮踒折。

通草煮汁酿酒，日饮。（鼠瘘不消）。孟诜本草。

子（气味）（诜曰）平，南人多食之，北人不知其功。（主治）厚肠胃，令人能食，下三焦恶气，续五脏断绝气，使语声足气，通十二经脉。和核食之。孟诜。

《本草纲目》草部第十九卷

菰

菰笋（气味）滑中，不可多食。（主治）利五脏邪气，酒齄①面赤，白癞疬疡，目赤。热毒风气，卒心痛。可盐、醋煮食之。

菰手一名菰菜、茭白、茭粑，俗名蓬蔬。

（气味）：（诜曰）性滑，发冷气，令人下焦寒，伤阳道。禁蜜食发痼疾。服巴豆人不可食。

（主治）：心胸中浮热风，滋人齿。孟诜。

莼

（气味）诜曰：莼虽冷补，热食及多食亦拥气不下，甚损人胃及齿，令人颜色恶，损毛发。和醋食，令人骨痿。

（主治）和鲫鱼作羹食，下气止呕。多食，压丹石。补大小肠虚气，不宜过多。孟诜

《本草纲目》草部第二十卷

石胡荽

主治：疗痔病。诜。

《本草纲目》草部第二十一卷

干苔

（气味）诜曰：苔脯食多，发疮疥，令人痿黄少血色。

---

① 齄：zha，第一声。鼻上的小红疱，俗称酒糟鼻。

（主治）治痔杀虫，及霍乱呕吐不止，煮汁服。

《本草纲目》谷部目录第二十二卷

李时珍曰：太古民无粒食，茹毛饮血。神农氏出，始尝草别谷，以教民耕耘；又尝草别药，以救民疾夭。轩辕氏出，教以烹饪，制以方剂，而后民始得遂养生之道。周官有五谷、六谷、九谷之名，诗人有八谷、百谷之咏，谷之类可谓繁矣。素问云：五谷为养。麻、麦、稷、黍、豆，以配肝、心、脾、肺、肾。职方氏辨九州之谷，地官辨土宜穜稑①之种，以教稼穑树蓺，皆所以重民天也。五方之气，九州之产，百谷各异其性，岂可终日食之而不知其气味损益乎？于是集草实之可粒食者为谷部，凡七十三种，分为四类：曰麻麦稻；曰稷粟；曰菽豆；曰造酿。神农本草七种

食疗本草三种，唐孟诜……

胡麻

集解：（诜曰）沃地种者八棱，山地种者四棱，土地有异，功力则同。

白油麻：（气味）（诜曰）久食抽人肌肉，其汁停久者，饮之发霍乱。（主治）治虚劳，滑肠胃，行风气，通血脉，去头上浮风。润肌肉。食后生啖一合，终身勿辍。又与乳母服之，孩子永不生病。客热，可作饮汁服之。生嚼，傅小儿头上诸疮，良。孟诜。

胡油麻：（主治）主喑哑，杀五黄，下三焦热毒气，通大小肠，治蛔心痛。傅一切恶疮疥癣，杀一切虫。取一合，和鸡子两颗，芒消一两，搅服。少时，即泻下热毒，甚良。孟诜

麻蕡

（李时珍曰）此当是麻子连壳者。壳有毒而仁无毒也。

（主治）（诜曰）：要见鬼者，取生麻子、菖蒲、鬼臼等分，杵丸弹子大。每朝向日服一丸。满百日即见鬼也。

麻仁

气味（诜曰）微寒。

主治：取汁煮粥，去五脏风，润肺，治关节不通，发落。孟诜。

附方：服食法。

麻子仁一升，白羊脂七两，蜜蜡五两，白蜜一合，和杵蒸食之，不饥耐老。食疗。

---

① 稑：Lu，第四声。迟种而早熟的谷物。

小麦

面（发明）：（诜曰）面有热毒者，多是陈黯之色，又为磨中石末在内故也。但杵食之，即良。

麦粉：（气味）甘，凉，无毒。（主治）补中，益气脉，和五脏，调经络。又炒一合，汤服，断下痢。孟诜。

大麦

气味：咸，温、微寒，无毒。为五谷长，令人多热。（诜曰）暴食似脚弱，为下气故也。久服宜人。熟则有益，带生则冷而损人。石蜜为之使。

主治：（消渴除热，益气调中。补虚劣，壮血脉，益颜色，实五脏，化谷食，止泄，不动风气。久食，令人肥白，滑肌肤。为面，胜于小麦，无躁热。）久食，头发不白。和针砂、没石子等，染发黑色。孟诜。

荞麦

主治：实肠胃，益气力，续精神，能练五脏滓秽。孟诜。

稻

释名：糯。

稻米（气味）：（诜曰）凉。发风动气，使人多睡，不可多食。

粳

集解：（孟诜曰）淮、泗之间最多。襄、洛土粳米，亦坚实而香。南方多收火稻，最补益人。诸处虽多粳米，但充饥耳。

粳米（气味）甘、苦，平，无毒。（诜曰）常食干粳饭，令人热中，唇口干。不可同马肉食，发痼疾。不可和苍耳食，令人卒心痛，急烧仓米灰和蜜浆服之，不尔即死。（主治）煮汁，主心痛，止渴，断热毒下痢。（孟诜）。（发明）（诜曰）粳米赤者粒大而香，水渍之有味益人。大抵新熟者动气，经再年者亦发病。惟江南人多收火稻贮仓，烧去毛。至春舂米食之，即不发病。宜人，温中益气，补下元也。

《本草纲目》谷部第二十三卷

稷米

集解：（诜曰）稷在八谷之中，最为下苗。黍乃作酒，此乃作饭，用之殊途。

气味：多食，发三十六种冷病气。不与瓠子同食，发冷病，但饮黍穰汁即瘥。又不可与附子同服。

黍米

气味：（孟诜曰）性寒，有小毒，发故疾。久食昏五脏，令人好睡，缓人筋骨，绝血脉。小儿多食，令久不能行。小猫、犬食之，其脚蹄屈。合葵菜食，成痼疾。合牛肉、白酒食，生寸白虫。

主治：烧灰和油，涂杖疮，止痛，不作瘢。孟诜。

穰茎并根（气味）辛，热，有小毒。（诜曰）醉卧黍穰，令人生厉。人家取其茎穗作提沸扫地，用以煮汁入药，更佳。（主治）煮汁饮之，解苦瓠毒。浴身，去浮肿。和小豆煮汁服，下小便。孟诜

梁

白粱米（主治）除胸膈中客热，移五脏气，缓筋骨。凡患胃虚并呕吐食及水者，以米汁二合，生姜汁一服，和服之，佳。孟诜。

青粱米（发明）（诜曰）青粱米可辟谷。以纯苦酒浸三日。百蒸百晒，藏之。远行，日一餐之，可度十日；若重餐之，四百九十日不饥也。又方：以米一斗，赤石脂三斤。水渍置暖处，一二日，上青白衣，捣为丸如李大。日服三丸，亦不饥也。

粟

释名：古者以粟为黍、稷、粱、秫之总称，而今之粟，在古者呼之粱。后人乃专以粱之细者名粟，故唐孟诜本草言人不识粟，而近人皆不识粱也。大抵粘者为秫，不粘者为粟。

集解：（诜曰）粟，颗粒小者是，今人多不识之。其粱米粒粗大，随色别之。南方多畲田，种之极易。春粒细香美，少虚怯，只于灰中种之，又不锄治故也。北田所种多锄之，即难春；不锄即草翳死。都由土地使然尔。

粟米（主治）止痢，压丹石热。（孟诜）

秫

秫米（气味）（诜曰）性平，不可常食，拥五脏气，动风，迷闷人。（主治）治筋骨挛急；杀疮疥毒热。生捣，和鸡子白，傅毒肿，良。（孟诜）

秫根（主治）煮汤，洗风。（孟诜）

薏苡仁

气味：（孟诜曰）平。

主治：去干湿脚气，大验。

《本草纲目》谷部第二十四卷

大豆

黑大豆

气味：（孟诜曰）大豆黄屑忌猪肉。小儿以炒豆、猪肉同食，必壅气致死十之八、九，十岁以上不畏也。

主治：主中风脚弱，产后诸疾。同甘草煮汤饮，去一切热毒气，治风毒脚气。煮食，治心痛筋挛膝痛胀满。同桑柴灰汁煮食，下水鼓腹胀。和饭捣，涂一切毒肿。疗男女阴肿，以绵裹纳之。（孟诜）

附方：卒然失音。

用生大豆一升，青竹笋子四十九枚，长四寸，阔一分，水煮熟，日夜二服瘥。（孟诜）

大豆黄卷

主治：破妇人恶血。（孟诜）

赤小豆

主治：散气，去关节烦热，令人心孔开。暴痢后，气满不能食者，煮食一顿即愈。和鲤鱼煮食，甚治脚气。（孟诜）

附方：水谷痢疾，小豆一合，熔蜡三两，顿服取效。《必效方》。

绿豆

主治：补益元气，和调五脏，安精神，行十二经脉，去浮风，润皮肤，宜常食之。煮汁，止消渴。（孟诜）

附方：赤痢不止。

以大麻子，水研滤汁，煮绿豆食之，极效。粥食亦可。《必效方》。

白豆

释名：饭豆

集解：白豆苗，嫩者可作菜食，生食亦妙。（孟诜）

主治：补五脏，调中，助十二经脉。（孟诜）

白扁豆

气味：微寒，患冷人勿食。（孟诜）

主治：补五脏，主呕逆。久服发不白。（孟诜）

叶（主治）：吐利后转筋，生捣一把，入少酢绞汁服，立瘥。醋炙研服，治瘕疾。（孟诜）

《本草纲目》谷部第二十五卷

大豆豉

集解：陕府豉汁，甚胜常豉。其法以大豆为黄蒸，每一斗，加盐四升，椒四两，春三日、夏二日、冬五日即成。半熟加生姜五两，既洁净且精也。（孟诜）

豆黄

气味：甘、温、无毒。（孟诜曰）忌猪肉。

主治：湿痹膝痛，五脏不足气，胃气结积，壮气力，润肌肤，益颜色，填骨髓，补虚损，能食，肥健人。以炼猪脂和丸，每服百丸，神验秘方也。肥人勿服。（孟诜）

陈廪米

释名：陈仓米、老米、火米。（时珍）有屋曰廪，无屋曰仓，皆言积也。

主治：炊饭食，止痢，补中益气。坚筋骨，通血脉，起阳道。以饭和酢捣封毒肿恶疮，立瘥。北人以饭置瓮中，水浸令酸，食之，暖五脏六腑之气。研取汁服，去卒心痛。（孟诜）

黄蒸

集解：（恭曰）黄蒸，磨小麦粉拌水和成饼，麻叶裹，待上黄衣，取晒。

附方：瘀黄疸疾或黄汗染衣，涕唾皆黄。用好黄蒸二升，每夜以水二升，浸微暖，于铜器中，平旦绞汁半升饮之，极效。（必效方）

麹

释名：酒母。（时珍曰）麹以米、麦包罨而成，故字从麦、从米、从包省文，会意也。

主治：主霍乱，心膈气，痰逆，除烦，破癥结。（孟诜）

饴糖

主治：健脾胃，补中，治吐血。打损瘀血者，熬焦酒服，能下恶血。又伤寒大毒嗽，于蔓菁、薤汁中煮一沸，顿服之，良。（孟诜）

酱

气味：多食发小儿无辜，生痰动气。妊娠合雀肉食之，令儿面黑。（孟诜）

榆仁酱

气味：辛美，温，无毒。

主治：利大小便、心腹恶气，杀诸虫。不宜多食。（孟诜）

芜荑酱

气味：辛美，微臭，温，无毒。

主治：杀三虫，功力强于榆仁酱。（孟诜）

醋

集解：北方多为糟醋，江外人多为米醋、小麦醋不及。糟醋为多妨忌也，大麦醋良。

米醋

气味：酸、苦、温、无毒。（孟诜曰）大麦醋，微寒。余醋并同。

主治：醋磨青木香，止卒心痛、血气痛。浸黄檗含之，治口疮。调大黄末，涂肿毒。煎生大黄服，治疣癣甚良。（孟诜）

酒

集解：（诜曰）酒有紫酒、姜酒、桑椹酒、葱豉酒、葡萄酒、蜜酒、及地黄、牛膝、虎骨、牛蒡、大豆、枸杞、通草、仙灵脾、狗肉汁等，皆可和酿作酒，俱各有方。（孟诜）

米酒

气味：苦、甘、辛、大热，有毒。（孟诜曰）久饮伤神损寿，软筋骨，动气痢。醉卧当风，则成癫风。醉浴冷水成痛痹。服丹砂人饮之，头痛吐热。

主治：养脾气，扶肝，除风下气。（孟诜）

春酒：常服令人肥白。（孟诜）

附诸酒方：

姜酒：（孟诜曰）治偏风，中恶疰忤，心腹冷痛。以姜浸酒，暖服一碗即止。一法：用姜汁和麹，造酒如常，服之佳。

葱豉酒：（孟诜曰）解烦热，补虚劳，治伤寒头痛寒热，及冷痢肠痛，解肌发汗。并以葱根、豆豉浸酒煮饮。

戊戌酒：（孟诜曰）大补元阳。

大麦醋糟

气味：酸、微寒，无毒。

主治：气滞风壅，手臂脚膝痛，炒热布裹熨之，三两换当愈。（孟诜）

《本草纲目》菜部目录第二十六卷

李时珍曰：凡草木之可茹者谓之菜。韭、薤、葵、葱、藿，五菜也。素问云：五谷为养，五菜为充。所以辅佐谷气，疏通壅滞也。古者三农生九谷，场圃薮草木，以备饥馑，菜固不止于五而已。我国初周定王图草木之可济生者四百余种，为救荒本草，厥有旨哉。夫阴之所生，本在五味；阴之五官，伤在五味；谨和五味，脏腑以通，气血以流。骨正筋柔，腠理以密，可以长久。是以内则有训，食医有方，菜之于人，补非小也。但五气之良毒各不同，五味之所入有偏胜，民生日用而不知。乃搜可茹之草，凡一百五种菜部。分为五类：曰薰辛，曰柔滑，曰蓏①，曰水，曰芝栭。

神农本草一十五，梁陶弘景注。

食疗本草三种，唐孟诜、张鼎。

韭

气味：辛、微酸，温，涩，无毒。（孟诜曰）热病后十日食之，即发困。五月多食，乏气力。冬月多食，动宿饮，吐水。不可与蜜及牛肉同食。

主治：炸熟，以盐、醋空心吃十顿，治胸膈噎气。捣汁服，治胸痹刺痛如锥，即吐出胸中恶血，甚验。又灌初生小儿，吐去恶水恶血，永无诸病。（诜）

附方：胸痹急痛。

孟诜曰：胸痹痛如锥刺，不得俯仰，白汗出，或痛彻背上，不治或至死。可取生韭或根五斤，洗捣汁，服之。《食疗本草》。

葱茎白

（气味）辛，平。叶：温。根须：平。并无毒。（孟诜曰）葱宜冬月食，不可过多，损须发。发人虚气上冲，五脏闭绝，为其开骨节出汗故也。

葱根（主治）：通关节，止衄血，利大小便。孟诜。

叶（附方）：疮伤风水肿痛。取葱青叶和干姜、黄檗等分，煮汤浸洗，立愈。（食疗）

葱须（主治）：通气。孟诜。

胡葱

气味：辛，温，无毒。（孟诜曰）亦是薰物。久食，伤神损性，令人多忘，损目明，绝血脉，发痼疾。患胡臭、匿齿人，食之转甚。

主治：温中下气，消谷能食，杀虫，利五脏不足气。孟诜。

胡葱子（主治）：中诸肉毒，吐血不止，萎黄悴者，以一升，水煮，冷服半升，日一夜一，血定乃止。孟诜。

---

① 蓏：Luo，第三声。《说文》：在木曰果，在地曰蓏。

薤白

气味：辛，苦，温，滑，无毒。（孟诜曰）发热病，不宜多食。三四月勿食生者。

主治：治女人带下赤白，作羹食之。骨哽在咽不去者，食之即下。孟诜。

发明：薤，白色者最好，虽有辛，不荤五脏。学道人长服之，可通神安魂魄，益气续筋力。

蒜

主治：涂丁疮甚良。孟诜。

葫

释名：大蒜。

附方：鬼毒风气，独头蒜一枚，和雄黄、杏仁研为丸，空腹饮下三丸。静坐少时，当下毛出即安。孟诜《食疗本草》。

芸薹

茎叶：（孟诜曰）先患腰脚者，不可多食，食之加剧。又损阳气，发疮及口齿病。胡臭人不可食。又能生腹中诸虫。道家特忌。以为五荤之一。

菘

茎叶：（孟诜曰）发风冷内虚人不可食。有热人食亦不发病，性冷可知。本草言性温，未解其意。

芥

茎叶

气味：辛，温，无毒。（孟诜曰）煮食动气与风，生食发丹石，不可多食，大叶者良，细叶有毛者害人。

主治：主咳逆下气，去头面风。孟诜。

芥子

主治：研末作酱食，香美，通利五脏。孟诜。

芜菁

根叶

主治：消食，下气治嗽，止消渴，去心腹冷痛，及热毒风肿，乳痈妒乳寒热。孟诜。

子

主治：压油洗头，能变蒜发。孟诜。

附方：热黄便结。

用芜菁子捣末，水和绞汁服。少顷当泻一切恶物，沙、石、草、发并出。孟诜《食疗本草》。

莱菔

气味：根辛、甘，叶辛、苦，温，无毒。（孟诜曰）性冷。

主治：利五脏，轻身，令人白净肌细。孟诜。

生姜

主治：散烦闷，开胃气。汁作煎服，下一切结实，冲胸膈恶气。神验。

干生姜

主治：姜屑，和酒服，治偏风。

附方1：胃虚风热不能食。

用姜汁半杯，生地黄汁少许，蜜一匙，水三合，和服之。《食疗本草》。

附方2：咳嗽不止。

生姜五两，饧半斤，微火煎熟，食尽愈。段侍御用之有效。孟诜《必效方》。

附方3：冷痢不止。

生姜煨研为末，共干姜末等分，以醋和面作馄饨。先以水煮，又以清饮煮过，停冷。吞二七枚，以粥送下，日一度。《食疗》。

邪蒿

气味：辛、温、平，无毒。（孟诜曰）生食微动风，作羹食良。不与胡荽同食，令人汗臭气。

主治：胸膈中臭烂恶邪气，利肠胃，通血脉，续不足气。

胡荽

根叶

气味：辛、温，微毒。（孟诜曰）平、微寒，无毒。可和生菜食，此是荤菜，损人精神。华佗云：胡荽，罿①齿及脚气、金疮人，皆不可食，病更加甚。

主治：补筋脉，令人能食。治肠风，用热饼裹食，甚良。

附方：热气结滞，经年数发者。

胡荽半斤，五月五日采，阴干，水七升，煮取一升半，去滓分服。未瘥更服。春夏叶、秋冬根茎并可用。《必效方》。

子

附方1：食诸肉毒，吐下血不止，痿黄者。

---

① 罿：指虫食病。

胡荽子一升，煮令发裂，取汁冷服半升，日、夜各一服，即止。《食疗本草》。

附方 2：肠头挺出。

秋冬捣胡荽子，醋煮熨之，甚效。孟诜《食疗本草》。

水靳

集解：（孟诜曰）水芹生黑滑地，食之不如高田者宜人，置酒酱中香美。高田者多白芹，余田者皆有虫子在叶间，视之不见，食之令人为患。

茎

气味：甘，平，无毒。（孟诜曰）和醋食，损齿。鳖瘕不可食。

主治：去伏热，杀石药毒，捣汁服。

堇

主治：久食，除心下烦热。主寒热鼠瘘，瘰疬生疮，结核聚气，下瘀血，止霍乱。又生捣汁半升服，能杀鬼毒，即吐出。

发明：堇叶止霍乱，与香茙同功。香茙即香薷也。

附方：结核气

堇菜日干为末，油煎成膏。摩之，日三五度，便瘥。孟诜《食疗》。

茴香

子（发明）（诜曰）：茴香国人重之，云有助阳道，未得其方法也。

茎叶主治：治小肠气，卒肾气冲胁，如刀刺痛，喘息不得。生捣汁一合，投热酒一合，和服。

《本草纲目》菜部第二十七卷

菠薐

释名：菠菜。

主治：利五脏，通肠胃热，解酒毒。服丹石人食之佳。

发明：（孟诜曰）北人食肉、面，食之即平；南人食鱼、鳖、水米，食之即冷，故多食冷大小肠也。

蕹菜

子

主治：煮半生，捣汁服，治小儿热。

芥

葶实

气味：甘，平，无毒。（孟诜曰）不与面同食，令人背闷。服丹石人不可食。

繁缕

集解：（孟诜曰）繁缕即藤也。又恐白软草是。

气味：酸，平，无毒。（孟诜曰）温。

发明：（孟诜曰）治恶疮有神效之功，捣汁涂之。作菜食，益人。须五月五日者乃验。（又曰）能去恶血。不可久食，恐血尽。

鸡肠草

主治：五月五日作灰和盐，疗一切疮及风丹遍身痒痛；亦可捣封，日五六易之。作菜食，益人，去脂膏毒气。又烧傅疳𧏾①。取汁和蜜服，疗小儿赤白痢，甚良。

附方：小儿下痢赤白。

鸡肠草捣汁一合，和蜜服，甚良。孟诜《食疗》。

一切头疮。

鸡肠草烧灰，和盐傅之。孟诜《食疗》。

苜蓿

集解：（诜曰）彼处人采其根作土黄芪也。

气味：苦、平、涩，无毒。（孟诜曰）凉，少食好。多食令冷气人筋中，即瘦人。

主治：利五脏，轻身健人，洗去脾胃间邪热气，通小肠诸恶热毒，煮和酱食，亦可作羹。

苋

苋菜

主治：（白苋）：补气除热，通九窍。

发明：（孟诜曰）五月五日收苋菜，和马齿苋为细末，等分，与妊娠人常服，令易产也。

马齿苋

菜

主治：作膏，涂湿癣、白秃、杖疮。又主三十六种风。煮粥，止痢及疳痢，治腹痛。

---

① 𧏾：指虬虫或虫食病。

附方1：三十六风，结疮。

马齿苋一石，水二石，煮取汁，入蜜蜡三两，重煎成膏，涂之。《食疗》。

附方2：腹中白虫。

马齿苋水煎一碗，和盐、醋空腹食之，少顷白虫尽出也。孟诜《食疗》。

子

主治：延年益寿。

白苣

主治：补筋骨，利五脏，开胸膈拥气，通经脉，止脾气，令人齿白，聪明，少睡，可煮食之。

落葵

子（主治）：取子蒸过，烈日中暴干，挼去皮，取仁细研，和白蜜涂面，鲜华立见。

蕺

释名：鱼腥草。

叶：（诜曰）小儿食之，三岁不行。久食，发虚弱，损阳气，消精髓。

蕨

萁及根

气味：甘，寒，滑，无毒。（孟诜曰）久食，令人目暗、鼻塞、发落。又冷气人食之，多腹胀。小儿食之，脚弱不能行。

主治：补五脏不足，气壅经络筋骨间，毒气。

翘摇

气味：辛，平，无毒。（孟诜曰）煮食佳，生食令人吐水。

主治：利五脏，明耳目，去热风，令人轻健，长食不厌，甚益人。

秦荻藜

集解：（孟诜曰）此物于生菜中最香美。

主治：破气甚良，又末之和酒服，疗卒心痛，悒悒，塞满气。

子

主治：肿毒，捣末和醋封之，日三易。

芋子

集解：（孟诜曰）芋，白色者无味，紫色者破气。煮汁啜之，止渴。十月后晒干收之，冬月食不发病。他时月不可食。又和鲫鱼、鳢鱼作臛良。久食，令人虚劳无力。又煮汁洗腻衣，白如玉也。

薯蓣

发明：（孟诜曰）利丈夫，助阴力。熟煮和蜜，或为汤煎，或为粉，并佳。干之入药更妙。惟和面作傅饦则动气，为不能制面毒也。

百合

根

主治：心急黄，宜蜜蒸食之。

竹笋

发明：（孟诜曰）淡竹笋及中母笋虽美，然发背闷脚气。箭竹笋新者可食，陈者不宜。诸竹笋多食皆动气发冷癥①，惟苦竹笋主逆气，不发疾。

《本草纲目》菜部第二十八卷

茄子

主治：寒热，五脏老。

壶卢瓠

主治：消热，服丹石人益之。

白冬瓜

主治：益气耐老。除心胸满，去头面热。

发明：（孟诜曰）热者食之佳，冷者食之瘦人。煮食练五脏，为其下气故也。欲得体瘦轻健者，则可长食之；若要肥，则勿食也。（孟诜曰）取瓜一颗和桐叶与猪食之，一冬更不要与诸物食，自然不饥，长三四倍也。

附方：积热消渴。

白瓜去皮，每食后吃三二两，五七度良。孟诜《食疗》。

白瓜子（附方）：服食法，取冬瓜仁七升，以绢袋盛，投三沸汤中，须臾取曝干，如此三度，又与清苦酒渍之一宿，曝干为末，日服方寸匕。令人肥悦明目，延年不老。又法：取子三、五升，去皮为丸，空心日服三十丸。令人白净如玉。孟诜《食疗》。

越瓜

气味：甘，寒，无毒。（诜曰）生食多冷中动气，令人心痛，脐下癥结，发诸疮。又令人虚弱不能行，不益小儿。天行病后不可食。又不得与牛乳酪

---

① 癥：Zheng，第一声。指腹内结块病。

及鲊同食。

胡瓜

气味：甘，寒，有小毒。（孟诜曰）不可多食，动寒热，多疟病，积瘀热，发痓气，令人虚热上逆少气，损阴血，发疮疥脚气，虚肿百病。天行病后，不可食之，小儿切忌，滑中生疳虫。不可多用醋。

紫菜

集解：（孟诜曰）紫菜生南海中，附石。正青色，取而干之则紫色。

主治：热气烦塞咽喉，煮汁饮之。

鹿角菜

气味：甘，大寒，滑，无毒。（孟诜曰）微毒，丈夫不可久食，发痼疾，损腰肾、经络、血气，令人脚冷痹，少颜色。

木耳

桑耳

气味：甘，平，有毒。（孟诜曰）寒，无毒。

主治：利五脏，宣肠胃气，排毒气。压丹石人热发，和葱、豉作羹食。

土菌

气味：甘，寒，有毒。（孟诜曰）菌子有数般，槐树上者良。野田中者有毒杀人，又多发冷气，令人腹中微微痛，发五脏风，拥经脉，动痔病，令人昏昏多睡，背膊四肢无力。

竹蓐

集解：（孟诜曰）慈竹林夏月逢雨，滴汁着地生蓐。似鹿角，白色，可食。

主治：一切赤白痢，和姜、酱食之。

《本草纲目》果部目录第二十九卷

李时珍曰：木实曰果，草实曰瓜。熟则可食，干则可脯。丰俭可以济时，疾苦可以备药。辅助粒食，以养民生。故《素问》云：五果为助。五果者，以五味、五色应五脏。李、杏、桃、栗、枣是矣。占书欲知五谷之收否，但看五果之盛衰。《礼记》内则列果品菱、椇、榛、瓜之类。《周官》职方氏辨五地之物，山林宜皂物，川泽宜膏物，丘陵宜核物。甸师掌野果瓜。场人树果瓜珍异之物，以时藏之。观此，则果瓜之土产异常，性味良毒，岂可纵嗜欲而不知物理乎？于是集草木之实号为果瓜者为果部，凡一百二十七种。分为六类：曰五果，曰山，曰夷，曰味，曰瓜，曰水。

神农本草经一十三种，梁陶弘景注；…

食疗本草一种，唐孟诜

李

实

气味：苦，酸，微温，无毒。（孟诜曰）临水食之，多发痰疟。不可合雀肉食。合蜜食，损五脏。

主治：去骨节间劳热。

根白皮

主治：炙黄煎汤，日再饮之，治女人卒赤白下，有验。

杏

附方1：心腹结气。

杏仁、桂枝、橘皮、诃黎勒皮等分，为丸。每服三十丸，白汤下，无忌。孟诜《食疗》。

附方2：金疮中风，角弓反张。

用杏仁杵碎，蒸令气溜，绞脂服一小升，兼摩疮上良。《必效方》。

附方3：面上皯疱。

杏仁去皮，捣和鸡子白。夜涂之，旦以暖酒洗去。孟诜《食疗》。

附方4：产门虫疽，痛痒不可忍。

用杏仁去皮烧存性，杵烂绵裹，纳入阴中，取效。孟诜《食疗本草》。

附方5：狐尿疮痛。

杏仁研烂，煮一、二沸，及热浸之，冷即易。《必效方》。

白梅

主治：刺在肉中者，嚼傅之即出。

附方：大便不通，气奔欲死者。

乌梅十颗，汤浸去核，丸枣大。纳入下部，少时即通。《食疗本草》。

桃

实

气味：辛、酸、甘，热，微毒。多食令人心热。（孟诜曰）能发丹石毒，生者尤损人。

核仁

气味：苦、甘，平，无毒。（孟诜曰）温。

主治：杀三虫。又每夜嚼一枚和蜜，涂手、面良。

桃毛

主治：治恶鬼邪气。

桃花

主治：治心腹痛及秃疮。

附方1：心腹积痛。

三月三日采桃花晒干杵末，以水服二钱匕，良。孟诜《食疗本草》。

附方2：头上秃疮。

三月三日收未开桃花阴干，与桑椹赤者等分作末，以猪脂和。先取灰汁洗去痂，即涂之。《食疗》。

桃叶

附方：女人阴疮，如虫咬痒痛者。

生捣桃叶，绵裹纳之，日三、四易。《食疗本草》。

茎及白皮

附方：解中蛊毒。用东引桃白皮（烘干）、大戟、斑蝥（去足翅熬），三物等分为末。以冷水服半方寸匕，即出。不出更服。或因酒得以酒服，因食得以食服。《必效方》云：此李饶州法也。亦可以米泔丸服。苏颂《图经》。

桃胶

主治：主恶鬼邪气。

桃符

主治：中恶，精魅邪气，水煮汁服之。

栗

栗实

气味：咸，温，无毒。（诜曰）吴栗虽大味短，不如北栗。凡栗日干曝干食，即下气补益；不尔犹有木气，不补益也。火煨去汗，亦杀木气。生食则发气，蒸炒热食则壅气。凡患风水人不宜食，味咸生水也。

栗壳

主治：反胃消渴，煮汁饮之。

树皮

治丹毒五色无常。剥皮有刺者，煎水洗之。

枣

大枣

主治：小儿患秋痢，与虫枣食之良。

附方1：耳聋鼻塞，不闻音声、香臭者。

取大枣十五枚去皮核，蓖麻子三百枚去皮，和捣。绵裹塞耳、鼻，日一度。三十余日，闻声及香臭也。先治耳，后治鼻，不可并塞。孟诜《食疗》。

附方2：久服香身。

用大枣肉和桂心、白瓜仁、松树皮为丸，久服之。《食疗本草》。

三岁陈枣核中仁

主治：恶气卒疰忤。

《本草纲目》果部第三十卷

梨实

主治：卒暗风不语者，生捣汁频服。胸中痞塞热结者，宜多食之。

附方：卒得咳嗽。

（孟诜曰）用梨一颗，刺五十孔，每孔纳椒一粒，面裹灰火煨熟，停冷去椒食之。

又方：去核纳酥、蜜，面裹烧熟，冷食。

又方：切片，酥煎食之。

又方：捣汁一升，入酥、蜜各一两，地黄汁一升，煎成含咽。凡治嗽须喘急定时冷食之。若热食反伤肺，令嗽更剧，不可救也。若反，可作羊肉汤饼饱食之，便卧少时，即佳。

痰喘气急，梨剜空，纳小黑豆令满，留盖合住扎定，糠火煨熟。捣作饼。每日食之，至效。

暗风失音。

生梨捣汁一盏饮之，日再服。《食疗本草》。

楂子

气味：酸，涩，平，无毒。（诜曰）多食伤气，损齿及筋。

主治：煮汁饮，治霍乱转筋，功与木瓜相近。

木瓜

气味：酸，涩，无毒。（孟诜曰）不可多食，损齿及骨。

附方1：脚筋挛痛。

用木瓜数枚，以酒、水各半，煮烂捣膏，乘热贴于痛处，以帛裹之。冷即换，日三五度。《食疗本草》。

附方2：脐下绞痛。

木瓜三片，桑叶七片，大枣三枚，水三升，煮半升，顿服即愈。《食疗》。

奈

主治：补中焦诸不足气，和脾。治卒食饱气壅不通者，捣汁服。

林檎

主治：疗水谷痢、泄精。

东行根

主治：白虫、蛔虫，消渴好唾。

枾①

主治：续经脉气。

白枾

主治：补虚劳不足，消腹中宿血，涩中厚肠，健脾胃气。

附方1：小儿秋痢。

以粳米煮粥，熟时入干枾末，再煮三两沸食之。奶母亦食之。《食疗》。

附方2：腹薄食减。

凡男女脾虚腹薄，食不消化，面上黑点者。用干枾三斤，酥一斤，以酥、蜜煎匀，下枾煮十余沸，用不津器贮之。每日空腹食三五枚，甚良。孟诜《食疗》。

酥枾

主治：涩下焦，健脾胃，消宿血。

枾蒂

气味：涩，平，无毒。

主治：咳逆哕气，煮汁服。

安石榴

甘石榴

气味：甘、酸、温，涩，无毒。（孟诜曰）多食损齿令黑。凡服食药物人忌食之。

酸石榴

气味：酸，温，涩，无毒。

主治：赤白痢腹痛，连子捣汁，顿服一枚。

橘

附方1：下焦冷气。

---

① 枾：今通用"柿"字。

干陈橘皮一斤为末，蜜丸梧子大，每食前温酒下三十丸。《食疗本草》。

附方2：脚气冲心，或心下结硬，腹中虚冷。

陈皮一斤和杏仁五两去皮尖熬，少加蜜捣和，丸如梧桐子大，每日食前米饮下三十丸。《食疗》。

柑皮

气味：辛、甘，寒，无毒。（孟诜曰）多食令肺燥。

橙皮

主治：和盐贮食，止恶心，解酒病。

枇杷实

气味：甘、酸、平，无毒。（孟诜曰）温。多食发痰热，伤脾。同炙肉及热面食，令人患热毒黄疾。

枇杷叶

主治：煮汁饮，主渴疾，治肺气热嗽，及肺风疮，胸面上疮。

杨梅实

气味：酸、甘，温，无毒。（孟诜曰）热，微毒。久食令人发热，损齿及筋。忌生葱同食。

主治：止渴，和五脏，能涤肠胃，除烦愦恶气。烧灰服，断下痢甚验。盐者常含一枚，咽汁，利五脏下气。

樱桃

释名：孟诜本草言此乃樱，非桃也。虽非桃类，以其形肖桃，故曰樱桃。

气味：甘，热，涩，无毒。（孟诜曰）食多无损，但发虚热耳。有暗风人不可食，食之立发。

主治：止泄精，水谷痢。

山婴桃

释名：（孟诜曰）此婴桃俗名李桃，又名奈桃。前樱桃名樱，非桃也。

实

气味：辛，平，无毒。

主治：止泄、肠澼，除热，调中益脾气，令人好颜色，美志。《别录》止泄精。《孟诜》。

胡桃

主治：食之令人能食，通润血脉，骨肉细腻。

附方：服胡桃法，（诜曰）凡胡桃不得并食，须渐渐食之。初日服一颗，每五日加一颗，至二十颗止，周而复始。常服令人能食，骨肉细腻光润，须发黑泽，血脉通润，养一切老痔。

《本草纲目》果部第三十一卷

荔枝

主治：通神，益智，健气。

橄榄

集解：（孟诜曰）其树大数围，实长寸许。先生者向下，后生者渐高。熟时生食味酢，蜜渍极甜。

榧实

主治：消谷，助筋骨，行营卫，明目轻身，令人能食。多食一二升，亦不发病。

附方：寸白虫，（诜曰）日食榧子七颗，满七日，虫皆化为水也。

槟榔子

释名：（孟诜曰）闽中呼为橄榄子。

气味：苦、辛，温，涩，无毒。（孟诜曰）多食亦发热。

枳椇实

集解：（孟诜曰）昔有南人修舍用此木，误落一片入酒瓮中，酒化为水也。

气味：甘，平，无毒，（孟诜曰）多食发蛔虫。

《本草纲目》果部第三十二卷

秦椒

主治：上气咳嗽，久风湿痹。

附方 1：损疮口风。

以面作馄饨，包秦椒，于灰中烧之令热，断使开口，封于疮上，冷即易之。孟诜《食疗》。

附方 2：久患口疮。大椒去闭口者，水洗面拌，煮作粥，空腹吞之，以饭压下。重者可再服，以瘥为度。《食疗本草》。

附方 3：牙齿风痛，秦椒煎醋含漱。孟诜《食疗》。

蜀椒

椒红

气味：辛，温，有毒。（孟诜曰）十月食椒，损气伤心，令人多忘。

主治：通神去老，益血，利五脏，下乳汁，灭瘢，生毛发。

蔓椒

主治：贼风挛急。

胡椒

附方：心腹冷痛。

胡椒三七枚，清酒吞之。或云一岁一粒。孟诜《食疗》。

吴茱萸

主治：主痢，止泻，厚肠胃，肥健人。

附方1：风瘙痒痛。

茱萸一升，酒五升，煮取一升半，温洗之，立止。孟诜《食疗》。

附方2：贼风口偏，不能语者。

茱萸一升，姜豉三升，清酒五升，和煎五沸，待冷服半升，一日三服，得少汗即瘥。孟诜《食疗》。

附方3：脚气冲心。

吴茱萸、生姜擂汁饮，甚良。孟诜方。

附方4：牙齿疼痛。

茱萸煎酒，含漱之。孟诜《本草》。

附方5：骨在肉中不出者。

咀茱萸封之，骨当腐出。孟诜《食疗》。

附方6：鱼骨入腹，刺痛不得出者。

吴茱萸水煮一盏，温服，其骨必软出。孟诜《食疗》。

食茱萸

释名：欓子。孟诜谓茱萸之闭口者为欓子。

主治：心腹冷气痛，中恶，除咳逆，去脏腑冷，温中，甚良。

《本草纲目》果部第三十三卷

甜瓜

瓜瓤

气味：甘，寒，滑，有小毒。（孟诜曰）多食，令人阴下湿痒生疮。动宿冷癥癖病，破腹，发虚热。令人惙惙气弱，脚手无力。少食则可。龙鱼河图云：凡瓜有两鼻、两蒂者，杀人。五月瓜沉水者，食之得冷病，终身不瘥。九月被霜者，食之冬病寒热。与油饼同食，发病。多食瓜作胀者，食盐花即化。

瓜子仁

主治：炒食，补中宜人。

瓜蒂

附方1：黄疸瘾黄。

并取瓜蒂、丁香、赤小豆各七枚，为末。吹豆许入鼻。少时黄水流出。隔日一用，瘥乃止。孟诜《食疗》。

附方2：大便不通。

瓜蒂七枚，研末，绵裹，塞入下部即通。《必效方》。

叶

主治：补中，治小儿疳，及打伤损折，为末酒服，去瘀血。

葡萄

实

气味：甘、平，涩，无毒。（孟诜曰）甘、酸。温。多食，令人卒烦闷，眼暗。

根及藤、叶

气味：同实。

主治：煮浓汁细软，止呕哕及霍乱后恶心，孕妇子上冲心，饮之即下，胎安。

猕猴桃

主治：止暴渴，解烦热，压丹石，下石淋。（诜曰）并宜取瓤和蜜作煎食。

甘蔗

气味：甘，平，涩，无毒。（诜曰）共酒食，发痰。

沙糖

气味：甘，寒，无毒。（诜曰）性温不冷，多食令人心痛，生长虫，消肌肉，损齿，发疳䘌①。与鲫鱼同食，成疳虫；与葵同食，生流澼；与笋同食，不消成癥，身重不能行。

石蜜

主治：治目中热膜，明目。和枣肉、巨胜末为丸噙之。润肺气，助五脏，生津。

---

① 䘌：指虫食病。

莲藕

莲实

气味：甘，平，涩，无毒。（孟诜曰）生食过多，微动冷气胀人。蒸食甚良。大便燥涩者，不可食。

主治：补五脏不足，伤中，益十二经脉血气。

发明：（诜曰）诸鸟、猿猴取得不食，藏之石室内，人得三百年者，食之永不老也。又雁食之，粪于田野山岩之中，不逢阴雨，经久不坏。人得之，每日空腹食十枚，身轻能登高涉远也。

附方：服食不饥。

（孟诜曰）石莲肉蒸熟去心，为末，炼蜜丸如梧子大。日服三十丸。此仙家方也。

藕

主治：生食，治霍乱后虚渴。蒸食，甚补五脏，实下焦。同蜜食，令人腹脏肥，不生诸虫，亦可休粮。

发明：（孟诜曰）产后忌生冷物，独藕不同生冷者，为能破血也。

莲房

主治：破血。

芰实

释名：菱

气味：甘，平，无毒。（诜曰）生食，性冷利。多食，伤人脏腑，损阳气。痿茎，生蛲虫。水族中此物最不治病。若过食腹胀者，可暖姜酒服之即消，亦可含吴茱萸咽津。

芡实

修治：（诜曰）凡用蒸熟，烈日晒烈取仁，亦可春取粉用。

气味：甘，平，涩，无毒。（诜曰）生食多，动风冷气。

乌芋根

气味：甘，微寒，滑，无毒。（诜曰）性冷。先有冷气人不可食，令人腹胀气满。小儿秋月食多，脐下结痛也。

主治：下丹石，消风毒，除胸中实热气。可作粉石，明耳目，消黄疸。

慈姑根

气味：苦，甘，微寒，无毒。（诜曰）吴人常食之，令人发脚气瘫缓风，损齿失颜色，皮肉干燥。卒食之，使人干呕。

《本草纲目》木部目录第三十四卷

李时珍曰：木乃植物，五行之一。性有土宜，山谷原隰。肇由气化，爰受形质。乔条苞灌，根叶华实。坚脆美恶，各具太极。色香气味，区辨品类。食备果蔬，材充药器。寒温毒良，宜有考汇。多识其名，奚止读诗。坤以本草，益启其知。乃肆搜猎，萃而类之。是为木部，凡一百八十种，分为六类：曰香，曰乔，曰灌，曰寓，曰苞，曰杂。

附注：唐孟诜食疗。

《本草纲目》木部第三十五卷

椿樗

叶

气味：苦，温，有小毒。（诜曰）椿芽多食动风，熏十二经脉、五脏六腑，令人神昏血气微。若和猪肉、热面频食则中满，盖雍经络也。

白皮及根皮

发明：（诜曰）女子血崩，及产后血不止，月信来多，并赤带下。宜取东引细椿根一大握洗净，以水一大升煮汁，分服便断。小儿疳痢，亦宜多服。仍取白皮一握，粳米五十粒，葱白一握，炙甘草三寸，豉两合，水一升，煮半升，以意服之。枝叶功用皆同。

槐叶

主治：邪气产难绝伤及瘾疹牙齿诸风，采嫩叶食。

槐枝

附方：阴疮湿痒。

槐树北面不见日枝，煎水洗三五遍。冷再暖之。孟诜《必效方》。

皂荚

附方：疠病喘息，喉中水鸡鸣。

用肥皂荚两挺酥炙，取肉为末，蜜丸豆大，每用一丸，取微利为度，不利更服。一日一服。《必效方》。

婆罗得

附方：拔白生黑。

婆罗勒十颗去皮取汁，熊脂二两，白马鬐①膏（炼过）一两，生姜（炒过）一两，母丁香半两，二味为末，和匀。每拔白点之，揩令人肉，即生黑者。此严中丞所用方也。孟诜《近效方》。

榆白皮

主治：生皮捣，和三年醋滓，封暴患赤肿，女人妒乳肿，日六七易，效。

发明：（孟诜曰）高昌人多捣白皮为末，和菜菹食甚美，令人能食。仙家常服，服丹石人亦服之，取利关节故也。

附方：小儿瘰疬。

榆白皮生捣如泥，封之。频易。《必效方》。

榆（荚仁子酱）

主治：似芜荑，能助肺，杀诸虫，下气，令人能食，消心腹间恶气，卒心痛，涂诸疮癣，以陈者良。

芜荑

气味：辛，平，无毒。（诜曰）作酱甚香美，功尤胜于榆仁。可少食之，过多发热，为辛故也。秋月食之，尤宜人。

主治：五脏皮肤肢节邪气。长食，治五痔，杀中恶虫毒，诸病不生。和猪胆捣，涂热疮。和蜜，治湿癣。和沙牛酪或马酪，治一切疮。

《本草纲目》木部第三十六卷

桑根白皮

主治：煮汁饮，利五脏。入散用，下一切风气水气。

桑叶

主治：炙熟煎饮，代茶止渴。

桑柴灰

气味：辛，寒，有小毒。（孟诜曰）淋汁入炼五金家用，可结汞，伏硫、硇。

栀子

主治：主暗哑，紫癜风。

附方：下利鲜血

栀子仁烧灰，水服一钱匕。《食疗本草》。

---

① 鬐：qí，第四声。马颈上的白毛。

郁李（核仁）

主治：破癖气，下四肢水。酒服四十九粒，能泻结气。

鼠李（皮）

主治：口疮龋齿，及疳虫蚀人脊骨者，煮浓汁灌之，神良。

枸杞子

主治：坚筋骨，耐老，除风，去虚劳，补精气。

《本草纲目》木部目录第三十七卷

淡竹叶

主治：喉痹，鬼疰恶气，烦热，杀小虫。

苦竹叶

发明：（诜曰）竹叶，箽①、苦、淡、苦之外，余皆不堪入药，不宜人。淡竹为上，甘竹次之。

苦竹根

主治：下心肺五脏热毒气。剉一斤，水五升，煮汁一升，分三服。

淡竹茹

主治：噎膈。

苦竹茹

主治：下热壅。

慈竹茹

主治：疗热风，和粥饮服。

《本草纲目》虫部目录第三十九卷

李时珍曰：蟲乃生物之微者，其类甚繁，故字从三虫会意。按考工记云：外骨、内骨、却行、仄行、连行、纡行，以脰鸣、注鸣、旁鸣、翼鸣、腹鸣、胸鸣者，谓之小虫之属。其物虽微，不可与麟、凤、龟、龙为伍；然有羽、毛、鳞、介、倮之形，胎、卵、风、湿、化生之异，蠢动含灵，各具性气。录其功，明其毒，故圣人辨之。况蜩、蜜②、蚁、蚳，可供馈食者，见于

---

① 箽：读 jin，第四声。竹名。
② 蜜：第四声。蜂

《礼记》；蜈、蚕、蟾、蝎，可供匕剂者，载在方书。《周官》有庶氏除毒蛊，剪氏除蠹物，蝈氏去蛙黾，赤犮氏除墙壁狸虫（蠼螋之属），壶涿氏除水虫（狐蜮之属）。则圣人之于微琐，罔不致慎。学者可不究夫物理而察其良毒乎？于是集小虫之有功、有害者为虫部，凡一百零六种，分为三类：曰卵生，曰化生，曰湿生。

附注：孟诜《食疗》

蜂蜜

主治：治心腹血刺痛，及赤白痢，同生地黄汁各一匙服，即下。

发明：（孟诜曰）但凡觉有热，四肢不和，即服蜜浆一碗，甚良。又点目中热膜，以家养白蜜为上，木蜜次之，崖蜜更次之也。与姜汁熬炼，治癞甚效。

附方：大风癞疮。

取白蜜一斤，生姜二斤，捣取汁。先秤铜铛斤两，下姜汁于蜜中消之。又秤之，令知斤两。即下蜜于铛中，微火煎令姜汁尽，秤蜜斤两在，即药已成矣。患三十年癞者，平旦服枣许大一丸，一日三服，温酒下。忌生冷醋滑臭物。功用甚多，不能一一具之。《食疗》方。

《本草纲目》虫部第四十一卷

桑蠹虫

附方：产后下痢，日五十行。用桑木里蠹虫粪，炒黄，急以水沃之，稀稠得所，服之，以瘥为度。此独孤讷祭酒方也。《必效方》。

《本草纲目》鳞部目录第四十三卷

李时珍曰：鳞虫有水、陆二类，类虽不同，同为鳞也。是故龙蛇灵物，鱼乃水畜，种族虽别，变化相通，是盖质异而感同也。鳞属皆卵生，而腹蛇胎产；水族皆不瞑，而河豚目眨。蓝蛇之尾，解其头毒；沙鱼之皮，还消鲙积。苟非知者，孰能察之？唐宋本草，虫鱼不分。今析为鳞部，凡九十四种，分为四类：曰龙、曰蛇、曰鱼、曰无鳞鱼。

食疗本草六种。唐孟诜、张鼎。

蛇蜕

主治：安胎。

蚺蛇胆

集解：（孟诜曰）人多以猪胆、虎胆伪之，虽水中走，但迟耳。

主治：杀五疳，水化灌鼻中，除小儿脑热，疳疮䘌[①]漏。灌下部，治小儿疳痢。同麝香，傅齿疳宣露。

蚺蛇肉

气味：甘，温。有小毒。四月勿食。

主治：除疳疮，辟瘟疫瘴气。

《本草纲目》鳞部第四十四卷

鲤鱼肉

气味：甘，平，无毒。（孟诜曰）鲤脊上两筋及黑血有毒，溪涧中有毒在脑，俱不可食。凡炙鲤鱼不可使烟入目，损目光，三日内必验也。天行病后、下痢及宿癥，俱不可食。服天门冬、朱砂人不可食。不可合犬肉及葵菜食。

青鱼肉

主治：同韭白煮食治脚气脚弱烦闷，益气力。孟诜、鼎《食疗》。

白鱼肉

气味：甘，平，无毒。（孟诜曰）鲜者宜和豉作羹，虽不发病，多食亦泥人。经宿者勿食，令人腹冷。炙食。亦少动气。或腌，或糟藏，皆可食。

主治：助脾气，调五脏，理十二经络，舒展不相及气。《食疗》。

鲮鱼肉

气味：甘，平，无毒。

主治：补五脏，益筋骨，和脾胃。多食宜人，作鲊尤宜，曝干香美，亦不发病。孟诜

石首鱼

主治：消宿食，主中恶。鲜者不及。（张鼎）。

鲚鱼肉

气味：甘，温，无毒。（孟诜曰）发疥，不可多食。

鲥鱼肉

气味：甘，平，无毒。（孟诜曰）稍发疳痼。

主治：补虚劳。

---

① 䘌：指虫食病。

嘉鱼肉

气味：甘，温，无毒。（孟诜曰）微有毒，而味多珍美。

发明：（孟诜曰）常于崖石下孔中，食乳石沫，故补益也。

鲫鱼

肉

气味：甘，温，无毒。（张鼎曰）和蒜食，少热；同沙糖食，生疳虫；同芥菜食，或肿疾；同猪肝、鸡肉、雉肉、鹿肉、猴肉食，生痈疽；同麦门冬食，害人。

主治：合莼作羹，主胃弱不下食，调中益五脏。合茭首作羹，主丹石发热。

子：忌猪肝。主治：调中，益肝气。孟诜、张鼎《食疗》。

鲂鱼《食疗》

释名：鳊鱼。

肉

气味：甘，温，无毒。

主治：调胃气，利五脏。和芥食之，能助肺气，去胃风，消谷。作鲙食之，助脾气。令人能食。作羹臛食，宜人，功与鲫鱼同。患疳痢人勿食。

鲈鱼肉

气味：甘，平，有小毒。（孟诜曰）中鲈鱼毒者，芦根汁解之。

主治：安胎，补中，作鲙尤佳。

鳜鱼肉

主治：补虚劳，益脾胃。

鳢鱼肉

主治：下大小便，壅塞气。作鲙，与脚气、风气人食，良。

附方：下一切气。

（孟诜曰）用大鳢一头开肚，入胡椒末半两，大蒜三两颗，缝合，用小豆一升煮热，下萝卜三五颗，葱一握，俱切碎，煮熟，空腹食之至饱，并饮汁。至夜，泄恶气无限也。三五日更一作。

鳗鲡鱼

集解：（孟诜曰）歙州溪潭中出一种背有五色文者，头似腹蛇，入药最胜。江河中难得五色者。

鳗鲡鱼肉

主治：疗湿脚气，腰肾间湿风痹，常如水洗，以五味煮食，甚补益。患诸疮瘘疬疡风人，宜长食之。（诜曰）痔瘘熏之虫即死。杀诸虫，烧炙为末，空腹食，三五度即瘥。

鳝鱼肉

主治：补五脏，逐十二风邪。患湿风、恶气人，作臛空腹饱食，暖卧取汗出如胶，从腰脚中出，候汗干，暖五枝汤浴之，避风。三五日一作，甚妙。

附方：肉痔出血。

鳝鱼煮食，其性凉也。便民《食疗》。

鳢鱼肉

气味：甘，平，有小毒。（孟诜曰）发气动风，发疥疮。和荞麦食，令人失音。

鲟鱼肉

气味：甘，平，无毒。（孟诜曰）有毒。味虽美而发诸药毒，动风气，发一切疮疥。久食，令人心腹腰痛。服丹石人忌之。勿与干笋同食，发瘫痪风。小儿食之，成咳嗽及癥瘕。作鲊虽珍，亦不益人。

主治：煮汁饮，治血淋。

鮧鱼肉

气味：甘，温，无毒。（孟诜曰）无鳞，有毒，勿多食。

黄颡鱼《食疗》

气味：甘，平，微毒。（孟诜曰）无鳞之鱼不益人，发疮疥。

比目鱼《食疗》

气味：甘，平，无毒。

主治：补虚益气力。多食动气。

鲛鱼肉

气味：甘，平，无毒。

主治：作鲙，补五脏，功亚于鲫，亦可作鲭、鲊。

乌贼鱼骨

主治：治眼中热泪，及一切浮翳，研末和蜜点之。久服益精。

正误：（鼎曰）久服，绝嗣无子。（李时珍曰）按《本经》云：主癥瘕，无子。《别录》云：令人无子。孟诜亦云久服益精，而张鼎此说独相背戾，亦误矣。若云血病无多食咸，乌鲗亦主血闭，故有此说。然经闭有"有余"、"不足"二证：有余者血滞，不足者肝伤。乌鲗所主者，肝伤血闭不足之病，正与《素问》相合，岂有令人绝嗣之理？当以《本经》、《别录》为正。恐人承误，故辨正之。

虾

气味：甘，温，有小毒。（孟诜曰）生水田及沟渠者有毒，鲊内者尤有毒。无须及腹下通黑，并煮之色白者，并不可食。小儿及鸡、狗食之，脚屈弱。

主治：五野鸡病，小儿赤白游肿，捣碎傅之。

鱼鲙

鲫鲙主治：主久痢肠澼痔疾，大人小儿丹毒风眩。

鱼子

集解：（孟诜曰）凡鱼生子，皆粘在草上及土中。冬月寒水过后，亦不腐坏。到五月三伏日，雨中，便化为鱼。

《本草纲目》介部目录第四十五卷

李时珍曰：介虫三百六十，而龟为之长。龟盖介虫之灵长者也。《周官鳖人》取互物以时籍，春献鳖蜃，秋献龟鱼。祭祀供蠃蠃蚳以授醢人。则介物亦圣世供馔之所不废者，而况又可充药品乎？唐、宋本草皆混入虫鱼，今析为介部。凡四十六种，分为二类：曰龟鳖，曰蚌蛤。

附注：唐孟诜、张鼎《食疗》。

水龟肉

主治：煮食，除湿痹风痹，身肿踒折。

秦龟

释名：山龟。

秦龟头主治：阴干炙研服，令人长远入山不迷。

摄龟肉

气味：甘，寒，有毒。（孟诜曰）此物啖蛇，肉不可食，壳不可堪用。

鳖肉

气味：甘，平，无毒。

主治：妇人漏下五色，羸瘦，宜常食之。

鼋肉

气味：甘，平，微毒。

鼋肉脂

主治：摩风及恶疮。

蟹

气味：咸，寒，有小毒。

主治：散诸热，治胃气，理经脉，消食。以醋食之，利肢节，去五脏中烦闷气，益人。

蟹爪

主治：能安胎。（张鼎）。

鲨鱼肉

气味：辛，咸，平，微毒。（孟诜曰）多食发嗽及疮癣。

主治：治痔杀虫。

《本草纲目》介部第四十六卷

蚌肉

气味：甘，咸，冷，无毒。

主治：止渴除热，解酒毒，去眼赤。

蛏肉

气味：甘，温，无毒。（孟诜曰）天行病后不可食。

车螯肉

气味：甘，咸，冷，无毒。（孟诜曰）不可多食。

魁蛤肉

气味：甘，平，无毒。（张鼎曰）寒。

主治：润五脏，止消渴，利关节。服丹石人宜食之。免生疮肿热毒。（张鼎）。

淡菜

集解：（孟诜曰）常时烧食即苦，不宜人。与少米先煮熟，后除去毛，再入萝卜，或紫苏，或冬瓜同煮，即更妙。

气味：甘，温，无毒。

主治：产后血结，腹内冷痛，治癥瘕，润毛发，治崩中带下，烧食一顿令饱。

田螺肉

气味：甘，大寒，无毒。

主治：煮食，利大小便，去腹中结热，目下黄，脚气冲上，小腹急硬，小便赤涩，手足浮肿，生浸取汁饮之，止消渴。捣肉，傅热疮。（陈藏器）压丹石毒。（孟诜）。

《本草纲目》禽部目录第四十七卷

李时珍曰：二足而羽曰禽。师旷禽经云：羽虫三百六十，毛协四时，色合五方。山禽岩栖，原鸟地处。林鸟朝嘲，水鸟夜哦①，山禽味短而尾修，水禽味长而尾促。其交也，或以尾膵，或以睛眈，或以声音，或合异类。（雉、孔与蛇交之类）。其生也，或以翼孚卵，或以同气变，（腐化鸠之类）。或以异类化，（田鼠化䴅之类）。或变化无情，（雀入水为蛤之类）。噫！物理万殊若此，学者其可不致知乎？五鸠九扈，少皞取以名官；雄雉鸥鹆，诗人得之观感。厥旨微矣。不妖夭，不覆巢，不殈卵，而庖人供六禽，蜃氏攻猛鸟，哲蔟覆夭鸟之巢。哲人之于物也，用舍仁杀之意，夫岂徒然哉？记曰：天产作阳。羽类则阳中之阳，大抵多养阳。于是集其可供庖药及毒恶当知者，为禽部，凡七十七种。分为四类：曰水，曰原，曰林，曰山。

《食疗本草》二种。唐孟诜、张鼎。

鹅肉

气味：甘，平，无毒。（孟诜曰）鹅肉性冷，多食令人易霍乱，发痼疾。

主治：解五脏热，服丹石人宜之。

鹅卵

气味：甘，温，无毒。

主治：补中益气。多食发痼疾。

雁肪

主治：长毛发须眉。（孟诜曰）合生发膏用之。

雁骨

主治：烧灰和米泔沐之，长发。

---

① 哦：读音 ye，第四声。鸟夜鸣。

鹜

释名：鸭。

鹜肉

气味：甘，冷，微毒。（孟诜曰）白鸭肉最良，黑鸭肉有毒，滑中，发冷利，脚气，不可食。目白者，杀人。

主治：头生疮肿。和葱、豉煮汁饮之，去卒然烦热。（孟诜，并用白鸭）

鸭血（白鸭者良）

气味：咸，冷，无毒。

主治：热饮，解野葛毒。已死者，入咽即活。

鹜卵

气味：甘，咸，微寒，无毒。（孟诜曰）多食发冷气，令人气短背闷。小儿多食，脚软。盐藏食之，即宜人。

白鸭通

释名：鸭屎。

气味：冷，无毒。

主治：主热毒、毒痢。又和鸡子白，涂热疮肿毒，即消。涂蚯蚓咬，亦效。

凫

释名：野鸭。

野鸭肉

气味：甘，凉，无毒。（孟诜曰）九月以后，立春以前，即中食，大益病人，全胜家者，虽寒不动气。

主治：补中益气，平胃消食，除十二种虫。身上有诸小热疮，年久不愈者，但多食之，即瘥。

鸳鸯

释名：黄鸭匹鸟。

鸳鸯肉

气味：咸，平，有小毒。（孟诜曰）多食，令人患大风。

主治：清酒炙食，治瘘疮。作羹臛食之，令人肥丽。夫妇不和者，私与食之，即相爱怜。

《本草纲目》禽部第四十八卷

黑雌鸡肉

气味：甘，酸，温，平，无毒。

主治：治反胃及腹痛，踒折骨痛，乳痈。又新产妇以一口治净，和五味炒香，投二升酒中，封一宿取饮，令人肥白。又和乌油麻二升熬香末之，入酒中极效。

黄雌鸡肉

气味：甘，酸，咸，平，无毒。

主治：补丈夫阳气，治冷气瘦着床者，渐渐食之，良。以光粉、诸石末和饭饲鸡，煮食甚补益。

附方：水癖水肿。

（孟诜曰）腹中水癖水肿。以黄雌鸡一只，如常治净，和赤小豆一升同煮，候豆烂，即出食之。其汁饮，日二夜一，每服四合。

鸡冠血

气味：咸，平，无毒。

主治：治目泪不止，日点三次，良。

附方：助阳益气。

（孟诜曰）丹雄鸡冠血，和天雄、太阳粉各四分，桂心二分，丸服之。

鸡肝

气味：甘，苦，温，无毒。

主治：补肾，治心腹痛，安漏胎下血，以一具切，和酒五合服之。

鸡胆

气味：苦，微寒，无毒。

主治：月蚀疮，绕耳根，日三涂之。

鸡尾毛

主治：刺入肉中，以二七枚烧作灰，和男子乳汁封之，当出。

鸡屎白

附方：白虎风痛。

（孟诜曰）铺饭于患处，以丹雄鸡食之。良久，取热粪封之。取讫，使伏于患人床下。

鸡子

气味：甘，平，无毒。（张鼎曰）不宜多食，令人腹中有声，动风气。和葱、蒜食之，气短；同韭子食，成风痛；共鳖肉食，损人；共獭肉食，成遁尸注，药不能治；同兔肉食，成泄痢。

主治：小儿发热，以白蜜一合，和三颗搅服，立瘥。

鹖雉《食疗》

释名：鹖鸡、山鸡、山雉。

鹖雉肉

气味：甘，平，有小毒。（孟诜曰）发五痔，久食瘦人。和荞麦面食，生肥虫。同豉食，害人。卵同葱食，生寸白虫。余并同雉。

主治：五脏气喘不得息者，作羹臛食。

鹧鸪

释名：越雉。

鹧鸪肉

气味：甘，温，无毒。（孟诜曰）不可与竹笋同食，令人小腹胀。自死者不可食。或言此鸟，天地之神每月取一只飨至尊，所以自死者不可食。

主治：能补五脏，益心气聪明。

白鸽肉

气味：咸，平，无毒。（孟诜曰）暖。

主治：调精益气，治恶疮疥癣，风瘙白癜，疬疡风，炒熟酒服。虽益人，食多恐减药力。

雀肉

释名：瓦雀、宾雀。

气味：甘，温，无毒。

主治：益精髓，续五脏不足气。宜常食之，不可停辍。

雀卵

气味：酸，温，无毒。五月取之。

主治：和天雄、菟丝子末为丸，空心酒下五丸，治男子阴痿不起，女子带下，便溺不利，除疝瘕。

雄雀屎

气味：苦，温，微毒。

主治：和天雄、干姜丸服，能强阴。

石燕肉

集解：（孟诜曰）石燕在乳穴石洞中者。冬月采之，堪食。余月，止可治病。

气味：甘，暖，无毒。

主治：壮阳，暖腰膝，添精补髓，益气，润皮肤，缩小便，御风寒、岚瘴、温疫气。（孟诜曰）治法：取石燕二七枚，和五味炒熟，以酒一斗浸三日。每夜卧时饮一二盏，甚能补益，令人健力能食。

寒号虫

释名：鹖鸱、屎名五灵脂。

附方：经血不止。

五灵脂炒烟尽，研，每服二钱，当归两片，酒一盏，煎六分，热服。三五度取效。《经效方》。

《本草纲目》禽部第四十九卷

鹦鸪

释名：鸲鹆、八哥。

气味：甘，平，无毒。（孟诜曰）寒。

主治：治老嗽。腊月腊日取得，五味腌炙食，或作羹食，或捣散蜜丸服之。非腊日者不可用。

慈乌肉

气味：酸，咸，平，无毒。

主治：补虚治瘦，助气止咳嗽。骨蒸羸弱者，和五味淹炙食之，良。（嘉祐）（孟诜曰）北帝摄鬼录中用慈鸦卵。

乌鸦肉

气味：酸，涩，平，无毒。（孟诜曰）肉涩不可食，止可治病。

鸲肉

主治：食之，治癫痫。

《本草纲目》兽部目录第五十卷

李时珍曰：兽者四足而毛之总称，地产也。豢养者谓之畜，《素问》曰："五畜为益"是矣。周制庖人供六畜，六兽。辨其死生鲜薧之物。兽人辨其名物。凡祭祀宾客，供其死兽生兽。皮毛筋骨，入于玉府。冥氏攻猛兽，穴氏攻蛰兽。呜呼！圣人之于养生事死、辨物用物之道，可谓慎且备矣。后世如黄羊黄鼠，今为御供；骗尾貂皮，盛为时用。山獭之异，狗宝之功，皆服食所须，而典籍失载。羵羊之问，宣父独知；鼷鼠之对，终军能究。地产之羊，彭侯之肉，非博雅君子，孰能别之？况物之性理万殊，人之用舍宜慎，盖不但多识其名而已也。于是集诸兽之可供膳食、药物、服器者为兽类，凡八十六种，分为五类：曰畜，曰兽，曰鼠，曰寓，曰怪。

附注：唐孟诜《食疗》。

豕

释名：猪、豚、豲。

豚肉

气味：辛，平，有小毒。（鼎曰）江猪多食，令人体重；作脯，少有腥气。（孟诜曰）久食杀药，动风发疾。伤寒、疟疾、痰癖、痔漏诸疾，食之必再发。

豥猪头肉

主治：同五味煮食，补虚乏气力，去惊痫五痔，下丹石，亦发风气。《食疗》。

猪肾

释名：腰子。

气味：咸，冷，无毒。（孟诜曰）久食，令人伤肾。

猪肠

气味：甘，微寒，无毒。

主治：虚渴，小便数，补下焦虚竭。

猪舌

主治：健脾补不足。令人能食，和五味煮汁食。

狗

释名：犬、地羊。

狗肉

气味：咸，酸，温，无毒。

主治：补五劳七伤，益阳事，补血脉，厚肠胃，实下焦，填精髓，和五味煮，空心食之。凡食犬若去血，则力少不益人。

狗胆

气味：苦，平，有小毒。

主治：去肠中脓水。又和通草、桂为丸服，令人隐形。孟诜

（张鼎曰）上伏日采胆，酒服之。

牡狗阴茎

气味：咸，平，无毒。

主治：补精髓。

羊

释名：羖、羘、羯。

羊肉

气味：苦，甘，大热，无毒。（孟诜曰）温。

主治：治风眩瘦病，丈夫五劳七伤，小儿惊痫。

羊头、蹄

气味：甘，平，无毒。

主治：安心止惊，缓中止汗补胃，治丈夫五劳骨热。热病后宜食之，冷病人勿多食。

羊皮

主治：一切风，及脚中虚风，补虚劳，去毛作羹、臛食。

羊乳

气味：甘，温，无毒。

主治：疗虚劳，益精气，补肺、肾气，和小肠气。合脂作羹食，补肾虚，及男女中风。（张鼎）主卒心痛，可温服之。又蚰蜒入耳，灌之即化成水。（孟诜）

羊髓

气味：甘，温，无毒。

主治：和酒服，补血，主女人血虚风闷。

羊胃

气味：甘，温，无毒。

主治：胃反，止虚汗，治虚羸，小便数，作羹食，三五瘥。

羊睛

主治：熟羊眼中白珠二枚，于细石上和枣核磨汁，点目翳羞明，频用三四日瘥。

羊胫骨

气味：甘，温，无毒。（孟诜曰）性热，有宿热人勿食。

主治：虚冷①劳。

---

① 冷：疑衍字。

羊毛

主治：转筋，醋煮裹脚。

牛

释名：大牢。

黄牛肉

气味：甘，温，无毒。（孟诜曰）黄牛动病，黑牛尤不可食。牛者稼穑之资，不可多杀。若自死者，血脉已绝，骨髓已竭，不可食之。

头蹄（水牛者良）

气味：凉。

主治：下热气。

鼻（水牛者良）

主治：治妇人无乳，作羹食之，不过两日，乳下无限，气壮人尤效。

牛乳

气味：甘，微寒，无毒。

主治：患热风人宜食之。

髓（黑牛、黄牛者良）

气味：甘，温，无毒。

主治：治瘦病，以黑牛髓、地黄汁、白蜜等分，煎服。

牛肝

主治：治疟及痢，醋煮食之。

牛屎

附方：疳痢垂死。

新牛屎一升，水一升，搅澄汁服，不过三服。《必效方》。

马

马肉

气味：辛、苦，冷，有毒。（孟诜曰）有小毒。同仓米、苍耳食，必得恶病，十有九死。同姜食，生气嗽。同猪肉食，成霍乱。食马肉毒发心闷者，饮清酒和解，饮浊酒则加。（鼎曰）马生角，马无夜眼，白马青蹄，白马黑头者，并不可食，令人癫。马鞍下肉色黑及马自死者，并不可食，杀人。马黑脊而斑臂者漏，不可食。

马心

主治：善忘。（孟诜曰）患痢人食马心，则痞闷加甚。

白马阴茎

气味：甘、咸、平，无毒。

主治：益丈夫阴气。（孟诜曰）阴干，同肉苁蓉等分为末，密丸梧子大，每空心酒下四十丸，日再，百日见效。

马骨

气味：有毒。

主治：烧灰和醋，敷小儿头疮及身上疮。

马悬蹄

气味：甘，平，无毒。

主治：赤马者辟温疟。

马皮

主治：妇人临产，赤马皮催生，良。

马血

气味：有大毒。（孟诜曰）凡生马血入人齿中，一二日便肿起，连心即死。有人剥马伤手，血入肉，一夜致死。

马汗

气味：有大毒。（孟诜曰）马汗入疮，毒攻心欲死者，烧粟秆灰淋汁浸洗，出白沫，乃毒气也。岭南有人用此得力。

白马溺

气味：辛，微寒，有毒。

主治：溃恶刺疮，日十次，愈乃止。

白马通

释名：马屎曰通，牛屎曰洞，猪屎曰零，皆讳其名也。

气味：微温，无毒。

主治：治时行病起合阴阳垂死者，绞汁三合，日夜各二服。又治杖疮、打损伤疮中风作痛者，炒热，包熨五十遍，极效。

驴

驴肉

气味：甘，凉，无毒。

主治：主风狂，忧愁不乐，能安心气。同五味煮食，或以汁作粥食。

驴头肉

主治：煮汁，服二三升，治多年消渴，无不瘥者。又以渍麹酝酒服，去大风动摇不休者。

驴脂

主治：和酒服三升，治狂癫，不能语，不识人。和乌梅为丸，治多年疟，未发时服三十丸。又生脂和生椒捣熟，绵裹塞耳，治积年聋疾。

驴乳

气味：甘，冷利，无毒。

主治：卒心痛绞结，连腰脐者，热服三升。

驴皮

主治：煎胶食之，治一切风毒，骨节痛，呻吟不止。和酒服更良。其生皮，覆疟疾人良。

驴毛

主治：头中一切风病，用一斤炒黄，投一斗酒中，渍三日。空心细饮令醉，暖卧取汗。明日更饮如前。忌陈仓米、麦面。

驴骨

主治：煮汤，浴历节风。

酪

释名：湩。

气味：甘、酸、寒，无毒。（孟诜曰）患冷、患痢人，勿食羊乳酪。合酢食，成血瘕。

酥

集解：（诜曰）水牛酥与羊酥同功。其羊酥胜牛酥。

乳腐

气味：甘，微寒，无毒。（孟诜曰）水牛乳凉，牸①牛乳温。

主治：润五脏，利大小便，益十二经脉。微动气。

《本草纲目》兽部第五十一卷

虎

虎骨

气味：辛，微热，无毒。

主治：煮汁浴之，去骨节风毒肿。和醋浸膝，止脚痛肿，胫骨尤良。初生小儿煎汤浴之，辟恶风，去疮疥，惊痫鬼疰，辟恶风，去疮疥，长大无病。

附方：筋骨急痛。

虎骨和通草煮汁，空肚服半升。覆卧，少时汗出为效。切忌热食，损齿。小儿齿生未足，不可与食，恐齿不生。《食疗》。

---

① 牸：读 qín，第二声。牛名。

虎肉

气味：酸，平，无毒。（孟诜曰）正月勿食虎，伤神。

主治：食之治疟，辟三十六种精魅。入山，虎见畏之。

虎膏

主治：纳下部，治五痔下血。

虎胆

主治：小儿疳痢，神惊不安，研水服之。

虎睛

主治：疟病，小儿热疾惊悸。

豹

发明：（孟诜曰）豹肉令人志性粗豪，食之便觉，少顷消化乃定。久食亦然。

豹脂

主治：合生发膏，朝涂暮生。

豹头骨

主治：烧灰淋汁，去头风白屑。

犀角

气味：苦、酸、咸，寒，无毒。

主治：烧灰水服，治卒中恶心痛，饮食中毒，药毒热毒，筋骨中风，心风烦闷，中风失音，皆瘥。以水磨服，治小儿惊热。山犀、水犀，功用相同。

野猪

集解：（诜曰）冬月在林中食橡子。其黄在胆中，三岁乃有，亦不常得。

野猪肉

气味：甘，平，无毒。（孟诜曰）不发病，减药力。与家猪不同。但青蹄者不可食，微动风。

主治：癫痫，补肌肤，益五脏，令人虚肥，不发风虚气

野猪脂

主治：炼净和酒日三服，令妇人多乳，十日后，可供三四儿。素无乳者亦下。

豪猪

发明：（孟诜曰）此猪多食苦参，故能治热风水胀，而不治冷胀也。（李时珍曰）豪猪本草不载，惟孟氏《食疗本草·猬条》说之。

豪猪肚及屎

气味：寒，无毒。

主治：水病，热风，鼓胀。同烧存性，空心温酒服二钱匕。用一具即消。

熊

熊肉

气味：甘，平，无毒。（张鼎曰）若腹中有积聚寒热者食之，永不除也。十月勿食之，伤神。

主治：补虚羸。

熊胆

气味：苦，寒，无毒。主治：小儿惊痫瘛疭，以竹沥化两豆许服之，去心中涎，甚良。

熊骨

主治：作汤，浴历节风，及小儿客忤。

羚羊

羚羊角

气味：咸，寒，无毒。

主治：治中风筋挛，附骨疼痛。作末蜜服，治卒热闷，及热毒痢血，疝气。摩水涂肿毒。

羚羊肉

气味：甘，平，无毒。

主治：和五味炒熟，投酒中，经宿饮之，治筋骨急强，中风。北人恒食，南人食之，免蛇、虫伤。

鹿

鹿茸

气味：甘，温，无毒。（诜曰）鹿茸不可以鼻嗅之，中有小白虫，视之不见，入人鼻必为虫颡，药不及也。

鹿角

修治：（孟诜曰）凡用鹿角、麋角，并截段错屑，以蜜浸过，微火焙，令小变色，曝干，捣筛为末。或烧飞为丹，服之至妙，以角寸截，泥裹，于器中大火烧一日，如玉粉也。

气味：咸，温，无毒。杜仲为之使。

主治：蜜炙研末酒服，轻身强骨髓，补阳道绝伤。又治女人梦与鬼交者，清酒服一摄，即出鬼精。烧灰，治女子胞中余血不尽欲死，以酒服方寸匕，日三夜一，甚妙。

白胶一名鹿角胶，粉名鹿角霜。

修治：（孟诜曰）作胶法，细破寸截，以馈水浸七日令软，方煮之。

鹿骨

气味：甘，微热，无毒。

主治：安胎下气，杀鬼精物，久服耐老，可酒浸服之。

鹿肉

气味：甘，温，无毒。（孟诜曰）九月以后，正月以前，堪食。他月不可食，发冷痛。白臆者、豹文者，并不可食。鹿肉脯，炙之不动，及见水而动，或曝之不燥者，并杀人。不可同雉肉、蒲白、鲍鱼、虾食，发恶疮。礼记云：食鹿去胃。

主治：补虚羸瘦弱，调血脉。

麋

麋肉

气味：甘，温，无毒。（孟诜曰）多食令人弱房，发脚气。妊妇食之，令子目病。

主治：益气补中，治腰脚。

麋角

修治：凡用麋角，可五寸截之，中破，炙黄为末，入药。

气味：甘，热，无毒。

主治：酒服，补虚老。作粉常服，治丈夫冷气及风，筋骨疼痛。若卒心痛，一服立瘥。浆水磨泥涂面，令人光华，赤白如玉可爱。

麋皮

主治：作靴、袜，除脚气。

獐

正误：（诜曰）獐中往往得香，如栗子大，不能全香，亦治恶病。

獐肉

气味：甘，温，无毒。（孟诜曰）八月至十一月食之，胜羊，十二月至七月食之，动气，多食，令人消渴。若瘦恶者，食之发痼疾。不可合鹄肉食，成癥瘤。又不可合梅、李、虾食，病人。

发明：（孟诜曰）肉同麋肉酿酒，良。道家以其肉供养星辰，名为白脯，云不属十二辰，不是腥腻，无禁忌也。

麝脐香

气味：辛，温，无毒。

主治：除百病，治一切恶气及惊怖恍惚。

麝肉

气味：甘，温，无毒。（孟诜曰）蛮人常食之，似獐肉而腥气，云食之不畏蛇毒也。

狸

狸肉

气味：甘，平，无毒。（孟诜曰）温，正月勿食，伤神。

狸骨

气味：甘，温，无毒。

主治：烧灰水服，治食野鸟肉中毒。头骨炙研或烧灰，酒服二钱，治尸疰、邪气腹痛及痔瘘，十服后见验。

狸屎（五月收干）

主治：烧灰，水服，主鬼疟寒热。

狐

狐肉

气味：甘，温，无毒。（孟诜曰）有小毒。《礼记》云"食狐去首"，为害人也。

主治：煮炙食，补虚损；又主五脏邪气，患蛊毒寒热者，宜多服之。

狐五脏及肠肚

气味：苦，微寒，有毒。

主治：作羹臛，治大人见鬼。

貒

释名：猪獾。

貒肉

气味：甘，酸，平，无毒。

主治：服丹石动热，下痢赤白久不瘥，煮肉露一宿，空腹和酱食，一顿即瘥，瘦人煮和五味食，长肌肉。

貒骨

主治：上气咳嗽，炙研，酒服三合，日二，取瘥。

豺

豺肉

气味：酸，热，有毒。（孟诜曰）豺肉食之，损人精神，消人脂肉，令人瘦。

豺皮

气味：热。

主治：疗诸疳痢，腹中诸疮，煮汁饮，或烧灰酒服之。其灰亦可傅�①齿疮。又曰：头骨烧灰和酒灌解槽，牛马便驯良附人。

兔

兔肉

气味：辛，平，无毒。（孟诜曰）酸，冷。

头骨（腊月收之）

气味：甘，酸，平，无毒。

主治：连皮毛烧存性，米饮服方寸匕，治天行呕吐不止，以瘥为度。苏颂撰写，出《必效方》。

产后腹痛，兔头炙热摩之，即定。《必效方》。

兔肝

主治：和决明子作丸服，甚明目。切洗生食如羊肝法，治丹石毒发上冲，目暗不见物。

水獭肝

发明：（孟诜曰）疰病，一门悉患者，以肝一具火炙末，水服方寸匕，日再服之。

牡鼠

气味：甘，微温，无毒。

主治：猪脂煎膏，治打扑折伤、冻疮、汤火伤。（孟诜曰）腊月以油煎枯，去滓熬膏收用。

鼠肉

气味：甘，热，无毒。

主治：小儿哺露大腹，炙食之。（别录）小儿疳疾腹大贪食者，黄泥裹，烧熟去骨，取肉和五味豉汁作羹食之。勿食骨，甚瘦人。

猬

猬肉

气味：甘，平，无毒。

---

① 蠚：指虫食病。

主治：炙食，肥下焦，理胃气，令人能食。

猬脂

气味：同肉。

（孟诜曰）可煮五金八石，伏雄黄，柔铁。

《本草纲目》人部目录第五十二卷

李时珍曰：神农本草，人物惟发髲一种，所以别人于物也。后世方伎之士，至于骨、肉、胆、血，咸称为药，甚哉不仁也。今于此部凡经人用者，皆不可遗。惟无害于义者，则详述之。其惨忍邪秽者则略之，仍辟断于各条之下。通计三十七种，不复分类。

附注：唐孟诜《食疗》

月经衣

附方：女劳黄疸，气短声沉。

用女人月经和血衣烧灰，酒服方寸匕，一日再服，三日瘥。孟诜《必效方》。

四、《神农本草经疏》辑录

《神农本草经》为现存最早的本草专著，成书约于西汉末年至东汉初年（公元前一世纪～公元一世纪）。全书载药 365 种，按药品功效不同分为上、中、下三品。上品无毒补益，延年益寿；中品治病补虚，有毒无毒，斟酌使用；下品治病多毒，祛邪破积。

《神农本草经疏》，是明代缪希雍对《神农本草经》进行的注疏。缪希雍，字仲淳，江苏常熟人。此书兼述药性之过劣，取其偏，以适人之用。分析俾人，知药之利，亦知药之害，用意良苦。虽征引该洽不如李时珍之《纲目》，而简便易从要，未可轻议耳。

对孟诜的作品，《神农本草经疏》作者也作了一定同引用，其内容分为《食疗》、孟诜《必效方》、"孟诜云"、"孟诜"等等方面进行叙述，散列于作品之中。

本文主要内容是对引用孟诜作品的内容进行逐条摘录，按《神农本草经疏》药物次序前后顺序，分别进行排列记录，对具体文字没有进行任何改动。

《神农本草经疏》卷九

小蓟

《食疗》云：小蓟根生养气，取生根叶捣取自然汁，服一盏亦佳。又取叶，煮食之，除风热。根主崩中，又女子月候伤过，捣汁半升服之。

金疮血不止，挼叶封之。夏月热烦闷不止，捣叶取汁半升服，立瘥。

薄荷

《食疗》以为能去心家热，故为小儿惊风、风热家引经要药。

苏

孟诜谓其除寒热，治一切冷气。

香薷

孟诜谓其去热风，卒转筋者，煮汁顿服半升即止。为末，水调服，止鼻衄。

《神农本草经疏》卷十二

槐树

孟诜《必效方》疗阴疮湿痒：槐树北面不见日枝，煎水洗三五遍，冷再暖之。

《神农本草经疏》卷十三

吴茱萸

《食疗》：治冬月感寒，服吴茱萸五钱，煎汤服之取汗。

《神农本草经疏》卷十四

胡椒

《食疗》治心腹冷痛，胡椒三七枚，清酒吞之。

地榆

孟诜云：治女子血崩及产后血不止，赤带，皆取其苦能燥湿，寒能除热，涩能收敛之功耳。采得去粗皮，蜜炙用。樗功用相同。

《神农本草经疏》卷十五

童便

孟诜《必效方》：骨蒸发热，童便五升，煎取一升，以蜜三匙，和之，每服二碗，半日更服。此后常服自己小便，轻者二十日，重者五十日，瘥。

《神农本草经疏》卷十七

白马通

孟诜云：主阴阳，易垂死者绞汁服也。

鹿茸

孟诜云：蜜炙研末，酒服轻身，强骨髓，补阳道绝伤。又治妇人梦与鬼交者，酒服一撮，即出鬼精。烧灰，治女子胞中余血不尽，欲死者，悉取其入血行血，散热消肿，补阳辟邪之意也。

犬

孟诜：主补五劳七伤，益阳事，补血脉，厚肠胃，实下焦，填骨髓者，皆取其温暖脾胃之功，则气血生长，腰肾受庇，阳道壮健，而下焦暖也。

犀角

孟诜：主中恶心痛，中饮食药毒，心风烦闷，中风失音，及今人用治吐血、衄血、下血及伤寒蓄血发狂，谵语，发黄发斑。痘疮稠密，热极黑陷等证，神效。皆取其入胃入心，散邪清热，凉血解毒之功耳。

《神农本草经疏》卷十八

猪肾

孟诜云：久食令人伤肾，其非补肾之物明矣。

獭肝

孟诜云：尸疰一门悉患者，獭肝一具，烧水服方寸匕，日再。

《神农本草经疏》卷十九

雀卵

孟诜云：和天雄、兔丝子末为丸，空心酒下五丸，治男子阴痿，女子带下，便溺不利，除疝瘕，以其有温暖命门之功也。肉，味甘温，功用不及卵。

鸽

本经虽云调精益气，其用止长于祛风解毒，然而未必益人，故孟诜云：食多减药力，今世劳怯人，多畜养及炙食之，殊未当也。

《神农本草经疏》卷二十

蠡鱼

孟诜：主下大小便壅塞气，作脍与脚气风气人食，良。

鲫鱼

孟诜云：调中，益五脏。表其益脾和胃之功也。

《神农本草经疏》卷二十三

藕实

孟诜：主五脏不足，伤中，益十二经脉，血气大明，主止渴，去热，安心，止痢，治腰痛及泄精。多食令人喜，皆资其补益心脾之功也。

孟诜食疗：服食不饥，石莲肉蒸熟，去心为末，炼蜜丸，梧子大，日服三十丸，此仙家方也。

藕

孟诜云：生食之，主霍乱后虚渴，烦闷不能食。其产后忌生冷物，唯藕不同，生冷为能破血故也。蒸食甚补五脏，实下焦。

大枣

孟诜言：温，气味俱厚，阳也。又足太阴阳明经经曰：里不足者，以甘补之。又曰：形不足者，温之以气。甘能补中，温能益气，甘温能补脾胃而生津液，则十二经脉自通，九窍利，四肢和也，正气足则神自安，故主心腹邪气及大惊中得缓，则烦闷除，故疗心下悬急及少气，脾得补则气力强、肠胃清，故主身中不足及肠澼。甘能解毒，故主和百药，脾胃足，气血充，后天气借此而盈溢，故久服轻身，长年不饥，神仙也。然亦指辟谷修炼者，言之非恒人所能耳。

橘皮

霍乱吐下，但有一点胃气存者，服之即生。广陈皮去白五钱，真藿香五钱，水二盏，煎一盏，时时温服。《食疗》。

治脚气冲心，或心下结硬，腹中虚冷。陈皮一斤，和杏仁五两去皮尖，熬，少入蜜，捣和丸，如梧桐子大，每日食前米饮下三十丸。

柿

孟诜云：主下丹石，消黄疸，除胸中实热气。

乌芋

孟诜云：乌芋性冷，先有冷气人不可食，多食令人患脚气。又孕妇忌之。

桃核仁

思邈言辛，孟诜言温，皆有之矣。

梨

孟诜言：主胸中痞塞、热结等，诚不可阙者也。

卒得咳嗽，用上好梨，去核捣汁一碗，入椒四十粒，煎一沸，去滓，纳黑饧一大两，消讫，细细含咽，立定。《食疗本草》。

榧实

孟诜食疗：治寸白虫，日食榧子七颗，满七日，虫皆化为水也。

《神农本草经疏》卷二十四

胡麻油

孟诜：主瘖哑，杀五黄，下三焦热毒气，通大小肠，治蛔心痛，傅一切恶疮、疥癣，杀一切虫。

《神农本草经疏》卷二十五

生大豆

孟诜云：主中风，脚弱，产后诸疾，同甘草煮汤饮，去一切热毒气及风毒脚气，和桑柴灰煮食，下水鼓腹胀。捣涂一切肿毒。

赤小豆

孟诜《食疗》：同鲤鱼煮食，甚治脚气。

酒

孟诜云：软筋骨，动气痢，醉卧当风则成癜风，醉浴冷水成痛痹。

扁豆

孟诜：主霍乱，吐痢不止及呕逆，久食发不白。

豉

孟诜治久患盗汗，以豉一升，熬令香，清酒三升，渍满三日，取汁，冷暖任服，不瘥，更作二剂即止。

菉豆

孟诜：主去浮风，益气力，治消渴，和五脏，安精神，可常食之，功效不可备述。

《神农本草经疏》卷二十六

青木香

孟诜《食疗》：以醋磨汁服，止卒心痛。浸黄檗含之治口疮。

糯米

孟诜云：发风动气，久食令人多睡。

《神农本草经疏》卷二十七

瓜蒂

孟诜《食疗》：阴黄黄疸，取瓜蒂、丁香、赤小豆各七枚为末，吹豆许鼻中，少时黄水流出，隔一日用，瘥乃止，并治身面浮肿。

白冬瓜

孟诜：益气耐老，除心胸满，去头面热。

孟诜《食疗》：积热消渴，白冬瓜去皮，每食后嚼二三两，五六度良。

胡荽

孟诜云：多食损人精神。

莱菔根

孟诜云：性冷。

《神农本草经疏》卷二十八

韭

胸痹急痛如锥刺，不得俯仰，自汗出，或彻背上，不治或至死。取生韭及根五斤，洗捣汁，服之瘥。《食疗本草》。

《神农本草经疏》卷二十九

茄子

孟诜云：主寒热，五脏劳。

五、《妇人寿草》辑录

[说明]

《妇人寿草》，六卷，日本香月牛山撰于日本享保十一年（1720 年）。《妇人寿草》广引中国古典医籍，并结合作者之见，对中国有关性医学内容进行了批判性继承。

求嗣术

孟诜《食疗本草》：夫妇失睦，岂可孕子。欲使夫妇和睦，可以鸳鸯肉为羹，暗与食之，夫妇自然和顺。

求嗣药饵说

孟诜云：鸡有五色，其黑鸡白首、四距六指，鸡死，其足爪不伸者，悉害人。

鹿，可大补人身，为纯阳多寿之物，多食药草，古称仙寿，能通行督脉，食之宜子。

孟诜曰：九月之后，正月之前，食之宜，他月勿食。白胸而有豹纹者，及曝晒其肉，其肉干燥者，皆杀人，勿食。

鹿肉不可与雉、鲍、虾、蒲白同食。

六、汤液本草·卷中·草部

[说明]

《汤液本草》成书1298年，元代著名医药学家王好古撰。

葛根

《食疗本草》云：葛根蒸食之消毒，其粉亦甚妙。其粉以水调三合，能解鸩毒。

七、《证治准绳》辑录

[说明]

《证治准绳》一百二十卷，明代医家王肯堂撰。

《证治准绳》卷九十四

孟诜疗小儿痔痢方

上用樗木根，取白皮一握，仓粳米五十粒，葱白一握，甘草二寸炙，豉二合，以水一升，煮取半升，顿服之。小儿以意服之，枝叶与皮切用，皆同。

《证治准绳》卷九十七

孟诜小儿夜啼方

取干牛粪如手大，安卧席下，勿令母知，子母俱吉。

《证治准绳》卷一百十六

孟诜云：芜荑和蜜，治湿癣。

八、《医心方》辑录

[说明]

《医心方》三十卷，日本针博士丹波康赖撰。内容包括治病大体、临证各科、针灸、延年、食疗、药物、服石、房中等。成书于公元 982 年，是日本现存最古的一部医书。

《医心方》引用孟诜作品分为《孟诜食经》、《孟诜方》、"孟诜云"等内容。文中对《孟诜食经》、《孟诜方》、"孟诜云"等与孟诜作品的内容逐条进行摘录，并根据书中《医心方》对药物的排列顺序进行排列，对《孟诜食经》、《孟诜方》等内容进行摘录，表明来自孟诜作品，有些地方摘录来自是"孟诜云"，摘录时"孟诜云"三字省略不写。对极少的生僻字，只是作了简单的解释。《食疗本草》是孟诜和张鼎共同的作品，故《医心方》中对来自张鼎作品之处也进行了摘录。

《医心方》卷第三

治中风隐疹方第十八

《孟诜食经》风搔隐疹方

煮赤小豆取汁，停冷洗之。

治中风隐疹生疮方第十九

《孟诜食经》云：柠茎单煮，洗浴之。

又方：芫蔚可作浴汤。

又方：煮赤小豆取汁，停冷洗，不过三四。

又方：捣繁蒌，封上。

《医心方》卷第四

治白发令黑发方第四

《孟诜食经》治白发方

胡桃烧令烟尽，研为泥，和胡粉，拔白发毛敷之，即生毛。

《医心方》卷第六

治心痛方第三

《孟诜食经》治心痛方

醋研青木香服之。

治心腹胀满方第六

《孟诜食经》云： 薤可作宿菹，空腹食之。

《医心方》卷第九

治咳嗽方第一

《孟诜食经》云：疗卒咳嗽方

梨一颗，刺作五十孔，每孔中纳一粒椒，以面裹，于热灰中烧，令极熟出，停冷割食之。

又方：梨去核，纳酥、蜜、面裹，烧令熟，食之，大良。

又方：割梨肉于酥中煎之，停冷食之。

《医心方》卷第十二

治消渴方第一

《孟诜食经》消渴方

麻子一升，捣，水三升，煮三四沸，去滓，冷服半升，日三、五日即愈。

《医心方》卷第十六

治毒肿方第三

《孟诜食经》毒肿方

末赤小豆和鸡子白，薄之，立瘥。

《医心方》卷第十八

治金疮血出不止方第九

《孟诜食经》治金疮血出方

捼蓟叶封之。

《医心方》卷第二十一

治妇人阴痒方第七

《孟诜食经》治妇人阴痒方

捣生桃叶，绵裹，纳阴中，日三、四易。亦煮汁洗之。（今按煮皮洗之）

《录验方》治妇人阴痒方：

枸杞根，切，一斤。

以水三升，煮，适寒温洗之，即愈。

《医心方》卷二十三

治产后运闷方第二十

《孟诜方》治产后血运心闷气绝方

以冷水㳿面，即醒。

《医心方》卷第二十五

小儿禁食方第十九

《孟诜食经》云：黍不可与小儿食之，令不能行。

又云：小儿食蕺菜，便觉脚痛。

《医心方》卷第二十九

月食禁第四

《孟诜食经》云：四月以后及八月以前，鹑肉不可食之。

合食禁第十一

《孟诜食经》云：竹笋不可共鲫鱼食之，使笋不消，成癥病，不能行步。

又云：枇杷子不可合食炙肉热面，令人发黄。

又云：荞不可与面同食之，令人闷。

又云：鹑肉不可共猪肉食之。

治食诸鱼骨哽方第四十

《孟诜食经》云：鱼骨哽方

取萩去皮，著鼻中，少时瘥。

《医心方》卷第三十

五谷部第一

大豆

平，主霍乱吐逆。

大豆初服时似身重，一年之后便身轻，益阳事。又煮饮服之，去一切毒气。又生捣和饮，疗一切毒，服涂之。

赤小豆

青小豆，寒，疗热中消渴，止痢下胀满。

大麦

暴食之，令脚弱，为腰肾间气故也。久服即好，甚宜人。

荞麦

寒，难消，动热气，不宜多食。

张鼎云：荞麦虽动诸病，犹压丹石，能练五脏滓，续精神。其叶可煮作菜食，甚利耳目，下气，其茎为灰，洗六畜疮疥及马扫蹄至神。

白粱米

患胃虚并呕吐食水者，用米汁二合，生姜汁一合和服之。

张鼎曰：除胸膈中客热，移易五脏气，续筋骨。

稷米

益气，治诸热，补不足。

粳米

张鼎曰：性寒，拥诸经络气，使人四肢不在收，昏昏饶睡，发风动气，不可多食。

醋酒

多食损人胃，消诸毒气，杀邪毒，妇人产后血运，含之即愈。

五果部第二

橘

皮主胸中瘕气热逆。

又云：下气不如皮也，性虽温，甚能止渴。

柑子

性寒，堪食之，皮不任药用。初未霜时亦酸，及得霜后方即甜美，故名之曰甘，利肠胃热毒，下丹石渴。食多令人肺燥冷中，发流癖病也。

柚

味酸，不能食，可以起盘。

干枣

养脾气，强志。

生枣

生枣食之过多，令人腹胀。蒸煮食之补肠胃，肥中益气。

李

李，平，主卒下赤，生李亦去关节间劳热，不可多食之。

杏实

杏热，主咳逆，上气，金疮惊痫，心下烦热，风头病。

桃实

温桃能发诸丹石，不可食之，生食尤损人。

梅实

食之除闷安神。

粟子

今有所食生粟，可于热灰中煨之，令才汗出即啖之，甚破气，不得使通熟，熟即壅气。

柿

主通鼻耳气，补虚劳。又干柿厚肠胃，温中消宿血。

梨子

胸中否寒热结者，可多食生梨，便通。

又云：寒，除客热，止心烦。

又云：卒喑失音不语者，捣梨汁一合，顿服之。

又云：卒咳嗽，梨一颗，刺作五十孔，每孔中纳一粒椒，以面裹，于热灰烧令极熟出，停冷食之。

又云：去皮割梨，纳于苏中煎，冷食之。

奈

益心气。

张鼎曰：补中焦诸不足。

石榴

温，实主谷利，泄精。

又云：损齿，令黑。

枇杷

温，利五脏。久食发热黄。

胡桃仁

卒不可多食，动痰饮，计日月渐服食，通经络，黑人鬓发毛生，能瘥一切痔病。

葡萄

食之治肠间水，调中，其子不堪多食，令人卒烦闷。

桑椹

性微寒，食之补五脏，耳目聪明，利关节，和经络，通血气，益精神。

芋

主宽缓肠胃，去死肌，令脂肉悦泽。

乌芋

主消渴，下石淋。吴人好啖之，发脚气，瘫痪风，损齿，紫黑色，令人失颜色。

芰实

食之神仙，此物尤发冷，不能治众病。

藕实

莲子，寒，主五脏不足，利益十二经脉，廿五络。

鸡头实

作粉食之甚好，此是长生之药，与莲实合饵，令小儿不能长大，故知长服当驻其年耳。生食动小冷气。

五肉部第三

鹿

鹿头，主消渴，多梦，梦见物；蹄肉，主脚膝骨髓中疼痛；生肉，主中风口偏不正。

鹑

温补五脏，益中续气，实筋骨，耐寒暑，消结气。

又云：不可共猪肉食之，令人多生疮。

又云：患痢人可和生姜煮食之。

鸭

寒，补中益气，消食。

鲤鱼

天行病后不可食，再发即死。又沙石中者，毒多在脑髓中，不可食其头，又每断其脊上两筋及脊内黑血，此是毒故也。

鲫鱼

作鲙食之，断暴痢。其子调中益肝气。

鳀鱼

《食经》云：鳀鱼赤目须及无鳃者，食杀人。

鳖

平，微毒。治痔，杀虫，多食发喇并疮癣。殼，八香，发众香气。尾，烧焦治肠风泻血，并崩中带下，及产后痢。脂，烧，集儿。

鲈鱼

《食经》云：鲈鱼为羹，食不利人。

又云：鲈肝不可食之，杀人。

又云：治鲈鱼中毒方：捣绞芦根汁饮之。

乌贼鱼

食之少有益髓。

蛎

火上令沸，去壳，食甚美。令人细润肌肤，美颜色。

蟹

蟹脚中髓及脑，能续断筋骨。人取蟹脑髓微熬之，令纳疮中，筋即连接。

五菜部第四

竹笋

笋动气，能发冷瘕，不可多食。

白瓜子

寒，多食发瘅黄，动宿冷病，又瘕癖人不可多食之。

冬瓜

张鼎云：冬瓜食之压丹石，去头面热。

越瓜

寒，利阳，益肠胃，止渴，不可久食，动气，虽止渴，仍发诸疮，令虚，脚不能行立。

胡瓜

寒，不可多食，动寒热，发疟病。

张鼎云：发痃气，生百病，消人阴，发诸疮疥，发脚气。天行后卒不可食之，必再发。

龙葵

其子疗甚妙，其赤珠者名龙珠，久服变发长黑，令人不老。

葵菜

若热者食之，亦令热闷。

荠

补五脏不足。叶：动气。

生姜

食之除鼻塞，去胸中臭气。

菘菜

腹中冷病者不服，有热者服之，亦不发病。其菜性冷。

芦菔

萝菔，冷，利五脏、关节，除五脏中风，轻身，益气。根消食下气。

又云：甚利关节，除五脏中风，练五脏中恶气，令人白净。

芥

生食发丹石，不可多食。

白苣

寒，主补筋力。

张鼎云：利五脏，开胸膈拥气，通经脉，养筋骨，令人齿白净，聪明，少睡，可常食之。有小冷气，人食之虽亦觉腹冷，终不损人。又产后不可食之，令人寒中，少腹痛。

蓟菜

叶只堪煮羹食，甚除热风气。又，金创血不止，捼叶封之，即止。

蘩蒌

张鼎：煮作羹食之，甚益人。

胡荽

食之消谷，久食之多忘。

张鼎云：利五脏不足，不可多食，损神。

芹

食之养神益力，杀石药毒。

张鼎云：于醋中食之损人齿，黑色。若食之时，不知高田者宜人。其水者有虫生子，食之与人患。

蕨菜

令人脚弱不能行，消阳事，缩玉茎，多食令人发落、鼻塞、目暗。小儿不可食之，立行不得也。

莼

多食动痔。

海藻

食之起男子阴，恒食消男子㿗①。

张鼎云：瘦人不可食之。

薤

长服之可通神灵，甚安魂魄，续筋力。

韭

冷气人可煮长服之。

蒜

大蒜，热，除风，杀虫毒气。

蜀椒

除客热，不可久食，钝人性灵。

———————————

① 㿗：tuí，第二声，指阴部病。

《医心方》引用《孟诜食经》考略

　　《医心方》引用《孟诜食经》凡十六处，分别见于卷三、卷四、卷六、卷九、卷十二、卷十六、卷十八、卷二十一、卷二十五、卷二十九。

　　《孟诜食经》又名《食疗本草》，首见于《新唐书·艺文志》、《通志·艺文略》、《宋史·艺文志》、《日本国见在书目》并于著录、《嘉祐补注本草》所引书传曰："《食疗本草》，唐同州刺史孟诜撰、张鼎又补其不足者八十九种，并旧为二百二十七条，凡三卷。"《旧唐书·经籍志》不记此书名，只著录有孟诜《补养方》三卷，一般认为孟诜最初所著名《补养方》，后经张鼎增补，易名为《食疗本草》者。张鼎为唐朝开元（713 至 741 年）道士，盖其增补《补养方》在开元年间，而《新唐志》增补《旧唐志》书目，多记开元著作，故其书得以《新志》著录。

　　孟诜，《新唐书》、《旧唐书》并有传，约生于公元 621 年，卒于公元 713年，汝州梁（河南省临汝县）人，历官凤阁舍人、台州司马、春官侍郎，于长安中（701 至 704 年）授同州刺史，神农（705 至 707 年）致仕。诜少好方术，精于养生，著述颇多。

　　《医心方》直引"孟诜"凡六十余处，均见于卷三十。按"孟诜"即指《孟诜食经》，亦即《食疗本草》，考证见《食疗本草》条。

　　张鼎把孟诜《补养方》增补后改编为《食疗本草》，虽然合二为一，但两家之文还可分辨，故《医心方》引用张鼎的内容，当是专门引自张鼎增补在《食疗本草》中的内容。

九、敦煌出土残卷《食疗本草》

石榴①

…疣虫白虫

按经：久食损齿，令黑。其皮炙令黄，捣为末，和枣肉为丸，日服三十丸，后以饭押，断赤白痢。

又，久患赤白痢，肠肚绞痛，以醋石榴一个，捣为碎，布绞取汁，空腹顿服之，立止。

又，其花、叶阴干，捣为末，和铁丹服之一年，白发尽黑，益面红色。仙家重此不尽书此方。

木瓜

温。上，主治霍乱涩痹风气。

又，顽痹人若吐逆，下病转筋不止者，取枝叶煮汤，饮之愈。亦去风气、消痰，每欲霍乱时，但呼其名字。亦不可多食，损齿。

又，脐下绞痛，可用木瓜一片，桑叶七枚，炙大枣三个（中破），以水二大升，煮取半大升，顿服之即瘥。

胡桃

平。上，不可多食，动痰。

案经：除去风，润脂肉，令人能食。不得多食之，计日月渐渐服食。通经络气血脉。黑人髭②发，毛落再生也。

又，烧至烟尽，研为泥，和胡粉为膏，拔去白发，傅之，即黑毛发生。

又，仙家压油，和口③香塗黄，发便黑如漆，光润，初服日一颗，后随日加一颗，至廿颗，定得骨细肉润。

又方，一切痔病。

案经：动风，益气，发固疾，多吃不宜。

软枣

平。多食动风，令人病冷气，发咳嗽。

---

① 石榴：原脱，据《证类本草》补入。
② 髭：Zi，第一声。嘴上边的胡子。
③ 口：此字不识，它上面是"詹"字头，中间是"北"字，下中间是"土"字，下面是"口"字。电脑不能打出这个字。

梨子

平。

上，主治五种痔，去三虫，杀鬼毒、恶疰。

又，患寸白虫人，日食七颗，经七日满，其虫尽消作水，即瘥。

按经：多食三升、二升佳，不发病。令人消食，助筋骨，安荣卫，补中益气，明目轻身。

芜荑

平。

上，主治五内邪气，散皮肤支节间风气。能化食，去三虫，逐寸白，散腹中冷气。

又，患热疮，为末，和猪脂塗，瘥。

又方：和白沙蜜治湿癣。

又方：和马酪治干癣，和沙牛酪疗一切瘡①。

案经：作酱食之，甚香美，其功尤胜于榆人，唯陈久者更良。可少吃。多食发热，心痛，为其味辛之故。秋天食之宜人，长吃治五种痔病。

又，杀肠恶虫。

榆荚

平。上，疗小儿痫疾。

又方：患石淋，茎又暴赤肿者。榆皮三两，熟捣，和三年米醋，淬封茎上，日六七遍易。

又方：治女人石痈妬乳肿。

案经：宜服丹石人取叶煮食，时服一顿亦好。高昌人多捣白皮为末，和蒩菜食之，甚美，消食，利关节。

又，其子可作酱，食之甚香。然稍辛辣，能助肺气，杀诸虫，下心腹间恶气，内消之。陈淬者久服尤良。

又，塗诸疮癣妙。

又，平冷气心痛，食之瘥。

吴茱萸

温。上，主治心痛，下气，除咳逆。去藏中冷，能温脾气，消食。

又方：生树皮，上牙疼痛痒等立止。

又，取茱萸一升，清酒五升，二味和煮，取半升，去淬，以汁微暖洗。

---

① 瘡：虐疾。

如中风贼风，口偏不能语者，取茱萸一升，美清酒四升，和煮四五沸，冷服之半升，日二服，得小汗为瘥。

案经：杀鬼毒尤良。

又方，夫人冲冷风，欲行房，阴缩不怒者，可取二七粒之良久咽下津液，并用唾塗玉茎头即怒。

又，开目者名欓子①，不宜食。

又方，食鱼骨在腹中痛，煮汁一盏，服之即止。

又，鱼骨刺在肉中，不出，及蜘骨者，以封其上，骨即烂出。

又，奔豚气冲心，兼脚气上者，可和生姜汁饮之，甚良。

蒲桃

平。上，益藏气，强志，疗肠间宿水，调中。

按经：不问土地，但取藤扠之，酿酒皆得美好。其子不宜多食，令人心卒烦闷，尤如火燎。亦发黄病。凡热疾后不可食之。眼闇骨热，久成麻节病。

又方，其根可煮取浓汁饮之，呕哕及霍乱后恶心。

又方：女人有娠往往子上冲心，细细饮之，即止。其子便下，胎安好。

甜瓜

寒。上，止渴，除烦热，多食令人阴下痒湿，生疮。

又，发痹黄，动宿冷病。患癥痕人不可食瓜。其瓜蒂，主治身面四肢浮肿，杀虫，去鼻中息肉。阴瘅黄及急黄。

又，生瓜叶，捣取汁，治人头不生毛发者，塗之即生。

案经：多食令人羸惙虚弱，脚手少力。其子热，补中焦，宜人。其肉止渴，利小便，通三焦间拥寒气。

又方：瓜蒂七枚，丁香七枚，捣为末，吹鼻中，少时治痈气，黄汗即出，瘥。

越瓜

寒。上，主治利阴阳，益肠胃，止烦渴，不可久食，发痢。

案：此物动风，虽止渴，能发诸疮，令人虚，脚弱，虚不能行。小儿夏月不可与食，成痢，发虫，令人腰脚冷，脐下痛。

患时疾后不可食。不得和乳牛及酪食之。

又，不可空腹和醋食之，令人心痛。

---

① 欓子：欓，Dang，第三声。欓子，即樗叶花椒，云香科，落叶乔木，有刺，果实红色，开裂。

胡瓜

寒。不可多食，动风及寒热。

又，发痓瘑，兼积瘀血。

案：多食令人虚热上气，生百病，消人阴，发疮及发疟气，及脚气，损血脉。天行后不可食。

小儿食发痢，滑中，生甘虫。

又，不可和酪食之，必再发。

又，捣根傅胡刺毒肿，甚良。

冬瓜

寒。上，主治小腹水鼓胀。

又，利小便，止消渴。

又，其子，主益气，耐老，除心胸气满，消痰止烦。

又，冬瓜子七升，绢袋盛，投三沸汤中，须臾曝干。

又，内汤中如此三度乃止，曝干。与滑苦酒浸之一宿，曝干，为末，服之方寸匕，日二服，令人肥悦。

又，明目，延年不老。

案经：压丹石，去头面热气。

又，热发者服之，良。患冷人勿食之，令人益瘦。

取冬瓜一颗，和桐叶与猪食之，一冬更不食诸物，其猪肥长三四倍矣。

又，煮食之，能炼五脏。精细欲得肥者，勿食之，为下气。欲瘦小轻健者，食之甚健人。

又，冬瓜人三升，退去皮壳，捣为丸，空腹及食后各服廿丸，令人面滑净如玉，可入面脂中用。

瓠子

冷。上，主治消渴。患恶疮、患脚气虚肿者不得食之，加甚。

案经：治热风及服丹石人始可食之。除此，一切人不可食也。患冷气人食之，加甚，又发固疾。

莲子

寒。上，主治五脏不足，伤中气绝，利益十二经脉，二十五络血气。生吃动气，蒸熟为上。

又方，去心曝干为末，着蜡及蜜等分，为丸服。令不肥。学仙人最为胜。若臛腹中中者。空腹服之七枚，身轻，能登高陟远。采其雁之或粪于野田中，经年犹生。

又，或于山岩石下息粪中者，不逢阴雨，数年不坏。

又，诸飞鸟及猿猴藏之于石室之内，其猨鸟死后经数百年者，取得之，服，永世不老也。其子房及叶皆破血。

又，根停久者，即有紫色；叶亦有褐色。多采食之，今人能变黑如瑿。

燕覆子

平。上，主利肠胃，令人能食，下三焦，除恶气。和子食更良。

江北人多不识此物，即南方人食之。

又，主续五脏音声及气，使人足气力。

又，取枝叶煮饮服之，治卒气奔绝，亦通十二经脉。其茎为草，利关节壅塞不通之气。今北人只识蓮草，而不委子功。

栌子

平。上，多食损齿及损筋，唯治霍乱转筋。煮汁饮之，与木瓜功相似，而小者不如也。昔孔安国不识，而谓之不藏。今验其形小，况相似。江南将为果子，顿食之，其酸涩也。亦无所益，俗呼为择梨也。

藤梨

寒。上，主下丹石，利五脏。其熟时，收取瓤和蜜，煎作煎服之。去烦热，止消渴。久食发冷气，损痹脾胃。

羊梅

温。上，主脏腑，调腹胃，除烦溃，消恶气，去痰实。不可多食，损人筋，然断下痢。

又，烧为灰断下痢。其味酸美，小有胜白梅。

又，取干者常含一枚，咽其液，亦通利五脏，下少气。

若多食，损人筋骨，甚酸之。物是土地使然，若南人北杏亦不食，北人南梅亦不噉，皆是地气郁蒸令烦溃，好食斯物也。

覆盆子

平。上，主益气，轻身，令人发不白。其味甜酸。五月麦田中得者良。采其子于烈日中曬①之，若天雨即烂，不堪收也。江东十月有悬钩子，稍小，异形，气味一同。然北地无悬钩子，南方无覆盆子，盖土地殊也。虽两种则不是两种之物，其功用亦相似。

---

① 曬：Shai，第四声。暴晒，晒干。

藕

寒。上，主补中焦，养神，益气力，除百病。久服轻身，耐寒，不饥，延年。

生食则主治霍乱后虚渴，烦闷不能食。长服生肌肉，令人心喜悦。

案经：神仙家重之，功不可说。其子能益气，即神仙之食，不可具说。

凡产后诸忌，生冷物不食，唯藕不同生类也。为能散血之故，但美即而已，可以代粮。

蒸食甚补益下焦，令肠胃肥厚，益气力。与蜜食相宜，令腹中不生虫。

仙家有贮石莲子及干藕经千年者，食之不饥，轻身能飞，至妙。世人何可得之？

凡男子食，须蒸熟服之，生吃损血。

鸡头子

寒。主温，治风痹，腰脊强直，膝痛，补中焦，益精，强志意，耳目聪明。

作粉食之，甚好。

此是长生之药。

与莲实同食，令小儿不长大，故知长服当亦驻年。生食动少气，可取蒸，于烈日中曝之，其皮壳自开，挼①却皮，取人，食甚美。可候皮开，于臼中舂取末。

菱实

平。上，主治安中焦，补脏腑气，令人不饥，仙方。亦蒸熟曝干作末，和米食之休粮。

凡水中之果，此物最发冷气，不能治众疾。损阴，令玉茎消衰。令人或腹胀者，以姜、酒一盏饮即消。含吴茱萸子咽其液亦消。

石蜜

寒。上，心腹胀热，口干渴。波斯者良，注少许于目中，除去热膜，明目。蜀川者为次。今东吴亦有，并不如波斯。此皆是煎甘蔗汁及牛膝汁煎，则细白耳。

又，和枣肉及巨胜人作末为丸，每食后含一丸如李核大，咽之津，润肺气，助五脏津。

---

① 挼：luo，第四声。指理，清理的意思。

沙糖

寒。上，功体与石蜜同也。多食令人心痛，养三虫，消肌肉，损牙齿，发疳蟹①，不可多服之。

又，不可与鲫鱼同食，成疳虫。

又，不可同笋食之，笋不消，成癥病，心腹痛重，不能行李。

芋

平。上，主宽缓肠胃，去死肌，令脂肉悦泽。白净者无味，紫色者良，破气。煮汁饮之，止渴。十月以后，收之曝干。冬蒸服则不发病。余外不可服。

又，和鱼煮为羹，甚下气，补中焦，令人虚，无气力，此物但先肥而已。

又，煮生芋汁，可洗垢腻衣，能洁白。

又……

---

① 蟹：同"苦"。

第二部分 《食疗本草》辑录

食盐

螲蟧尿疮，盐三分，水一斗，煮取六分，以绵浸汤淹疮上；又治一切气与脚气，取盐三升蒸候热分，裹近壁，脚踏之，令脚心热，又和槐白皮蒸用，亦治脚气，夜夜与之，良。又以皂荚二挺，盐半两，同烧，令通赤，细研，夜夜用，揩齿一月后，有动者齿，及血蟹齿者，并瘥，其齿牢固。

《证类本草》卷四

石燕

云在乳穴石洞中者，冬月采之堪食，余月采者，只堪治病，不堪食也。又治法，取石燕二七枚，和五味炒令熟，以酒一斗，浸三日，即每夜卧时饮一两盏，随性也，甚能补益，能吃食，令人健力也。

《证类本草》卷五

黄精

饵黄精，能老不饥，其法：可取瓷子取底，釜上安置令得所，盛黄精令满，密盖蒸之，令气溜即暴之。第一遍蒸之亦如此，九蒸九暴。凡生用时有一石，熟有三四斗，蒸之若生，则刺人咽喉，暴使干，不尔朽坏。其生者，若初服，只可一寸半，渐渐增之，十日不食，能长服之，止三尺五寸。服三百日后，尽见鬼神，饵必升天。根、叶、花、实，皆可食之，但相对者，是不对者名偏精。

《证类本草》卷六

菊

（一）甘菊

平。其叶正月采，可作羹。茎，五月五日采。花，九月九日采。

并主头风，目眩，泪出，去烦热，利五脏。野生苦菊不堪用。

《证类本草》卷六

（二）菊

孟诜曰：正月采叶，五月五日采茎，九月九日采花。

《本草纲目》草部第十五

天门冬

（一）天门冬

补虚劳，治肺劳，止渴，去热风。

可取皮心，入蜜煮之，食后服之。若曝干，入蜜丸尤佳。亦可洗面，甚佳。

《证类本草》卷六

（二）天门冬

附方：肺劳风热，止渴去热。

天门冬去皮心，煮食。或曝干为末，蜜丸服尤佳。亦可洗面。孟诜食疗。

《本草纲目》草部卷十八

地黄

（一）地黄

微寒，以少蜜煎，或浸食之，或煎汤，或入酒饮，并妙。

生则寒，主齿痛，唾血，折伤。叶可以羹。

《证类本草》卷六

（二）地黄

附方：虚劳困乏

地黄一石，取汁，酒三斗，搅匀煎收。日服。《必效方》。

《本草纲目》草部卷十六

薯蓣

（一）薯蓣

治头疼，利丈夫，助阴力。和面作馎饦①，则微动气，为不能制面毒也。熟煮和蜜，或为汤煎，或为粉，并佳。干之入药更妙也。

《证类本草》卷六

（二）薯蓣

发明：（孟诜曰）利丈夫，助阴力。熟煮和蜜，或为汤煎，或为粉，并佳。干之入药更妙。惟和面作馎饦则动气，为不能制面毒也。

《本草纲目》菜部二十七卷

---

① 馎饦：馎，bo，第二声；饦，tuo，第一声。馎饦，一种煮吃的面食。《齐民要术·饼法》："馎饦，按如大指许，二寸一断，著水盆中浸，宜以手向盆旁按使极薄，皆急火逐沸熟煮。"

薏苡仁

（一）薏苡仁

性平，去干湿脚气，大验。

《证类本草》卷六

（二）薏苡仁

气味：（孟诜曰）平。

主治：去干湿脚气，大验。

《本草纲目》谷部目录第二十三卷

白蒿

（一）白蒿

寒春初此，蒿前诸草，生捣汁，去热黄及心痛；其叶生挼，醋淹之，为菹，甚益人；又叶干为末，夏日暴水痢，以米饮和一匙，空腹服之；子主鬼气末，和酒服之，良；又烧淋灰煎，治淋沥疾。

《图经曰》：孟诜云生挼醋食，今人但食蒌蒿，不复食此，或疑此蒿即蒌蒿，而孟诜又别著蒌蒿条，所说不同，明是二物，乃知古今食品之异也。

《证类本草》卷六

（二）白蒿

（集解）颂曰：此草古人以为菹，今人但食蒌蒿，不复食此。或疑白蒿即蒌蒿，而孟诜食疗又别蒌蒿条，所说不同，明是二物，乃知古今食品之异也。又今阶州以白蒿为茵陈，其苗叶亦相似，然以入药，恐不可用也。

苗根（主治）生挼[1]，醋淹为菹食，甚益人。捣汁服，去热黄及心痛。曝为末，米饮空心服一匙，治夏月暴水痢。烧灰淋汁煎。治淋沥疾。孟诜

子（主治）鬼气。为末，酒服之，良。孟诜

《本草纲目》草部第十五

羌活

《必效方》治产后腹中绞刺痛。

羌活二两，酒二升，煮取一升，去滓，为二服。

《证类本草》卷六

决明子

平。叶：主明目，利五脏，食之甚良。

子：主肝家热毒气，凤眼赤泪。每日取一匙，挼去尘埃。空腹水吞之。

---

[1] 挼：Ruo，第三声，指搓揉

百日后，夜见物光也。

《证类本草》卷七

生姜

（一）生姜

温。去痰下气，除壮热，治转筋，心满，去胸中臭气，通神明。

又：胃气虚，风热，不能食。姜汁半鸡子壳，生地汁少许，蜜一匙头，和水三合，顿服立瘥。

又：皮寒，性温，作屑末和酒服，治偏风。

又：姜汁和杏仁汁煎成膏，酒调服，或水调下，善下一切结实冲胸膈。

孟诜云：生姜，温，去痰下气，多食少心智，八九月食伤神。又，冷痢，取椒烙之为末，共干姜末等分，以醋和面作小馄饨子，服二七枚。先以水煮更稀，饮中重煮，出停冷吞之。以粥饮下，空腹，日一度作之良。谨按：止逆，散烦闷，开胃气。又姜屑末和酒服之，除偏风。汁作煎，下一切结实冲胸膈恶气，神验。

《证类本草》卷八

（二）生姜

主治：散烦闷，开胃气。汁作煎服，下一切结实，冲胸膈恶气。神验。

干生姜

主治：姜屑，和酒服，治偏风。

附方1：胃虚风热不能食。

用姜汁半杯，生地黄汁少许，蜜一匙，水三合，和服之。《食疗本草》。

附方2：咳嗽不止。

生姜五两，饧半斤，微火煎熟，食尽愈。段侍御用之有效。孟诜《必效方》。

附方3：冷痢不止。

生姜煨研为末，共干姜末等分，以醋和面作馄饨。先以水煮，又以清饮煮过，停冷。吞二七枚，以粥送下，日一度。《食疗》。

《本草纲目》菜部目录第二十六卷

（三）生姜

食之除鼻塞，去胸中臭气。

《医心方》卷三十·五菜部第四

枲耳

（一）菜耳①

拔丁肿根脚，又治一切风：取嫩叶一石，切，捣和五升麦蘖，团作块。于蒿、艾中盛二十日，状成曲。取米一斗，炊作饮。看冷暖，入苍耳麦蘖曲，作三大升酿之。封一十四日成熟。取此酒，空心暖服之，神验。封此酒可两重布，不得全密，密则溢出，又不可和马肉食。

孟诜云：苍耳，温，主中风、伤寒、头痛。又，丁肿困重，生捣苍耳根叶，和小儿尿绞取汁，冷服一升，日三度，甚验。

《证类本草》卷八

（二）枲耳

茎叶（主治）：中风伤寒头痛。孟诜

附方：一切风气。苍耳嫩叶一石切，和麦蘖五升作块，于蒿艾中罨二十日成麹。取米一斗，炊作饭，看冷暖，入麹三升酿之，封二七日成熟。每空心暖服，神验。封此酒可两重布，不得令密。密则溢出。忌马肉、猪肉。孟诜《食疗本草》。

《本草纲目》草部第十五

葛根

（一）葛根

蒸食之，消酒毒。其粉亦甚妙。

《证类本草》卷八

（二）葛根

《食疗本草》云：葛根蒸食之消毒，其粉亦甚妙。其粉以水调三合，能解鸩毒。

《汤液本草》卷中·草部

栝楼

（一）栝楼

栝楼子：下乳汁，又治痈肿。

栝楼根：苦酒中熬燥，捣筛之，苦酒和，涂纸上，摊贴服，金石人宜用。

《证类本草》卷八

（二）栝楼

附方：痈肿初起。

---

① 菜耳：亦名苍耳。

用栝楼根苦酒熬燥，捣筛，以苦酒和，涂纸上，贴之。孟诜食疗。

《本草纲目》草部卷十八

通草

（一）通草

煮饮之，通妇人血气，浓煎三五盏，即便通。

又除寒热不通之气，消鼠瘘、金疮、踒折，煮汁酿酒，妙。

孟诜云：乌覆子，平厚肠胃，令人能食，下三焦，除恶气，和子食之更好。江北人多不识，江南人多食。又续五脏断绝气，使语声足气，通十二经脉，其茎名通草。食之通利诸经脉，拥不通之气，北人但识通草，不委子之功。其皮不堪食。

《证类本草》卷八

（二）通草

附方：妇人血气。

木通浓煎三五盏，饮之即通。孟诜本草。

金疮踒折。

通草煮汁酿酒，日饮。（鼠瘘不消）。孟诜本草。

子（气味）（诜曰）平，南人多食之，北人不知其功。（主治）厚肠胃，令人能食，下三焦恶气，续五脏断绝气，使语声足气，通十二经脉。和核食之。孟诜。

《本草纲目》草部卷十八

海藻

主起男子阴气，常食之，消男子瘕疾。南方人多食之，传于北人。北人食之，倍生诸病，更不宜矣。

《证类本草》卷九

百合

（一）百合

平。主心急黄。蒸过，蜜和食之。作粉尤佳。红花者名山丹，不甚良。

《证类本草》卷八

（二）百合

根

主治：心急黄，宜蜜蒸食之。

《本草纲目》菜部二十七卷

艾

（一）艾叶

干者并煎者，金疮，崩中，霍乱，止胎漏。

春初采，为干饼子，入生姜煎服，止泻痢。三月三日，可采作煎，甚治冷。若患冷气，取熟艾面裹作馄饨，可大如弹许。

艾实：又治百恶气，取其子，和干姜捣作末，蜜丸如梧子大，空心三十丸服，以饭三五匙压之，日再服，其鬼神速走出，颇消一切冷气。田野之人与此方相宜也。

又产后泻血不止：取干艾叶半两炙熟，老生姜半两，浓煎汤，一服便止，妙。

《证类本草》卷九

（二）艾

叶：孟子曰：七年之病，求三年之艾。拣取净叶，扬去尘屑，入石臼内木杵捣熟，罗去渣滓，取白者再捣，至柔烂如绵为度。用时焙燥，则灸火得力。入妇人丸散，须以熟艾，用醋煮干，捣成饼子，烘干再捣为末用。或以糯糊和作饼，及酒炒者，皆不佳。

发明：孟诜曰：春月采嫩艾作菜食，或和面作馄饨如弹子，吞三五枚，以饭压之，治一切鬼恶气。长服止冷痢。又以嫩艾作干饼子，用生姜煎服，止泻痢及产后泻血，甚妙。

附方：产后泻血不止。干艾叶半两，炙熟老生姜半两，浓煎汤，一服止，妙。孟诜食疗本草

实（发明）孟诜曰：艾子和干姜等分，为末，蜜丸梧子大，空心每服三十丸，以饭三五匙压之，日再服。治百恶气，其鬼神速走出。田野之人，与此甚相宜也。

《本草纲目》草部第十五

恶食

（一）恶食

恶食①：根，作脯，食之良。

热毒肿，捣根及叶封之。

杖疮、金疮，取叶贴之，永不畏风。

又痈缓及丹石风毒，石热发毒。明耳目，利腰膝，则取其子末之，投酒

———————————

① 恶实：即牛蒡子。

中浸经三日，每日饮三两盏，随性多少。

欲散支节筋骨烦热毒，则食前取子三十粒，熟挼吞之，十服后甚良。

细切根如小豆大，拌面作饭煮食，尤良。

又皮毛间习习如虫行，煮根汁浴之。夏月慎风。却入其子炒过，末之如茶，煎三匕，通利小便。

《证类本草》卷九

（二）恶实

子：（主治）炒研煎饮，通利小便。孟诜

根：切根如豆，拌面作饭食，消胀壅。茎叶煮汁作浴汤，去皮间习习如虫行。又入盐花生捣，揨一切肿毒。孟诜

《本草纲目》草部第十五

小蓟

（一）小蓟

根：主养气。取生根叶，捣取自然汁，取一盏，立佳。又取菜煮食之，除风热。

根：主崩中。又女子月候伤过，捣汁半升服之。

金疮血不止，挼叶封之即止。

夏月热，烦闷不止，捣叶取汁半升，服之立瘥。

《证类本草》卷九

（二）小蓟根（苗同）

主治：作菜食，除风热。夏月热烦不止，捣汁半升服，立瘥。孟诜

附方：金疮出血不止。小蓟苗捣烂涂之。孟诜食疗本草

《本草纲目》草部第十五

（三）小蓟

《食疗》云：小蓟根生养气，取生根叶捣取自然汁，服一盏亦佳。又取叶，煮食之，除风热。根主崩中，又女子月候伤过，捣汁半升服之。

金疮血不止，挼叶封之。夏月热烦闷不止，捣叶取汁半升服，立瘥。

《神农本草经疏》卷九

（四）蓟菜

叶只堪煮羹食，甚除热风气。又，金创血不止，挼叶封之，即止。

《医心方卷三十·五菜部第四》

昆布

下气，久服，瘦人无此疾者不可食，海岛之人爱食，为无好菜。只食此

物，服久病亦不生。遂传说。其功于北人，北人食之病皆生，是水土不宜尔。又云：紫菜，下热气，多食胀人。若热气塞咽喉者，汁饮之。此是海中之物，味犹有毒性，凡是海中菜，所以有损人矣。

《证类本草》卷九

茴香

（一）蘹香子

蘹香子①：国人重之云，有助阳道，用其末，得其方法也。生捣茎叶汁一合，投热酒一合，服之，治卒肾气冲胁，如刀刺痛，喘息不得，亦甚理小肠气。

《证类本草》卷九

（二）茴香

子（发明）（诜曰）：茴香国人重之，云有助阳道，未得其方法也。

茎叶主治：治小肠气，卒肾气冲胁，如刀刺痛，喘息不得。生捣汁一合，投热酒一合，和服。

《本草纲目》菜部目录第二十六卷

蒟姜

温。散结气，治心腹中冷气。亦名土荜菝。岭南荜菝尤治胃气疾，巴蜀有之。

《证类本草》卷九

荠苨

丹石发动，取根食之，尤良。

《证类本草》卷九

草蒿

寒，益气，长发，能轻身，补中，不老，明目，煞风毒，捣傅疮上，止血生肉。最早春便生色，用之，白者是自然。沓醋淹为菹，益人。治骨蒸，以小便浸两日一宿，干，末为丸，甚去热劳。

又鬼气，取子为末，酒服之方寸，瘥。烧灰淋汁，和石灰煎，治恶疮瘢靥②。

《证类本草》卷十

---

① 蘹香子：蘹，huai，第二声。蘹香子，茴香子。
② 靥：Ye，第二声。面颊上的小园窝。

青蒿

叶、根、茎、子（主治）烧灰隔纸淋汁，和石灰煎，治恶疮瘪肉黡瘢。
孟诜

子，治鬼气，为末，酒服方寸匕。孟诜

《本草纲目》草部第十五

菌子

寒。发五脏风，壅经络，动痔病，昏多睡，背膝四肢无力。

又：菌子有数般，槐树上生者良；野田中者，恐有毒，杀人。

又：多发冷气。

《证类本草》卷十

土菌

气味：甘，寒，有毒。（孟诜曰）菌子有数般，槐树上者良。野田中者
有毒杀人，又多发冷气，令人腹中微微痛，发五脏风，拥经脉，动痔病，令
人昏昏多睡，背膊四肢无力。

《本草纲目》菜部目录第二十八卷

牵牛子

（一）牵牛子

多食稍冷。和山茱萸服之，去水病。

《证类本草》卷十一

（二）牵牛子

气味：（诜曰）多食稍冷。

主治：和山茱萸服，去水病。

《本草纲目》草部卷十八

羊蹄

主痒，不宜多食。

《证类本草》卷十一

菰

（一）菰根

若丹石热发，和鲫鱼煮作羹，食之三二顿，即便瘥耳。

孟诜云：菰菜，利五脏邪气，酒皶面赤，白癞疬疡，目赤等，效。然滑
中，不可多食，热毒风气，卒心痛，可盐醋煮食之。又云：菱首，寒，主心
胸中浮热风，食之发冷气，滋人齿，伤阳道，令下焦冷滑，不食甚好。

《证类本草》卷十一

（二）菰

菰笋（气味）滑中，不可多食。（主治）利五脏邪气，酒齇①面赤，白癫疬疡，目赤。热毒风气，卒心痛。可盐、醋煮食之。

菰手一名菰菜、茭白、茭粑，俗名蓬蔬。

（气味）：（诜曰）性滑，发冷气，令人下焦寒，伤阳道。禁蜜食。服巴豆人不可食。

（主治）：心胸中浮热风，滋人齿。孟诜。

《本草纲目》草部卷十九

萹蓄

蚘虫心痛，面青，口中沫出，临水：取叶十斤，细切，以水三石三斗，煮如饧，去滓。通寒温，空心服一升，虫即下，至重者再服，仍通宿勿食，来日平明服之。

患痔，常取萹竹叶煮汁澄清，常用以作饭。

又患热黄、五痔，捣汁顿服一升，重者再服。

丹石发，冲眼，目肿痛，取根一握，洗，捣以少水，绞取汁服之。若热肿处，捣根茎傅之。

《证类本草》卷十一

甘蕉

（一）甘蕉

主黄疸。

子：生食大寒，主渴，润肺。发冷病。蒸熟暴之，令口开。春取仁食之。甘寒，通血脉，和骨髓。

《证类本草》卷十一

（二）甘蕉

释名：芭蕉、天苴、芭苴

主治：生食，止渴润肺。蒸熟晒裂，春取仁食，通血脉，填骨髓。孟诜

（根）主治：主黄疸。孟诜

《本草纲目》草部第十五

蕳茹

（一）蕳茹

主胸胃热气，有蛇残不得食，主孩子口噤，以汁含口中，死亦再活。

《证类本草》卷十一

---

① 齇：zha，第一声。鼻上的小红疱，俗称酒糟鼻。

（二）蔺茹

（发明）孟诜《必效方》：治甲疽生于脚趾边肿烂。

用蔺茹二两，黄芪二两，苦酒浸一宿，以猪脂五合合煎，取膏三合。日三涂之，即消。

《本草纲目》草部第十七

苦芙

微寒。生食治漆疮。五月五日采，暴干作灰，傅面目、遍身漆疮。不堪多食尔。

《证类本草》卷十一

槐

（一）槐实

主邪气，产难，绝伤。春初嫩叶亦可食，主瘾疹，牙齿诸风疼。

《必效方》疗阴疮及湿痒。

槐树北面不见日处一大握，水二升，煮取一升，洗之三五遍，冷复暖，苦涉远，恐冲风，即以米粉粉之即效。

《证类本草》卷十二

（二）槐叶

主治：邪气产难绝伤及瘾疹牙齿诸风，采嫩叶食。

《本草纲目》木部目录第三十五卷

（三）槐枝

附方：阴疮湿痒。

槐树北面不见日枝，煎水洗三五遍。冷再暖之。孟诜《必效方》。

《本草纲目》木部目录第三十五卷

（四）槐树

孟诜《必效方》疗阴疮湿痒：槐树北面不见日枝，煎水洗三五遍，冷再暖之。

《神农本草经疏》卷十二

枸杞

（一）枸杞

寒，无毒。叶及子，并坚筋能老，除风，补益筋骨，能益人，去虚劳。

根，主去骨热，消渴。

叶和羊肉作羹，尤善益人。代茶法：煮汁饮之，益阳事。

能去眼中风痒赤膜，捣叶汁点之良。

又取洗去泥，和面拌作饮，煮熟吞之，去肾气尤良。又益精气。

《证类本草》卷十二

（二）枸杞子

主治：坚筋骨，耐老，除风，去虚劳，补精气。

《本草纲目》木部第三十六卷

榆皮

生榆皮利小便，主石淋。又取菜煮食之时，复食一顿尤良，高昌人多捣白皮为末，和采葅食之，甚美，令人能食，仙家长服。

服丹石人亦食之，取利关节故也。

又榆仁可作酱食之，亦甚香美。有少辛味，能助肺气，杀诸虫，下气，令人能食。

又心腹间恶气，内消之。尘者尤良。

又涂诸疮癣，妙。

又卒冷气心痛，食之，瘥。

并主小儿痫，小便不利。

孟诜云：生皮，主暴患赤肿，以皮三两捣，和三年醋滓封之，日六七易。亦治女人妬乳肿，服丹石人采叶生服一两，佳。子，酱食，能助肺，杀诸虫，下气，令人能食，消心腹间恶气、卒心痛，食之良。

《证类本草》卷十二

酸枣

平，主寒热结气，安五脏，疗不能眠。

《证类本草》卷十二

桑

寒，无毒，利五藏，宣肠胃气。拥毒气，不可多食。惟益服丹石人，热发和葱豉作羹。

孟诜云：桑根白皮，煮汁饮，利五藏。又入散用，下一切风气水气。又云，桑叶炙煎饮之，止渴一如茶法。又云，桑皮煮汁可染褐色久不落。柴，烧灰淋汁入炼，五金家用。

竹

（一）竹

淡竹上，甘竹次。主咳逆，消渴，痰饮，喉痹，鬼疰恶气。杀小虫，除烦热。

苦竹叶：主口疮，目热，喑哑。

苦竹茹：主下热壅。

苦竹根：细剉一斤，水五升，煮取汁一升，分三服。大下心肺五脏热毒气。

苦笋：不发痰。

淡竹沥：大寒。主中风大热，烦闷劳伤。

淡竹笳：主噎膈，鼻衄。

竹实：通神明，轻身益气。

箽①、淡、苦、甘外，余皆不堪，不宜人。

《证类本草》卷十三

（二）竹笋

发明：（孟诜曰）淡竹笋及中母笋虽美，然发背闷脚气。箭竹笋新者可食，陈者不宜。诸竹笋多食皆动气发冷癥②，惟苦竹笋主逆气，不发疾。

《本草纲目》菜部二十七卷

（三）竹蓐

集解：（孟诜曰）慈竹林夏月逢雨，滴汁着地生蓐。似鹿角，白色，可食。

主治：一切赤白痢，和姜、酱食之。

《本草纲目》菜部第二十八卷

（四）淡竹叶

主治：喉痹，鬼疰恶气，烦热，杀小虫。

苦竹叶

发明：（诜曰）竹叶，箽③、苦、淡、苦之外，余皆不堪入药，不宜人。淡竹为上，甘竹次之。

苦竹根

主治：下心肺五脏热毒气。剉一斤，水五升，煮汁一升，分三服。

淡竹茹

主治：噎膈。

苦竹茹

主治：下热壅。

慈竹茹

---

① 箽：竹名，色白，节短，大者如撑篙，根、叶可以入药。

② 癥：Zheng，第一声。指腹内结块病。

③ 箽：读 jin，第四声。竹名。

主治：疗热风，和粥饮服。

《本草纲目》木部目录第三十七卷

（五）竹笋

笋动气，能发冷癥，不可多食。

《医心方卷三十·五菜部第四》

吴茱萸

（一）吴茱萸

微温，主痢，止泻，厚肠胃，肥健人，不宜多食。

孟诜云：茱萸，主心痛，下气，除呕逆，脏冷。又，皮，止齿痛。又患风瘙痒痛者，取茱萸一升，清酒五升，和煮，取一升半，去滓，以汁暖洗。中贼风口偏不能语者，取茱萸一升，清酒一升，和煮四五沸，冷服之半升。日三服，得少汗差。谨按：杀鬼疰气。又开目者不堪食。又鱼骨在人腹中刺痛，煮一盏汁服之，止。又骨在肉中不出者，嚼封之，骨当烂出。脚气冲心，可和生姜汁饮之，甚良。泻痢，消痰，破症癖，逐风。

《证类本草》卷十三

（二）吴茱萸

主治：主痢，止泻，厚肠胃，肥健人。

附方1：风瘙痒痛。

茱萸一升，酒五升，煮取一升半，温洗之，立止。孟诜《食疗》。

附方2：贼风口偏，不能语者。

茱萸一升，姜豉三升，清酒五升，和煎五沸，待冷服半升，一日三服，得少汗即瘥。孟诜《食疗》。

附方3：脚气冲心。

吴茱萸、生姜擂汁饮，甚良。孟诜方。

附方4：牙齿疼痛。

茱萸煎酒，含漱之。孟诜《本草》。

附方5：骨在肉中不出者。

咀茱萸封之，骨当腐出。孟诜《食疗》。

附方6：鱼骨入腹，刺痛不得出者。

吴茱萸水煮一盏，温服，其骨必软出。孟诜《食疗》。

《本草纲目》果部第三十二卷

（四）吴茱萸

《食疗》：治冬月感寒，服吴茱萸五钱，煎汤服之取汗。

《神农本草经疏》卷十三

（五）吴茱萸

温。上，主治心痛，下气，除咳逆。去藏中冷，能温脾气，消食。

又方：生树皮，上牙疼痛痒等立止。

又，取茱萸一升，清酒五升，二味和煮，取半升，去滓，以汁微暖洗。如中风贼风，口偏不能语者，取茱萸一升，美清酒四升，和煮四五沸，冷服之半升，日二服，得小汗为瘥。

案经：杀鬼毒尤良。

又方，夫人冲冷风，欲行房，阴缩不怒者，可取二七粒之良久咽下津液，并用唾塗玉茎头即怒。

又，开目者名欓子①，不宜食。

又方，食鱼骨在腹中痛，煮汁一盏，服之即止。

又，鱼骨刺在肉中，不出，及蚰骨者，以封其上，骨即烂出。

又，奔豚气冲心，兼脚气上者，可和生姜汁饮之，甚良。

敦煌出土残卷《食疗本草》

槟榔

（一）槟榔

多食发热，南人生食，闽中名橄榄子，所来北者，煮熟，熏干，将来。

《证类本草》卷十三

（二）槟榔子

释名：（孟诜曰）闽中呼为橄榄子。

气味：苦、辛，温，涩，无毒。（孟诜曰）多食亦发热。

《本草纲目》果部第三十一卷

栀子

（一）栀子

主暗哑，紫癜风，黄疸，积热心躁。

又方：治下鲜血，栀子仁烧灰，水和一钱匕，服之。量其大小多少服之。

《证类本草》卷十三

（二）栀子

主治：主暗哑，紫癜风。

附方：下利鲜血

---

① 欓子：欓，Dang，第三声。欓子，即樗叶花椒，芸香科，落叶乔木，有刺，果实红色，开裂。

栀子仁烧灰，水服一钱匕。《食疗本草》。

《本草纲目》木部第三十六卷

食茱萸

（一）食茱萸

温。主心腹冷气痛，中恶，除饮逆，去脏腑冷，能温中，甚良。

又齿痛，酒兼含之。

又杀鬼毒，中贼风，口偏不语者，取子一升，美豉三升，以好酒五升，和煮四五沸，冷服半升，日三四服，得汗便瘥。

又皮肉痒痛。酒二升，水五升，茱萸子半升，煮取三升，去滓，微暖洗之，立止。

又鱼骨在腹中刺痛，煮汁一盏服之，其骨软出。

又脚气冲心，和生姜煮汁饮之。

又鱼骨刺入肉不出者，捣封之，其骨自烂而出。又闭目者名榝子，不堪食。

《证类本草》卷十三

（二）食茱萸

释名：榝子。孟诜谓茱萸之闭口者为榝子。

主治：心腹冷气痛，中恶，除咳逆，去脏腑冷，温中，甚良。

《本草纲目》果部第三十二卷

芜荑

（一）芜荑

散腹中气痛，又和马酪可治癣。作酱甚香美，功尤胜于榆仁，陈者良。

又杀中恶虫毒。

孟诜云：主五脏皮肤肢节邪气。又热疮，捣和猪脂涂，瘥。又和白蜜治湿癣，和沙牛酪疗一切疮。陈者良，可少食之，伤多发热心痛为辛故也。秋天食之，尤宜人。长食治五痔，诸病不生。

《证类本草》卷十三

（二）芜荑酱

气味：辛美，微臭，温，无毒。

主治：杀三虫，功力强于榆仁酱。（孟诜）

《本草纲目》谷部目录第二十五卷

（三）芜荑

气味：辛，平，无毒。（诜曰）作酱甚香美，功尤胜于榆仁。可少食之，过多发热，为辛故也。秋月食之，尤宜人。

主治：五脏皮肤肢节邪气。长食，治五痔，杀中恶虫毒，诸病不生。和猪胆捣，涂热疮。和蜜，治湿癣。和沙牛酪或马酪，治一切疮。

《本草纲目》木部目录第三十五卷

（四）芜荑

孟诜云：芜荑和蜜，治湿癣。

《证治准绳》卷一百十六

（五）芜荑

平。

上，主治五内邪气，散皮肤支节间风气。能化食，去三虫，逐寸白，腹中冷气。

又，患热疮，为末，和猪脂塗，瘥。

又方：和白沙蜜治湿癣。

又方：和马酪治干癣，和沙牛酪疗一切瘅①。

案经：作酱食之，甚香美，其功尤胜于榆人，唯陈久者更良。可少吃。多食发热，心痛，为其味辛之故。秋天食之宜人，长吃治五种痔病。

又，杀肠恶虫。

敦煌出土残卷《食疗本草》

茗

茗叶：利大肠，去热解痰。煮取汁用，煮粥良。

又茶主下气，除好肿，消宿食，当日成者良。蒸、捣经宿。用陈故者，即动风发气。市人有用槐、柳初生嫩芽叶杂之。

《证类本草》卷十三

枳壳

《必效方》熨痔，痔头出或痛不可忍。

枳壳为煻灰中煨热，微熨尽七枚，立定。发即熨之。

《证类本草》卷十三

蜀椒

（一）蜀椒

温。粒大者，主上气咳嗽，久风湿痹。

又患齿痛，醋煎含之。

又伤损成疮，中风，以面裹作馄饨，灰中炮之，使熟。断开口，封其疮

---

① 瘅：虐疾。

上，冷，易热者，三五度易之。下治伤损成弓风。

又去久患口疮，去闭口者，以水洗之，以面拌作洸，空心吞之三、五匙，以饭压之，再服，瘥。

又椒：温，辛，有毒。主风邪，腹痛，痹寒，温中，去齿痛，坚齿发，明目，止呕逆，减瘢，生毛发，出汗，下气，通神，去老，益血，利五脏。治生产后诸疾，下乳汁。久服令人气喘。

至十月勿食，及闭口者大忌。

子细黑者是秦椒，白色也。

孟诜云：秦椒，温，灭瘢，长毛，去血。若齿痛，醋煎含之。又损疮中风者，以面作□纳灰中，烧之，使热断，使口开，封其疮上，冷即易之。又法：去闭口者，水洗面拌，煮作粥，空腹吞之，以飷压之，重者可再服，以瘥为度。

《证类本草》卷十四

（二）蜀椒

椒红

气味：辛，温，有毒。（孟诜曰）十月食椒，损气伤心，令人多忘。

主治：通神去老，益血，利五脏，下乳汁，灭瘢，生毛发。

《本草纲目》果部第三十二卷

（三）蜀椒

除客热，不可久食，钝人性灵。

《医心方》卷三十·五菜部第四

椿木

主疳，杀蛔虫。又名臭椿，若和猪肉热面，频食，则中满，盖壅经脉也。

孟诜云：椿，温，动风，熏十二经脉、五脏六腑。多食令人神昏，血气微。又女子血崩及产后血不止，月信来多，可取东引细根一大握，洗之，以水一大升煮，分再服便断。亦止赤带下。又椿俗名猪椿。疗小儿疳痢，可多煮汁后灌之。又取白皮一握，仓粳米五十粒，葱白一握，甘草三寸炙，豉两合，以水一升，煮取半升，顿服之。小儿以意服之。枝叶与皮功用皆同。

《证类本草》卷十四

郁李仁

气结者，酒服仁四十九粒，更泻，尤良。

又破癖气，能下四肢水。

《证类本草》卷十四

胡椒

（一）胡椒

治五脏风冷，冷气，心腹痛。用清水，酒服之，佳。亦宜汤服。若冷气，吞三七枚。

《证类本草》卷十四

（二）胡椒

《食疗》治心腹冷痛，胡椒三七枚，清酒吞之。

《神农本草经疏》卷十四

（三）胡椒

附方：心腹冷痛。

胡椒三七枚，清酒吞之。或云一岁一粒。孟诜《食疗》。

《本草纲目》果部第三十二卷

橡实

主止痢，不宜多食。

《证类本草》卷十四

鼠李

（一）鼠李

微寒。主腹胀满。

其根有毒，煮浓汁含之，治䘌①齿，并疳虫蚀入脊骨者。可煮浓汁灌之，良。

其肉：主胀满谷胀，和面作饼子，空心食之，少时当泻。其煮根汁，亦空心服一盏，治脊骨疳。

《证类本草》卷十四

（二）鼠李（皮）

主治：口疮龋齿，及疳虫蚀人脊骨者，煮浓汁灌之，神良。

《本草纲目》木部第三十六卷

椰子

多食发蛔虫。昔有南人修舍用此，误有一片落在酒瓮中，其酒化为水味。

《证类本草》卷十四

---

① 䘌：指虫食病。

樋实

(一) 樋实

治寸白虫，日食七颗，十日满，其虫皆化为水。

孟诜云：平，多食一二升佳，不发病，令人能食，消谷，助筋骨，行荣卫，明目轻身。

《证类本草》卷十四

(二) 樋实

主治：消谷，助筋骨，行营卫，明目轻身，令人能食。多食一二升，亦不发病。

附方：寸白虫，（诜曰）日食樋子七颗，满七日，虫皆化为水也。

《本草纲目》果部第三十一卷

(三) 樋实

孟诜食疗：治寸白虫，日食樋子七颗，满七日，虫皆化为水也。

《神农本草经疏》卷二十三

蔓椒

(一) 蔓椒

主贼风挛急。

《证类本草》卷十四

(二) 蔓椒

主治：贼风挛急。

《本草纲目》果部第三十二卷

麝

(一) 麝香

作末服之，辟诸毒、热煞、蛇毒，除惊怖、恍惚。蛮人常食。似獐肉而有腥气。蛮人云：食之不畏蛇毒故也。

脐中有香，除百病，治一切恶气、疰病。研了，以水服之。

《证类本草》卷十六

(二) 麝脐香

气味：辛，温，无毒。

主治：除百病，治一切恶气及惊怖恍惚。

《本草纲目》兽部第五十一卷

（三）麝肉

气味：甘，温，无毒。（孟诜曰）蛮人常食之，似獐肉而腥气，云食之不畏蛇毒也。

《本草纲目》兽部第五十一卷

熊

（一）熊

熊脂：微寒，甘滑。冬中凝白时取之，作生无以偕也。脂入拔白发膏中用，极良。脂与猪脂相和燃灯，烟入人目中，令失光明，缘熊脂烟损人眼光。

熊肉：平，味甘，无毒。主风痹筋骨不仁。若腹中有积聚寒热者，食熊肉永不除差。

其骨煮汤浴之，主历节风，亦主小儿客忤。胆：寒，主时气盛热疟蟹①，小儿惊痫。十月勿食，伤神。

小儿惊痫瘈疭，熊胆两大豆许，和乳汁及竹沥服，并得去心中涎，良。

《证类本草》卷十六

（二）熊

熊肉

气味：甘，平，无毒。（张鼎曰）若腹中有积聚寒热者食之，永不除也。十月勿食之，伤神。

主治：补虚羸。

熊胆

气味：苦，寒，无毒。主治：小儿惊痫瘈疭，以竹沥化两豆许服之，去心中涎，甚良。

熊骨

主治：作汤，浴历节风，及小儿客忤。

《本草纲目》兽部第五十一卷

白胶

（一）白胶

傅肿四边，中心留一孔子，其肿即头目自开也。

治咳嗽不瘥者，黄明胶炙令半焦，为末，每服一钱匕，人参末二钱匕，用薄荷汤二盏八分，葱少许，入铫子②煎一两，沸后，倾入盏，遇咳嗽时呷三五口，后依前温暖，却准前咳嗽时吃之也。

---

① 蟹：指虻虫，读为 ni，第四声。
② 铫子：一种有柄有出水口的温器，可烧水煎药。

又止吐血，咯血：黄明胶一两，切作小片子，炙令黄；新绵一两，烧作灰，细研，每服一钱匕，新米饮调下，不计年岁深远，并宜。食后卧时服。

《证类本草》卷十六

（二）白胶

白胶一名鹿角胶，粉名鹿角霜。

修治：（孟诜曰）作胶法，细破寸截，以馈水浸七日令软，方煮之。

《本草纲目》兽部第五十一卷

酥

（一）酥

寒。除胸中热，补五脏，利肠胃。

水牛酥功同，寒，与羊酪同功。羊酥真者胜牛酥。

《证类本草》卷十六

（二）酥

集解：（诜曰）水牛酥与羊酥同功。其羊酥胜牛酥。

《本草纲目》兽部第五十卷

酪

（一）酪

寒。主热毒，止渴，除胸中热。患冷人勿食羊乳酪。

《证类本草》卷十六

（二）酪

释名：湩。

气味：甘、酸、寒，无毒。（孟诜曰）患冷、患痢人，勿食羊乳酪。合酢食，成血瘕。

《本草纲目》兽部第五十卷

醍醐

平。主风邪，通润骨髓。性冷利，乃酥之本精液也。

《证类本草》卷十六

乳腐

（一）乳腐

微寒，润五藏，利大小便，益十二经脉，微动气。细切如豆面，拌醋浆水煮二十余沸，治赤白痢。小儿患，服之弥佳。

《证类本草》卷十七

（二）乳腐

气味：甘，微寒，无毒。（孟诜曰）水牛乳凉，犙①牛乳温。

主治：润五脏，利大小便，益十二经脉。微动气。

《本草纲目》兽部第五十卷

马

（一）马

白马：黑头，食，令人癫。

白马：自死，食之害人。

肉：冷，有小毒，主肠中热，除下气，长筋骨。

赤马蹄：辟温。

又食诸马肉心闷，饮清酒即解，浊酒即加。

又刺疮，取黑驳马尿，热渍，当虫出愈。

患杖疮并打损疮，中风疼痛者，少马骡湿粪，分取半，替换，热熨之，冷则易之，满五十过，极效。

又小儿患头疮，烧马骨作灰，和醋傅。亦治身上疮。

白秃疮：以驳马不乏者尿，数数暖洗之十遍，瘥。

又白马脂五两，封疮上，稍稍封之，白秃者发即生。

又马汗人入疮，毒气攻作脓，心憹欲绝者，烧粟楷草作灰，浓淋作浓灰汁，热煮，蘸疮于灰汁中，须臾白沫出尽，即瘥。白沫者，是毒气也。此方岭南新有人曾得力。

凡生马血入人肉中，多只三两日，便肿连心则死。有人剥马，被骨伤手指，血入肉中，一夜致死。

又臆口，次胪口也。蹄无、夜眠者勿食。

又黑脊而斑不可食。患疮疥人切不得食，加增剧，瘥。

赤马皮临产铺之，令产妇坐上催生。

孟诜云：白马茎益丈夫阴气，阴干者末，和苁蓉蜜丸，空心酒下四十丸，日再，百日见效。悬蹄主惊痫。鬐毛患痢人不得食。肉，有小毒，不与仓米同食，必卒得恶，十有九死。不与姜同食，生气嗽。其肉多着浸洗，方煮得烂熟。兼去血尽。始可篸炙。肥者亦然，不尔毒不出。赤马蹄能辟温疟。

孟诜云：患丁肿中风疼痛者，炒驴马粪，熨人疮满五十遍，极效。男子患，未可及，心差后合阴阳，垂至死，取白马粪五升，绞取汁，好罂中盛停一宿，一服三合，日夜二服。

---

① 犙：读 qín，第二声。牛名。

孟诜云：恶刺疮，取黑马尿热渍当愈，数洗之。

《证类本草》卷十七

（二）马

马肉

气味：辛、苦，冷，有毒。（孟诜曰）有小毒。同仓米、苍耳食，必得恶病，十有九死。同姜食，生气嗽。同猪肉食，成霍乱。食马肉毒发心闷者，饮清酒和解，饮浊酒则加。（鼎曰）马生角，马无夜眼，白马青蹄，白马黑头者，并不可食，令人癫。马鞍下肉色黑及马自死者，并不可食，令人癫。马黑脊而斑臂者漏，不可食。

马心

主治：善忘。（孟诜曰）患痫人食马心，则痞闷加甚。

白马阴茎

气味：甘、咸、平，无毒。

主治：益丈夫阴气。（孟诜曰）阴干，同肉苁蓉等分为末，密丸梧子大，每空心酒下四十丸，日再，百日见效。

马骨

气味：有毒。

主治：烧灰和醋，敷小儿头疮及身上疮。

马悬蹄

气味：甘，平，无毒。

主治：赤马者辟温疟。

马皮

主治：妇人临产，赤马皮催生，良。

马血

气味：有大毒。（孟诜曰）凡生马血入人齿中，一二日便肿起，连心即死。有人剥马伤手，血入肉，一夜致死。

马汗

气味：有大毒。（孟诜曰）马汗入疮，毒攻心欲死者，烧粟秆灰淋汁浸洗，出白沫，乃毒气也。岭南有人用此得力。

白马溺

气味：辛，微寒，有毒。

主治：渍恶刺疮，日十次，愈乃止。

白马通

释名：马屎曰通，牛屎曰洞，猪屎曰零，皆讳其名也。

气味：微温，无毒。

主治：治时行病起合阴阳垂死者，绞汁三合，日夜各二服。又治杖疮、打损伤疮中风作痛者，炒热，包熨五十遍，极效。

《本草纲目》兽部第五十卷

（三）白马通

孟诜云：主阴阳，易垂死者绞汁服也。

《神农本草经疏》卷十七

鹿

（一）鹿

鹿茸

气味：甘，温，无毒。（诜曰）鹿茸不可以鼻嗅之，中有小白虫，视之不见，入人鼻必为虫颡，药不及也。

鹿角

修治：（孟诜曰）凡用鹿角、麋角，并截段错屑，以蜜浸过，微火焙，令小变色，曝干，捣筛为末。或烧飞为丹，服之至妙，以角寸截，泥裹，于器中大火烧一日，如玉粉也。

气味：咸，温，无毒。杜仲为之使。

主治：蜜炙研末酒服，轻身强骨髓，补阳道绝伤。又治女人梦与鬼交者，清酒服一撮，即出鬼精。烧灰，治女子胞中余血不尽欲死，以酒服方寸匕，日三夜一，甚妙。

白胶一名鹿角胶，粉名鹿角霜。

修治：（孟诜曰）作胶法，细破寸截，以馈水浸七日令软，方煮之。

鹿骨

气味：甘，微热，无毒。

主治：安胎下气，杀鬼精物，久服耐老，可酒浸服之。

鹿肉

气味：甘，温，无毒。（孟诜曰）九月以后，正月以前，堪食。他月不可食，发冷痛。白臆者、豹文者，并不可食。鹿肉脯，炙之不动，及见水而动，或曝之不燥者，并杀人。不可同雉肉、蒲白、鲍鱼、虾食，发恶疮。礼记云：食鹿去胃。

主治：补虚羸瘦弱，调血脉。

《本草纲目》兽部第五十一卷

（二）鹿茸

孟诜云：蜜炙研末，酒服轻身，强骨髓，补阳道绝伤。又治妇人梦与鬼交者，酒服一摄，即出鬼精。烧灰，治女子胞中余血不尽，欲死者，悉取其入血行血，散热消肿，补阳辟邪之意也。

《神农本草经疏》卷十七

（三）鹿

孟诜云：鸡有五色，其黑鸡白首、四距六指，鸡死，其足爪不伸者，悉害人。

鹿，可大补人身，为纯阳多寿之物，多食药草，古称仙寿，能通行督脉，食之宜子。

孟诜曰：九月之后，正月之前，食之宜，他月勿食。白胸而有豹纹者，及曝晒其肉，其肉干燥者，皆杀人，勿食。

鹿肉不可与雉、鲍、虾、蒲白同食。

《妇人寿草·求嗣药饵说七》

（四）鹿

鹿头，主消渴，多梦，梦见物；蹄肉，主脚膝骨髓中疼痛；生肉，主中风口偏不正。

《医心方卷三十·五肉部第三》

（五）鹿

谨按：肉，九月后，正月前食之，则补虚羸瘦弱，利五脏，调血脉。自外皆不食，发冷痛。

角：主痈疽疮肿，除恶血。若腰脊痛、折伤，多取鹿角并截取尖，错为屑，以白蜜五升淹浸之，微火熬令小变色，曝干，捣筛令细，以酒服之。轻身益力，强骨髓，补阳道。

角：烧飞为丹，服之至妙。但于瓷器中寸截，用沉裹，大火烧之一日，如玉粉；亦可炙令黄末，细罗①，酒服之，益人。若欲作胶者，细破寸截，以馈水浸七日，令软方煮也。

骨：温。主安胎，下气，杀鬼精，可用浸酒。凡是鹿白臆者，不可食。

孟诜云：鹿茸，主益气，不可以鼻嗅其茸。中有小白虫，视之不见，入人鼻必为虫颡，药不及也。角错为屑，白蜜五升，淹之微火熬令小变，暴干更捣筛，服之令人轻身益气，强骨髓，补绝伤。又妇人梦与鬼交者，鹿角末三指一摄，和清酒服，即出鬼精。又女子胞中余血不尽欲死者，以清酒和鹿角灰服方寸匕，日三夜一，甚效。又小儿以煮小豆汁和鹿角灰，安重舌下，日三度。鹿头肉，主消渴，夜梦见物，又蹄肉主脚膝疼痛，肉主补中益气力。

------

① 罗：筛子。

又生肉主中风口偏不正。以生椒自捣傅之，专看正，即速除之。九月以后正月以前堪食之也。

《证类本草》卷十七

牛

(一) 牛

肚：主消渴，风眩，补五脏。以醋煮食之。

肝：治痢。

肾：主补肾。

髓：安五脏，平三焦，温中。久服增年。以酒送之。和地黄汁、白蜜，作煎服之，治瘦病。恐是牛脂也？

粪：主霍乱，煮饮之，良。

妇人无乳汁，取牛鼻作羹，空心食之，不过三两日，有汁下无限，若中年壮盛者，食之，良。

又宰之尚不堪食，非论自死者。其牛肉取三片，烂切，将啖解糟咬人恶马，只两啖后，颇甚驯，良。若三五顿后，其马犷钝不堪骑。十二月勿食，伤神。

孟诜云：黑牛髓和地黄汁白蜜等分，作煎服，治瘦病。牛乳，寒，患热风人宜服之。

《证类本草》卷十七

(二) 牛

释名：大牢。

黄牛肉

气味：甘，温，无毒。（孟诜曰）黄牛动病，黑牛尤不可食。牛者稼穑之资，不可多杀。若自死者，血脉已绝，骨髓已竭，不可食之。

头蹄（水牛者良）

气味：凉。

主治：下热气。

鼻（水牛者良）

主治：治妇人无乳，作羹食之，不过两日，乳下无限，气壮人尤效。

牛乳

气味：甘，微寒，无毒。

主治：患热风人宜食之。

髓（黑牛、黄牛者良）

气味：甘，温，无毒。

主治：治瘦病，以黑牛髓、地黄汁、白蜜等分，煎服。

牛肝

主治：治疟及痢，醋煮食之。

牛屎

附方：痔痢垂死。

新牛屎一升，水一升，搅澄汁服，不过三服。《必效方》。

《本草纲目》兽部第五十卷

羊

（一）羊

角：主惊邪，明目，辟鬼，安心益气。烧角作灰，治鬼气并漏下恶血。

羊肉：妊娠人勿多食。

头肉：平。主缓中，汗出虚劳，安心止惊。宿有冷病人勿多食。主热风眩，疫疾，小儿痫，兼补胃虚损及丈夫五劳骨热。热病后宜食羊头肉。

肚：主补胃病虚损，小便数，止虚汗。

肝：性冷。治肝风虚热，目赤暗痛，热病后失明者。以青羊肝或子肝薄切，水浸傅之，极效。生子肝吞之尤妙。主目失明，取羚羊肝一斤，去脂膜薄切，以未著水新瓦盆一口，揩令净，铺肝于盆中，置于炭火上煿，令脂汁尽。候极干，取决明子半升，蓼子一合，炒令香为末，和肝杵之为末，以白蜜浆下方寸匕。食后服之，日三，加至三匕止，不过三剂，目极明。一年服之妙，夜见文字并诸物。其羖羊，即骨历羊是也。常患眼痛涩，不能视物，及羞日光并灯火光不得者，取熟羊头眼睛中白䗶子二枚，于细石上粘枣汁研之，取如小麻子大，安眼睛，主仰卧，日二夜二，不过三四度，瘥。

羊心：补心肺。从三月至五月。其中有虫如马尾长，长二三寸已来，须割去之，不去令人痢。

又取皮去毛，煮羹，补虚劳，煮作臛食之，去一切风，治脚中虚风。

羊骨：热。主治虚劳，患宿热人勿食。

髓：酒服之补血。

血：主女人风血虚闷。

头中髓：发风。若和酒服，则迷人心，便成中风也。

羊屎：黑人毛口，主箭镞不出，粪和雁膏傅毛发落，三宿生。

白羊黑头者，勿食之，令人患肠痛；一角羊不可食；六月勿食羊，伤神。

谨按：南方羊都不与盐食之，多在山中吃野草，或食毒草。若北羊，一二年间亦不可食，食必病生尔，为其来南地食毒草故也。若南地人食之，即不爱也。今将北羊于南地养三年之后，犹不中食，何况于南羊能堪食乎？盖土地各然也。

孟诜云：羊肉，温，主风眩瘦病，小儿惊痫，丈夫五劳七伤，脏气虚寒。河西羊最佳，河东羊亦好，纵驱至南方，筋力自劳损，安能补益人。肚，主补胃，小便数。以肥肚作羹食，三五度，瘥。又云：羊肉患天行及疟人食，令发热困董致死。

孟诜云：河西羊最佳，河东羊亦好，纵有驱至南方，筋力自劳损，安能补人？然今南方亦有数种羊，惟淮南州郡或有佳者可亚大羊，江浙羊都少味而发疾。闽广山中出一种野羊，彼人谓之羚羊，其皮厚硬不堪多食，肉颇肥软，益人兼主冷劳、山岚疟痢、妇人赤白下，然此羊多嗽石香薷故，肠脏颇热，亦不宜多食也。

孟诜云：羊毛，醋煮裹脚，治转筋。角灰，主鬼气下血。

《证类本草》卷十七

（二）羊

释名：羖、羝、羯。

羊肉

气味：苦，甘，大热，无毒。（孟诜曰）温。

主治：治风眩瘦病，丈夫五劳七伤，小儿惊痫。

羊头、蹄

气味：甘，平，无毒。

主治：安心止惊，缓中止汗补胃，治丈夫五劳骨热。热病后宜食之，冷病人勿多食。

羊皮

主治：一切风，及脚中虚风，补虚劳，去毛作羹、臛食。

羊乳

气味：甘，温，无毒。

主治：疗虚劳，益精气，补肺、肾气，和小肠气。合脂作羹食，补肾虚，及男女中风。（张鼎）主卒心痛，可温服之。又蚰蜒入耳，灌之即化成水。（孟诜）

羊髓

气味：甘，温，无毒。

主治：和酒服，补血，主女人血虚风闷。

羊胃

气味：甘，温，无毒。

主治：胃反，止虚汗，治虚羸，小便数，作羹食，三五瘥。

羊睛

主治：熟羊眼中白珠二枚，于细石上和枣核磨汁，点目瞖羞明，频用三四日瘥。

羊胫骨

气味：甘，温，无毒。（孟诜曰）性热，有宿热人勿食。

主治：虚冷①劳。

羊毛

主治：转筋，醋煮裹脚。

《本草纲目》兽部第五十卷

狗

（一）狗

牡狗阴茎：补髓。

肉：温。主五脏，补七伤五劳，填骨髓，大补益气力。空腹食之。黄色牡者，上；白、黑色者，次。女人妊娠勿食。

又上伏日采胆，以酒调服之，明目，去眼中脓水。

又主恶疮痂痒，以胆汁傅之，止。胆傅恶疮，能破血，中有伤因损者，热酒调半个服，瘀血尽下。

又犬伤人，杵生杏仁封之，瘥。

比来去血食之，却不益人也。肥者血亦香美，即何要去血？去血之后，都无效矣！

犬自死，舌不出者，食之害人。九月勿食犬肉，伤神。

孟诜云：犬血益阳事，补血脉，厚肠胃，实下焦，填精髓，不可灸食，恐成消渴，但和五味煮，空腹食之，不与蒜同食，必顿损人。若去血则力少，不益人。瘦者多是病，不堪食。

《证类本草》卷十七

（二）狗

释名：犬、地羊。

狗肉

气味：咸，酸，温，无毒。

主治：补五劳七伤，益阳事，补血脉，厚肠胃，实下焦，填精髓，和五味煮，空心食之。凡食犬若去血，则力少不益人。

---

① 冷：疑衍字。

狗胆

气味：苦，平，有小毒。

主治：去肠中脓水。又和通草、桂为丸服，令人隐形。孟诜

（张鼎曰）上伏日采胆，酒服之。

牡狗阴茎

气味：咸，平，无毒。

主治：补精髓。

《本草纲目》兽部第五十卷

（三）犬

孟诜：主补五劳七伤，益阳事，补血脉，厚肠胃，实下焦，填骨髓者，皆取其温暖脾胃之功，则气血生长，腰肾受庇，阳道壮健，而下焦暖也。

《神农本草经疏》卷十七

羚羊

（一）羚羊角

伤寒，热毒，下血。末服之，即瘥。

又疗疝气。

孟诜云：麢羊，北人多食，南人食之，免为蛇虫所伤。和五味子炒之，投酒中经宿，饮之，治筋骨急强中风。又，角主中风筋挛，附骨疼痛，生摩和水涂肿上及恶疮，良。又，卒热闷，屑作末，研和少蜜服，亦治热毒痢及血痢。

《证类本草》卷十七

（二）羚羊

羚羊角

气味：咸，寒，无毒。

主治：治中风筋挛，附骨疼痛。作末蜜服，治卒热闷，及热毒痢血，疝气。摩水涂肿毒。

羚羊肉

气味：甘，平，无毒。

主治：和五味炒熟，投酒中，经宿饮之，治筋骨急强，中风。北人恒食，南人食之，免蛇、虫伤。

《本草纲目》兽部第五十一卷

犀角

（一）犀角

此只是山犀牛，未曾见人得水犀取其角。此两种者，功亦同也。其生角，寒。可烧作灰，治赤痢，研为末，和水服之。

又卒中恶心痛，诸饮食中毒及药毒、热毒，筋骨中风，心风烦闷，皆差。

又以水磨取汁，与小儿服，治惊热鼻上角，尤佳。

肉：微温，味甘，无毒。主瘴气、百毒、蛊疰、邪鬼。食之入山林，不迷失其路。除客热头痛及五痔、诸血痢。

若食过多，令人烦。即取麝香少许，和水服之，即散也。

《证类本草》卷十七

（二）犀角

气味：苦、酸、咸，寒，无毒。

主治。烧灰水服，治卒中恶心痛，饮食中毒，药毒热毒，筋骨中风，心风烦闷，中风失音，皆瘥。以水磨服，治小儿惊热。山犀、水犀，功用相同。

《本草纲目》兽部第五十一卷

（三）犀角

孟诜：主中恶心痛，中饮食药毒，心风烦闷，中风失音，及今人用治吐血、衄血、下血及伤寒蓄血发狂，谵语，发黄发斑。痘疮稠密，热极黑陷等证，神效。皆取其入胃入心，散邪清热，凉血解毒之功耳。

《神农本草经疏》卷十七

虎

（一）虎

虎骨：又主腰膝急疼，煮作汤浴之；或和醋浸，亦良。主筋骨风急痛，胫骨尤妙。

又小儿初生，取骨煎汤，浴其孩子，长大无病。

又和通草煮汁，空腹服半升。覆盖卧，少时，汗即出，治筋骨节急痛。切忌热食，损齿。小儿齿生未足，不可与食，恐齿不生。

又正月勿食虎肉。

孟诜云：肉，食之入山，虎见有畏，辟三十六种精魅。又，眼睛，主疟病，辟恶，小儿热，惊悸。胆，主小儿疳痢，惊神不安，研水服之。骨，煮汤浴，去骨节风毒。膏，内下部，治五痔下血。

《证类本草》卷十七

（二）虎

虎骨

气味：辛，微热，无毒。

主治：煮汁浴之，去骨节风毒肿。和醋浸膝，止脚痛肿，胫骨尤良。初生小儿煎汤浴之，惊痫鬼疰，辟恶风，去疮疥，长大无病。

附方：筋骨急痛。

虎骨和通草煮汁，空肚服半升。覆卧，少时汗出为效。切忌热食，损齿。小儿齿生未足，不可与食，恐齿不生。《食疗》。

虎肉

气味：酸，平，无毒。（孟诜曰）正月勿食虎，伤神。

主治：食之治疟，辟三十六种精魅。入山，虎见畏之。

虎膏

主治：纳下部，治五痔下血。

虎胆

主治：小儿疳痢，神惊不安，研水服之。

虎睛

主治：疟病，小儿热疾惊悸。

《本草纲目》兽部第五十一卷

兔

兔头骨并同肉：味酸。

谨按：八月至十月，其肉酒炙吃，与丹石人甚相宜。注：以性冷故也。大都绝人血脉，损房事，令人痿黄。

肉：不宜与姜、橘同食之，令人卒患心痛，不可治也。

又兔死而眼合者，食之杀人。二月食之伤神。

又兔与生姜同食，成霍乱。

孟诜云：肝主明目，和决明子作丸服之。又主丹石人上冲眼暗不见物，可生食之，一如服羊子肝法。

《证类本草》卷十七

狸

（一）狸骨

尸疰、腹痛、痔瘘，炙之，令香，末，酒服二钱，十服后见验。头骨最妙。

治尸疰邪气，烧为灰，酒服二钱。

亦主食野鸟，肉物中毒，肿也，再服之，即瘥。

五月收者粪，极神妙。正月勿食，伤神。

孟诜云：骨，主痔病，作羹臛食之，不与酒同食。其头烧作灰，和酒服二钱匕，主痔。又食野鸟肉中毒，烧骨灰服之，瘥。炙骨和麝香雄黄为丸服，治痔及瘘疮。粪，烧灰主鬼疟。

《证类本草》卷十七

（二）狸

狸肉

气味：甘，平，无毒。（孟诜曰）温，正月勿食，伤神。

狸骨

气味：甘，温，无毒。

主治：烧灰水服，治食野鸟肉中毒。头骨炙研或烧灰，酒服二钱，治尸疰、邪气腹痛及痔瘘，十服后见验。

狸屎（五月收干）

主治：烧灰，水服，主鬼疟寒热。

《本草纲目》兽部第五十一卷

獐

（一）獐骨

道家用供养星辰者，盖为不管十二属，不是腥腻也。

孟诜云：肉亦同麋，酿酒道家名为白脯，惟麋鹿是也，余者不入。又其中往往得香，栗子大，不能全香，亦治恶病。其肉，八月止十一月食之，胜羊肉。自十二月止七月，食动气也。又若瘦恶者，食发痼疾也。

《证类本草》卷十七

（二）獐

正误：（诜曰）獐中往往得香，如栗子大，不能全香，亦治恶病。

獐肉

气味：甘，温，无毒。（孟诜曰）八月至十一月食之，胜羊，十二月至七月食之，动气，多食，令人消渴。若瘦恶者，食之发痼疾。不可合鹄肉食，成癥瘕。又不可合梅、李、虾食，病人。

发明：（孟诜曰）肉同麋肉酿酒，良。道家以其肉供养星辰，名为白脯，云不属十二辰，不是腥腻，无禁忌也。

《本草纲目》兽部第五十一卷

豹

（一）豹肉

补益人。食，令人强筋骨，志性粗疏，食之便觉也。少时消即定。久食之，终令人意气粗豪。唯令筋健，能耐寒暑。正月食之伤神。

孟诜云：肉，食之令人志性粗，多时消即定。久食，令人耐寒暑。脂，可合生髮膏，朝涂暮生。头骨，烧灰淋汁，去白屑。

《证类本草》卷十七

（二）豹

发明：（孟诜曰）豹肉令人志性粗豪，食之便觉，少顷消化乃定。久食亦然。

豹脂

主治：合生发膏，朝涂暮生。

豹头骨

主治：烧灰淋汁，去头风白屑。

《本草纲目》兽部第五十一卷

猪

（一）猪

肉：味苦，微寒，压丹石，疗热闭血脉。虚人动风，不可久食，令人少子精，发宿疹。主疗人肾虚，肉发痰，若患疟疾人，切忌食，必再发。

又云：江猪：平。肉酸。多食令人体重。今补人作脯，多皆不识。但食，少有腥气。

又：舌和五味煮取汁饮，能健脾，补不足之气，令人能食。

孟诜云：犬猪头：主补虚，乏气力，去惊痫五痔，下丹石。又肠：主虚渴，小便数，补下焦虚渴。又云东行母猪粪一升，宿浸去滓，顿服，治毒黄热病。

孟诜云：肾，主人肾虚，不可久食。

孟诜云：肚，主暴痢虚弱。

《证类本草》卷十八

（二）豕

释名：猪、豚、彘。

豚肉

气味：辛，平，有小毒。（鼎曰）江猪多食，令人体重；作脯，少有腥气。（孟诜曰）久食杀药，动风发疾。伤寒、疟疾、痰痼、痔漏诸疾，食之必再发。

猳猪头肉

主治：同五味煮食，补虚乏气力，去惊痫五痔，下丹石，亦发风气。《食疗》。

猪肾

释名：腰子。

气味：咸，冷，无毒。（孟诜曰）久食，令人伤肾。

猪肠

气味：甘，微寒，无毒。

主治：虚渴，小便数，补下焦虚竭。

猪舌

主治：健脾补不足。令人能食，和五味煮汁食。

《本草纲目》兽部第五十卷

（三）猪肾

孟诜云：久食令人伤肾，并非补肾之物明也。

《神农本草经疏》卷十八

麋

（一）麋

麋肉

气味：甘，温，无毒。（孟诜曰）多食令人弱房，发脚气。妊妇食之，令子目病。

主治：益气补中，治腰脚。

麋角

修治：凡用麋角，可五寸截之，中破，炙黄为末，入药。

气味：甘，热，无毒。

主治：酒服，补虚老。作粉常服，治丈夫冷气及风，筋骨疼痛。若卒心痛，一服立瘥。浆水磨泥涂面，令人光华，赤白如玉可爱。

麋皮

主治：作靴、袜，除脚气。

《本草纲目》兽部第五十一卷

（二）麋

麋肉，益气补中，治腰脚，不与雉肉同食。谨按：肉多无功用。所食亦微补五藏不定气，多食令人弱房，发汁气。骨：除虚劳至效，可煮骨作汁，酿酒饮之，令人肥白。美颜色。

孟诜云：其角补虚劳，填髓。理角法：可五寸截之，中破，炙令黄香后，末和酒空腹服三钱匕。若卒心痛一服，立瘥。常服之，令人赤白如花，益阳道。不知何因？与肉功不同尔。亦可煎作胶，与鹿角胶同功。茸，甚胜鹿茸，仙方甚重。又，丈夫冷气及风筋骨疼痛，作粉长服。又，于浆水中研为泥涂面，令不皱，光华可爱。又，常俗，人以皮作靴，熏脚气。

《证类本草》卷十八

驴

（一）驴

卒心痛，绞结连腰脐者，取驴乳三升，热服之，瘥。

孟诜云：肉，主风狂，忧愁不乐，能安心气。又头燖去毛，煮汁以渍曲酝酒，去大风。又生脂和生椒熟捣，绵裹塞耳中，治积年耳聋。狂癫不能语，不识人者，和酒服三升，良。皮，覆患疟人，良。又和毛煎，令作胶，治一切风毒骨节痛，呻吟不止者，消和酒服，良。又骨煮作汤，浴渍身，治历节风。又煮头汁，令服三二升，治多年消渴，无不瘥者。又脂和乌梅为丸，治多年疟，未发时服三十丸。又头中一切风，以毛一斤炒令黄，投一斗酒中，渍三日，空心细细饮，使醉，以覆卧取汗，明日更依前服，忌陈仓米麦麹等。

《证类本草》卷十八

（二）驴

驴肉

气味：甘，凉，无毒。

主治：主风狂，忧愁不乐，能安心气。同五味煮食，或以汁作粥食。

驴头肉

主治：煮汁，服二三升，治多年消渴，无不瘥者。又以渍麹酝酒服，去大风动摇不休者。

驴脂

主治：和酒服三升，治狂癫，不能语，不识人。和乌梅为丸，治多年疟，未发时服三十丸。又生脂和生椒捣熟，绵裹塞耳，治积年聋疾。

驴乳

气味：甘，冷利，无毒。

主治：卒心痛绞结，连腰脐者，热服三升。

驴皮

主治：煎胶食之，治一切风毒，骨节痛，呻吟不止。和酒服更良。其生皮，覆疟疾人良。

驴毛

主治：头中一切风病，用一斤炒黄，投一斗酒中，渍三日。空心细饮令醉，暖卧取汗。明日更饮如前。忌陈仓米、麦面。

驴骨

主治：煮汤，浴历节风。

《本草纲目》兽部第五十卷

狐

（一）狐

肉：温，有小毒。主疮疥，补虚损，及女子阴痒绝产，小儿癀①卵肿，煮炙任食之，良。又主五脏邪气，服之便瘥。空心服之佳。

肠肚：微寒。患疮疥久不瘥，作羹臛食之。小儿惊痫及大人见鬼，亦作羹臛食之，良。其狐魅状候：或叉手有礼见人，或于静处独语，或裸形见人，或只揖无度，或无语，或紧合口，叉手坐，礼度过常，尿屎乱放，此之谓也。如马疫亦同。灌鼻中便瘥。

头：烧，辟邪。

孟诜云：狐，补虚，煮炙食之。又主五脏邪气，患蛊毒寒热宜多服之。

《证类本草》卷十八

（二）狐

狐肉

气味：甘，温，无毒。（孟诜曰）有小毒。《礼记》云"食狐去首"，为害人也。

主治：煮炙食，补虚损；又主五脏邪气，患蛊毒寒热者，宜多服之。

狐五脏及肠肚

气味：苦，微寒，有毒。

主治：作羹臛，治大人见鬼。

《本草纲目》兽部第五十一卷

獭肝

（一）獭肝

患咳嗽者，烧为灰，酒服之。

肉：性寒，无毒。煮汁治疫及牛马疫，皆煮汁，停冷，灌之。

又若患寒热毒，风水虚胀，可即取水獭一头，剥去皮，和五脏、骨、头、

---

① 癀：读 tui，第二声，前阴病。

尾等炙，令干，杵末，水下方寸匕。日二服，十日瘥。

孟诜云：獭肝主疰病，相染一门，悉患者以肝一具，火炙末，以水和方寸匕，服之，日再服。谨按：服之下水胀，但热毒风虚胀，服之即瘥。若是冷风虚胀，食益虚肿甚也，只治热，不治冷，不可一概尔。

《证类本草》卷十八

（二）水獭肝

发明：（孟诜曰）疰病，一门悉患者，以肝一具火炙末，水服方寸匕，日再服之。

《本草纲目》兽部第五十一卷

（三）獭肝

孟诜云：尸疰一门悉患者，獭肝一具，烧水服方寸匕，日再。

《神农本草经疏》卷十八

猯

（一）猯

肉：平，味酸。

骨：主上气咳嗽。炙末，酒和三合，服之，日二，其嗽必瘥。

孟诜云：猯，主服丹石劳热。患赤白痢多时不瘥者，可煮肉经宿露中，明日空腹和酱食之一顿，即瘥。又瘦人可和五味煮食，令人长脂肉，肥白。曾服丹石，可时时服之。丹石恶发热，服之妙。

《证类本草》卷十八

（二）猯

释名：猪獾。

猯肉

气味：甘，酸，平，无毒。

主治：服丹石动热，下痢赤白久不瘥，煮肉露一宿，空腹和酱食，一顿即瘥，瘦人煮和五味食，长肌肉。

猯骨

主治：上气咳嗽，炙研，酒服三合，日二，取瘥。

《本草纲目》兽部第五十一卷

野猪

（一）野猪

三岁，胆中有黄，和水服之，主鬼疰痫病。

又：其肉主癫痫，补肌肤，令人虚肥。

雌者肉美。肉色赤者，补人五脏，不发风虚气也。其肉胜家猪也。

又胆治恶热毒邪，气内不发病，减药力，与家猪不同。

脂：主妇人无乳者，服之即乳下。本来无乳者，服之亦有。

青蹄者，不可食。

孟诜云：野猪，主补肌肤。令人虚肥。胆中有黄，研如水，服之治痈病。其肉尚胜诸猪，雌者肉美。其冬月在林中食橡子，肉色赤补五脏风气。其膏练令精细，以一匙和一盏酒服，日三服，令妇人多乳，服十日，可供三四孩子。齿，作灰服，主蛇毒。胆，治恶热气。

《证类本草》卷十八

（二）野猪

集解：（诜曰）冬月在林中食橡子。其黄在胆中，三岁乃有，亦不常得。

野猪肉

气味：甘，平，无毒。（孟诜曰）不发病，减药力。与家猪不同。但青蹄者不可食，微动风。

主治：癫痫，补肌肤，益五脏，令人虚肥，不发风虚气

野猪脂

主治：炼净和酒日三服，令妇人多乳，十日后，可供三四儿。素无乳者亦下。

《本草纲目》兽部第五十一卷

豪猪

发明：（孟诜曰）此猪多食苦参，故能治热风水胀，而不治冷胀也。（李时珍曰）豪猪本草不载，惟孟氏《食疗本草·獾条》说之。

豪猪肚及屎

气味：寒，无毒。

主治：水病，热风，鼓胀。同烧存性，空心温酒服二钱匕。用一具即消。

《本草纲目》兽部第五十一卷

豺

（一）豺

云寒，头骨烧灰，和酒灌，解槽牛马便驯，良，即更附人也。

孟诜云：主疳痢，腹中诸疮，煮汁饮之。或烧灰和酒服之，其灰傅䘌[①]齿疮。

肉：酸，不可食，消人脂肉，损人神情。

《证类本草》卷十八

---

① 䘌：指虫食病。

（二）豺

豺肉

气味：酸，热，有毒。（孟诜曰）豺肉食之，损人精神，消人脂肉，令人瘦。

豺皮

气味：热。

主治：疗诸疳痢，腹中诸疮，煮汁饮，或烧灰酒服之。其灰亦可傅蠹[①]齿疮。又曰：头骨烧灰和酒灌解槽，牛马便驯良附人。

《本草纲目》兽部第五十一卷

鸡

（一）鸡

治大人及小儿发热，可取卵三颗，白蜜一合，相和服之，立瘥。卵并不得和蒜食，令人短气。

又胞衣不出，生吞鸡子清一枚。治目赤痛，除心下伏热，烦满咳逆，动心气，不宜多食。

乌雌鸡：温，味酸，无毒。主除风寒湿痹，治反胃，安胎及腹痛，踒折骨疼，乳痈。

月蚀疮绕耳根，以乌雌鸡胆汁傅之，日三。

以乌油麻一升，熬之令香，末和酒服之，即饱热能食。

鸡具五色者，食之致狂。

肉和鱼肉汁食之，成心瘕。六指、玄鸡、白头家鸡，及鸡死足爪不伸者，食并害人。

鸡子和葱食之，气短。鸡子白共鳖同食，损人。鸡子共獭肉同食，成遁尸注，药不能治。鸡兔同食成泄痢。

小儿五岁已下，未断乳者，勿与鸡肉食。

乌雄鸡：主心痛，除心腹恶气。又虚弱人取一只，治如食法，五味汁和肉一器中，封口，重汤中煮之，使骨肉相去即食之，甚补益。仍须空腹饱食之。肉须烂，生即反损。亦可五味腌，经宿，炙食之，分为二顿。又刺在肉中不出者，取尾二七枚，烧作灰，以男子乳汁和封疮，刺当出。又目泪不止者，以三年冠血傅睛上，日三度。

黑雌鸡：产后血不止，以鸡子三枚，醋半升，好酒二升，煎取一升，分为四服，如人行三二里，微暖进之。又新产妇可取一只，理如食法。和五味

---

① 蠹：指虫食病。

炒熟，香，即投二升酒中，封口经宿，取饮之，令人肥白。又和乌油麻二升，熬令黄香，末之入裹，酒尽极效。

黄雌鸡：主腹中水癖瘟，以一只，理如食法。和赤小豆一升同煮，候豆烂即出，食之，其汁日二夜一，每服四合，补丈夫阳气，治冷气。瘦著床者，渐渐食之，良。又先患骨热者，不可食之。鸡子动风气，不可多食。又先粉诸石为末，和饭与鸡食之，后取鸡食之，甚补益。又子醋煮熟，空腹食之，治久赤白痢。又人热毒发，可取二颗鸡子白，和蜜一合，服之，瘥。

《证类本草》卷十九

（二）鸡

黑雌鸡肉

气味：甘，酸，温，平，无毒。

主治：治反胃及腹痛，蹉折骨痛，乳痈。又新产妇以一口治净，和五味炒香，投二升酒中，封一宿取饮，令人肥白。又和乌油麻二升熬香末之，入酒中极效。

黄雌鸡肉

气味：甘，酸，咸，平，无毒。

主治：补丈夫阳气，治冷气瘦着床者，渐渐食之，良。以光粉、诸石末饭饲鸡，煮食甚补益。

附方：水癖水肿。

（孟诜曰）腹中水癖水肿。以黄雌鸡一只，如常治净，和赤小豆一升同煮，候豆烂，即出食之。其汁饮，日二夜一，每服四合。

鸡冠血

气味：咸，平，无毒。

主治：治目泪不止，日点三次，良。

附方：助阳益气。

（孟诜曰）丹雄鸡冠血，和天雄、太阳粉各四分，桂心二分，丸服之。

鸡肝

气味：甘，苦，温，无毒。

主治：补肾，治心腹痛，安漏胎下血，以一具切，和酒五合服之。

鸡胆

气味：苦，微寒，无毒。

主治：月蚀疮，绕耳根，日三涂之。

鸡尾毛

主治：刺入肉中，以二七枚烧作灰，和男子乳汁封之，当出。

鸡屎白

附方：白虎风痛。

（孟诜曰）铺饭于患处，以丹雄鸡食之。良久，取热粪封之。取讫，使伏于患人床下。

鸡子

气味：甘，平，无毒。（张鼎曰）不宜多食，令人腹中有声，动风气。和葱、蒜食之，气短；同韭子食，成风痛；共鳖肉食，损人；共獭肉食，成遁尸注，药不能治；同兔肉食，成泄痢。

主治：小儿发热，以白蜜一合，和三颗搅服，立瘥。

鹳雉《食疗》

释名：鹳鸡、山鸡、山雉。

鹳雉肉

气味：甘，平，有小毒。（孟诜曰）发五痔，久食瘦人。和荞麦面食，生肥虫。同豉食，害人。卵同葱食，生寸白虫。余并同雉。

主治：五脏气喘不得息者，作羹臛食。

《本草纲目》禽部第四十八卷

（三）鸡

孟诜云：鸡有五色，其黑鸡白首、四距六指，鸡死，其足爪不伸者，悉害人。

鹿，可大补人身，为纯阳多寿之物，多食药草，古称仙寿，能通行督脉，食之宜子。

孟诜曰：九月之后，正月之前，食之宜，他月勿食。白胸而有豹纹者，及曝晒其肉，其肉干燥者，皆杀人，勿食。

鹿肉不可与雉、鲍、虾、蒲白同食。

《妇人寿草·求嗣药饵说》

鹅

（一）鹅

脂：可合面脂。

肉：性冷，不可多食，令人易霍乱。与服丹石人相宜，亦发痼疾。

卵：温。补五脏，亦补中益气。多发痼疾。

《证类本草》卷十九

（二）鹅

鹅肉

气味：甘，平，无毒。（孟诜曰）鹅肉性冷，多食令人易霍乱，发痼疾。

主治：解五脏热，服丹石人宜之。

鹅卵

气味：甘，温，无毒。

主治：补中益气。多食发痼疾。

《本草纲目》禽部目录第四十七卷

鸭

（一）白鸭

野鸭：寒。主补中益气，消食。九月以后即中食，全胜家者。虽寒不动气，消十二种虫，平胃气，调中轻身。

又身上诸小热疮，多年不可者，但多食之，即瘥。

白鸭肉：补虚，消毒热，利水道，及小儿热惊痫，头生疮肿。

又和葱豉作汁饮之，去卒烦热。

又粪主热毒毒痢。

又取和鸡子白，封热肿毒止，消。

又黑鸭：滑中，发冷痢，下脚气，不可食之。

子：微寒，少食之，亦发气，令背膊闷。

项中热血：解野葛毒，饮之瘥。

卵：小儿食之，脚软不行，虚到。盐淹食之即宜人。

屎：可揭蚯蚓咬疮。

《证类本草》卷十九

（二）鹜

释名：鸭。

鹜肉

气味：甘，冷，微毒。（孟诜曰）白鸭肉最良，黑鸭肉有毒，滑中，发冷利，脚气，不可食。目白者，杀人。

主治：头生疮肿。和葱、豉煮汁饮之，去卒然烦热。（孟诜，并用白鸭）

鸭血（白鸭者良）

气味：咸，冷，无毒。

主治：热饮，解野葛毒。已死者，入咽即活。

鹜卵

气味：甘，咸，微寒，无毒。（孟诜曰）多食发冷气，令人气短背闷。小儿多食，脚软。盐藏食之，即宜人。

白鸭通

释名：鸭屎。

气味：冷，无毒。

主治：主热毒、毒痢。又和鸡子白，涂热疮肿毒，即消。涂蚯蚓咬，亦效。

《本草纲目》禽部目录第四十七卷

（三）鸭

寒，补中益气，消食。

《医心方卷三十·五肉部第三》

凫

释名：野鸭。

野鸭肉

气味：甘，凉，无毒。（孟诜曰）九月以后，立春以前，即中食，大益病人，全胜家者，虽寒不动气。

主治：补中益气，平胃消食，除十二种虫。身上有诸小热疮，年久不愈者，但多食之，即瘥。

《本草纲目》禽部目录第四十七卷

鹧鸪

（一）鹧鸪

能补五脏，益心力，聪明。此鸟出南方，不可与竹笋同食，令人小腹胀。自死者，不可食。一言此鸟天地之神，每月取一只飨至尊，所以自死者不可食也。

《证类本草》卷十九

（二）鹧鸪

释名：越雉。

鹧鸪肉

气味：甘，温，无毒。（孟诜曰）不可与竹笋同食，令人小腹胀。自死者不可食。或言此鸟，天地之神每月取一只飨至尊，所以自死者不可食。

主治：能补五脏，益心气聪明。

《本草纲目》禽部第四十八卷

雁

（一）雁

雁膏：可合生发膏，仍治耳聋者。

灰和泔洗头，长发。

《证类本草》卷十九

（二）雁

雁肪

主治：长毛发须眉。（孟诜曰）合生发膏用之。

雁骨

主治：烧灰和米泔沐之，长发。

《本草纲目》禽部目录第四十七卷

雀

（一）雀

其肉十月以后，正月以前食之，续五脏不足气，助阴道，益精髓，不可停息。

粪：和天雄、干姜为丸，令阴强。

脑：涂冻疮。

卵白：和天雄末、菟丝子末为丸，空心酒下五丸。主男子阴痿不起，女子带下，便溺不利。除疝瘕，决痈肿，续五脏经。

《证类本草》卷十九

（二）雀

雀肉

释名：瓦雀、宾雀。

气味：甘，温，无毒。

主治：益精髓，续五脏不足气。宜常食之，不可停辍。

雀卵

气味：酸，温，无毒。五月取之。

主治：和天雄、菟丝子末为丸，空心酒下五丸，治男子阴痿不起，女子带下，便溺不利，除疝瘕。

雄雀屎

气味：苦，温，微毒。

主治：和天雄、干姜丸服，能强阴。

《本草纲目》禽部目录第四十八卷

（三）雀卵

孟诜云：和天雄、兔丝子末为丸，空心酒下五丸，治男子阴痿，女子带下，便溺不利，除疝瘕，以其有温暖命门之功也。肉，味甘温，功用不及卵。

《神农本草经疏》卷十九

燕

石燕在乳穴石洞中者，冬月采之堪食，余者不中，只可治病，食如常法，取二十枚，投酒一升中浸之三日后取饮，每服一、二盏，随性多少，益气力。

《证类本草》卷十九

石燕肉

集解：（孟诜曰）石燕在乳穴石洞中者。冬月采之，堪食。余月，止可治病。

气味：甘，暖，无毒。

主治：壮阳，暖腰膝，添精补髓，益气，润皮肤，缩小便，御风寒、岚瘴、温疫气。（孟诜曰）治法：取石燕二七枚，和五味炒熟，以酒一斗浸三日。每夜卧时饮一二盏，甚能补益，令人健力能食。

《本草纲目》禽部第四十八卷

山鸡、野鸡

主五脏气喘不得息者。食之发五痔，和荞麦面食之，生肥虫。

卵：不与葱同食，生寸白虫。

又：野鸡久食令人瘦。

又九月至十二月食之，稍有补，它月即发五痔及诸疮疥。不与胡桃同食。菌子、木耳同食，发五痔，立下血。

云不与胡桃同食，即令人发风，如在船车内，兼发心痛。亦不与豉同食。自死，足爪不伸者，食之杀人。

《证类本草》卷十九

鹨雉《食疗》

释名：鹨鸡、山鸡、山雉。

鹨雉肉

气味：甘，平，有小毒。（孟诜曰）发五痔，久食瘦人。和荞麦面食，生肥虫。同豉食，害人。卵同葱食，生寸白虫。余并同雉。

主治：五脏气喘不得息者，作羹臛食。

《本草纲目》禽部第四十八卷

鸱

（一）鸱

头：烧灰，主头风目眩，以欲服之。

肉：食之治癫痫疾。

《证类本草》卷十九

（二）鸥肉

主治：食之，治癫痫。

《本草纲目》禽部第四十九卷

乌鸦

（一）乌鸦

寒。主五痔，止血。

又食法：腊月采之，五味炙之，治老嗽。或作羹食之，亦得。或捣为散，白蜜和丸，并得治上件病。取腊月腊日得者，良，有效。非腊日得者不堪用。

《证类本草》卷十九

（二）乌鸦肉

气味：酸，涩，平，无毒。（孟诜曰）肉涩不可食，止可治病。

《本草纲目》禽部目录第四十九卷

慈鸦

（一）慈鸦

主瘦病、咳嗽、骨蒸者，可和五味淹炙食之，良。其大鸦不中食，肉涩，只能治病，不宜常食也。

以目睛汁注眼中，则夜见神鬼。又"神通目法"中亦要用此物。又《北帝摄鬼录》中，亦用慈鸦卵。

《证类本草》卷十九

（二）慈乌肉

气味：酸，咸，平，无毒。

主治：补虚治瘦，助气止咳嗽。骨蒸羸弱者，和五味淹炙食之，良。（嘉祐）（孟诜曰）北帝摄鬼录中用慈鸦卵。

《本草纲目》禽部第四十九卷

鸳鸯

（一）鸳鸯

其肉：主瘘疮，以清酒炙食之。食之则令人美丽。

又主夫妇不和，作羹臛私与食之，即立相怜爱也。

《证类本草》卷十九

（二）鸳鸯

释名：黄鸭匹鸟。

鸳鸯肉

气味：咸，平，有小毒。（孟诜曰）多食，令人患大风。

主治：清酒炙食，治瘘疮。作羹臛食之，令人肥丽。夫妇不和者，私与食之，即相爱怜。

《本草纲目》禽部目录第四十七卷

（三）鸳鸯

孟诜《食疗本草》：夫妇失睦，岂可孕子。欲使夫妇和睦，可以鸳鸯肉为羹，暗与食之，夫妇自然和顺。

《妇人寿草·求嗣术》

石蜜

（一）石蜜

微温，主心腹邪气，诸惊痫，补五脏不足气，益中止痛解毒，能除众病，和百药，养脾气，除心烦闷，不能饮食。治心肚痛，面刺腹痛及赤白痢，则生捣地黄汁，和蜜一大匙，服即下。又长服之，面如花色，仙方中甚贵此物，若觉热，四肢不和，即服蜜浆一碗，甚良。

又能止肠口，除口疮，明耳目，久服不饥。

又点目中热膜。

家养白蜜为上，木蜜次之，崖蜜更次之。

又治癫，可取白蜜一斤，生姜二斤，捣取汁，先秤铜铛令知斤两，即下蜜于铛中消之，又秤，知斤两，下姜汁于蜜中，微火煎，令姜汁尽。秤蜜斤两在即休，药已成矣。患三十年癫者，平旦服枣许大一丸，一日三服，酒饮任下。忌生冷醋滑臭物，功用甚多，世人众委，不能一一具之。

孟诜云：石蜜治目中热膜，明目。蜀中波斯者良，东吴亦有，并不如两处者。此皆煎甘蔗汁及生乳汁，则易细白耳。和枣肉及苣藤末丸，每食后含一两丸，润肺气，助五脏津。

《证类本草》卷二十

（二）石蜜

主治：治目中热膜，明目。和枣肉、巨胜末为丸噙之。润肺气，助五脏，生津。

《本草纲目》果部目录第三十三卷

（三）石蜜

寒。上，心腹胀热，口干渴。波斯者良，注少许于目中，除去热膜明目；蜀川者为次。今东吴亦有，并不如波斯。此皆是煎甘蔗汁及牛膝汁煎，则细白耳。又和枣肉及巨胜人作末为丸，每食后含一丸如李核大，咽之津。润肺气，助五脏津。

敦煌出土残卷《食疗本草》

龟

（一）龟甲

温，味酸，主除温瘴气，风痹，身肿，蹉折。

又骨：带入山林中，令人不迷路。

其食之法，一如鳖法者也，其中黑色者，常啖蛇，不中食之。其壳亦不堪用。

其甲能主女人漏下赤白、崩中，小儿囟不合，破癥瘕、痎①疟，疗五痔，阴蚀，湿痹，女子阴隐疮及骨节中寒热，煮汁浴渍之，良。

又以前都用水中龟，不用啖蛇龟。五月五日取头干末，服之，亦令人长远入山不迷。

又方：十师处钻子者，涂酥炙，细罗，酒下二钱，疗风疾。

《证类本草》卷二十

（二）龟

水龟肉

主治：煮食，除湿痹风痹，身肿蹉折。

秦龟

释名：山龟。

秦龟头主治：阴干炙研服，令人长远入山不迷。

摄龟肉

气味：甘，寒，有毒。（孟诜曰）此物啖蛇，肉不可食，壳不可堪用。

《本草纲目》介部第四十五卷

魁蛤

（一）魁蛤

寒。润五脏，治消渴，开关节，服丹石人食之，使人免有疮肿及热毒所生也。

《证类本草》卷二十

（二）魁蛤肉

气味：甘，平，无毒。（张鼎曰）寒。

主治：润五脏，止消渴，利关节。服丹石人宜食之。免生疮肿热毒。（张鼎）。

《本草纲目》介部第四十六卷

---

① 痎：Jie，第一声。二日一发的疟疾。

牡蛎

孟诜云：牡蛎火上炙，令沸，去壳，食之甚美，令人细肌肤，美颜色。又药家北来，取左顾者若食之，即不拣左右也。可长服之，海族之中惟此物最贵，北人不识不能表其味尔。

鮧

鮧与鳠：大约相似，主诸补益，无磷，有毒，勿多食。赤目、赤须者并杀人也。

《证类本草》卷二十

鳢鱼

孟诜云：鳢鱼下大小便拥塞气。又作鲙，与脚气风气，人食之，效。又以大者洗去泥，开肚，以胡淑末半两，切大蒜三、二颗，内鱼腹中，缝合，并和小豆一升煮之，令熟，下萝卜三、五颗，如指大，切葱一握，煮熟，空腹食之，并豆等强饱，尽食之，至夜即泄气无限，三、五日更一顿，下一切恶气。

又十二月作酱，良也。

《证类本草》卷二十

鲫鱼

（一）鲫鱼

食之平胃气，调中，益五脏，和莼菜作羹食，良。

作鲙食之，断暴下痢，和蒜食之，有少热；和姜酱食之，有少冷。

又夏月热痢可食之，多益，冬月中则不治也。

骨：烧为灰，傅恶疮上，三五度瘥。

谨按：其子调中，益肝气。凡鱼生子，皆粘在草上及土中。寒冬月水过后，亦不伤坏。每到五月三伏时，雨中便化为鱼。

食鲫鱼不得食沙糖，令人成疳虫。丹石热毒发者，取荠苨和鲫鱼作羹，食一两顿即瘥。

孟诜云：鲫鱼，平胃气，调中，益五藏，和莼作羹食，良。又鲫鱼与鳊其状颇同，味则有殊，鳊是节化，鲫是稷米化之。其腹上尚有米色宽大者是鲫，背高腹狭小者是鳊，其功不及鲫鱼。子，谓中益肝气尔。

《证类本草》卷二十

（二）鲫鱼

肉

气味：甘，温，无毒。（张鼎曰）和蒜食，少热；同沙糖食，生疳虫；同芥菜食，或肿疾；同猪肝、鸡肉、雉肉、鹿肉、猴肉食，生痈疽；同麦门冬食，害人。

主治：合莼作羹，主胃弱不下食，调中益五脏。合茭首作羹，主丹石发热。

子：忌猪肝。主治：调中，益肝气。孟诜、张鼎《食疗》。

《本草纲目》鳞部第四十四卷

（三）鲫鱼

孟诜云：调中，益五脏。表其益脾和胃之功也。

《神农本草经疏》卷二十

（四）鲫鱼

作鲙食之，断暴痢。其子调中益肝气。

《医心方卷三十·五肉部第三》

鳝鱼

（一）鳝鱼

孟诜曰：鳝鱼补五脏，远十二风邪，患恶气人常作臛①，空服饱食，便以衣盖身，少顷当汗出，如白胶，汗从腰脚中出，候汗尽，暖五末汤浴，须慎风一日，更三、五日一服，并治湿风。

《证类本草》卷二十

（二）鳝鱼肉

主治：补五脏，逐十二风邪。患湿风、恶气人，作臛空腹饱食，暖卧取汗出如胶，从腰脚中出，候汗干，暖五枝汤浴之，避风。三五日一作，甚妙。

附方：肉痔出血。

鳝鱼煮食，其性凉也。便民《食疗》。

《本草纲目》鳞部第四十四卷

鲤鱼

（一）鲤鱼

胆：主除目中赤及热毒痛，点之良。

肉：白煮食之，疗水肿脚满，下气。腹中有宿瘕不可食，害人。久服天门冬人，亦不可食。

---

① 臛：指瘦或羸瘦。

刺在肉中，中风水肿痛者，烧鲤鱼眼睛作灰，内疮中，汁出即可。

谨按：鱼血主小儿丹毒，涂之即瘥。

鱼鳞：烧灰。绝研，酒下方寸，破产妇滞血。

脂：主痫，食之，良。

肠：主小儿腹中疮。

鲤鱼鲊：不得和豆藿叶食之，成瘦。

其鱼子不得合猪肝食之。

凡修理，可去脊去两筋及黑血毒，故必见验也。

炙鲤鱼切忌烟，不得令熏着眼，损人目光，三两日内必见验也。

又天行病后不可食，再发即死。

又其在砂石中者，有毒，多在脑中，不得食头。

孟诜云：鲤鱼白，煮食之，疗水肿，脚满，下气，腹有宿瘕不可食，又修可去脊上两筋及黑血毒故也。又天行病后不可食，再发即死。其在沙石中者毒多在脑中，不得食头。

《证类本草》卷二十

（二）鲤鱼肉

气味：甘，平，无毒。（孟诜曰）鲤脊上两筋及黑血有毒，溪涧中有毒在脑，俱不可食。凡炙鲤鱼不可使烟入目，损目光，三日内必验也。天行病后、下痢及宿癥，俱不可食。服天门冬、朱砂人不可食。不可合犬肉及葵菜食。

《本草纲目》鳞部目录第四十四卷

（三）鲤鱼

天行病后不可食，再发即死。又沙石中者，毒多在脑髓中，不可食其头，又每断其脊上两筋及脊内黑血，此是毒故也。

《医心方卷三十·五肉部第三》

鲟鱼

（一）鲟鱼

有毒。主血淋。可煮汁食之。其味虽美，而发诸药毒。

鲊：世人虽重，尤不益人。服丹石人不可食，令人少气。发一切疮疥，动风气，不与干笋同食，发瘫缓风，小儿不与食，结癥瘕及嗽。大人久食，令人卒痛，并使人卒患腰痛。

《证类本草》卷二十

（二）鲟鱼肉

气味：甘，平，无毒。（孟诜曰）有毒。味虽美而发诸药毒，动风气，发一切疮疥。久食，令人心腹腰痛。服丹石人忌之。勿与干笋同食，发瘫痪风。小儿食之，成咳嗽及癞瘕。作鲊虽珍，亦不益人。

主治：煮汁饮，治血淋。

《本草纲目》鳞部第四十四卷

猬

（一）猬

肉：可食。以五味汁淹、炙食之，良。不得食其骨也，其骨能瘦人，使人缩小也。

谨按：主下焦弱，理胃气，令人能食。

其皮可烧灰和酒服，及炙令黄，煮汁饮之，主胃逆。

细剉，炒令黑，入丸中治肠风，鼠奶痔，效。

主肠风、痔瘘。可煮五金八石，与桔梗、麦门冬反恶。

又有一种，村人谓之豪猪，取其肚烧干，和肚屎用之，捣末细罗。每朝空心温酒调二钱匕。有患水病鼓胀者，服此豪猪肚一个便消，瘥。此猪多食苦参，不理冷胀，只理热风水胀，形状样似猬鼠。

孟诜云：猬，食之，肥下焦，理胃气。其脂可煮五金八石，皮烧灰酒服，治胃逆。又煮汁服止反胃。又可五味淹。炙食之，不得食，骨令人瘦小。

《证类本草》卷二十一

（二）猬

猬肉

气味：甘，平，无毒。

主治：炙食，肥下焦，理胃气，令人能食。

猬脂

气味：同肉。

（孟诜曰）可煮五金八石，伏雄黄，柔铁。

《本草纲目》兽部第五十一卷

鼍

鼍疗惊恐及小腹气疼。

《证类本草》卷二十一

鳖

（一）鳖

主妇人漏下，羸瘦，中春食之美，夏月有少腥气。

其甲：岳州、昌江者为上。赤足不可食，杀人。

《证类本草》卷二十一

（二）鳖肉

气味：甘，平，无毒。

主治：妇人漏下五色，赢瘦，宜常食之。

《本草纲目》介部第四十五卷

蟹

（一）蟹

蟹足斑、目赤，不可食，杀人。

又堪治胃气，消食。

又八月前，每个蟹腹内有稻谷一颗，用输海神符，输芒后，过八月方食即好。未输时为长未成。经霜更美，未经霜时有毒。

又盐淹之作蝑，有气味，和酢食之，利肢节，去五脏中烦闷气。其物虽恶形容，食之甚益人。

爪：能堕胎。

孟诜曰：蟹主散诸热，治胃气，理经脉，消食。八月输芒后食好，未输时为长未成，就醋食之，利肢节，去五脏中烦闷气，其物虽形状恶食，甚宜人。

《证类本草》卷二十一

（二）蟹

气味：咸，寒，有小毒。

主治：散诸热，治胃气，理经脉，消食。以醋食之，利肢节，去五脏中烦闷气，益人。

蟹爪

主治：能安胎。（张鼎）

《本草纲目》介部第四十五卷

（三）蟹

蟹脚中髓及脑，能续断筋骨。人取蟹脑髓微熬之，令纳疮中，筋即连接。

《医心方卷三十·五肉部第三》

乌贼

（一）乌贼鱼

主目中一切浮翳，细研，和蜜点之，又骨末治眼中热泪。

骨主小儿、大人下痢，炙令黄，去皮细研成粉，粥中调服之，良。

其骨能销目中一切浮翳，细研和蜜点之，妙。

又点马眼热泪，甚良。

久食之，主绝嗣无子，益精。

其鱼腹中有墨一片，堪用尽书。

《证类本草》卷二十一

（二）乌贼鱼骨

主治：治眼中热泪，及一切浮翳，研末和蜜点之。久服益精。

正误：（鼎曰）久服，绝嗣无子。（李时珍曰）按《本经》云：主癥瘕，无子。《别录》云：令人无子。孟诜亦云久服益精，而张鼎此说独相背戾，亦误矣。若云血病无多食咸，乌鲗亦主血闭，故有此说。然经闭有"有余"、"不足"二证：有余者血滞，不足者肝伤。乌鲗所主者，肝伤血闭不足之病，正与《素问》相合，岂有令人绝嗣之理？当以《本经》、《别录》为正。恐人承误，故辨正之。

《本草纲目》鳞部第四十四卷

（三）乌贼鱼

食之少有益髓。

《医心方卷三十·五肉部第三》

鳗鲡鱼

（一）鳗鲡鱼

杀虫毒，干烧炙之，令香，食之，三五度即瘥。长服尤良。

又压诸草石药毒，不能损伤人。

又五色者，其功最胜也。

又疗妇人带下百病，一切风，瘙如虫行。其江海中难得五色者，出歙州溪泽潭中，头似蝮蛇，背有五色文者是也。

又烧之，熏毡中，断蛀虫，置其骨于箱衣中，断白鱼、诸虫咬衣服。

又烧之，熏舍屋，免竹木生蛀蚘。

孟诜曰：杀诸虫毒，干末，空腹食之，三、五度瘥。又熏下部痔虫，尽死。患诸疮瘘及疬疡风，长食之，甚验。腰肾间湿风痹，常如水洗者，可取五味，米煮，空腹食之，甚补益。湿脚气人服之，良。又诸草石药毒食之，诸毒不能为害。五色者其功最胜，兼女人带下百病，一切风。五色者，出饮州①，头似腹蛇，背有五色文者，是也。

《证类本草》卷二十一

（二）鳗鲡鱼

集解：（孟诜曰）歙州溪潭中出一种背有五色文者，头似腹蛇，入药最胜。江河中难得五色者。

---

① 饮州：疑似"钦州"，今属广西。

鳗鲡鱼肉

主治：疗湿脚气，腰肾间湿风痹，常如水洗，以五味煮食，甚补益。患诸疮瘘疬疡风人，宜长食之。（诜曰）痔瘘熏之虫即死。杀诸虫，烧炙为末，空腹食，三五度即瘥。

《本草纲目》鳞部第四十四卷

鲛鱼

（一）鲛鱼

平。补五脏，作脍食之，亚于鲫鱼，作鲊鲭食之，并同。

又，如有大患喉闭，取胆汁和白矾灰，丸之如豆颗，绵裹内喉中。良久，吐恶涎沫，即喉咙开，腊月取之。

《证类本草》卷二十一

（二）鲛鱼肉

气味：甘，平，无毒。

主治：作鲙，补五脏，功亚于鲫，亦可作鳝、鲊。

《本草纲目》鳞部第四十四卷

白鱼

（一）白鱼

云和豉作羹，一两顿而已。

新鲜者好食，若经宿者不堪食，令人腹冷生诸疾。或淹、或糟藏，犹可食。

又可炙了，于苦醋中熏煮，食之，调五脏，助脾气，能稍食，理十二经络，舒展不相及气。时人好作饼，炙食之。犹少动气，久亦不损人。

《证类本草》卷二十一

（二）白鱼肉

气味：甘，平，无毒。（孟诜曰）鲜者宜和豉作羹，虽不发病，多食亦泥人。经宿者勿食，令人腹冷。炙食。亦少动气。或腌，或糟藏，皆可食。

主治：助脾气，调五脏，理十二经络，舒展不相及气。《食疗》。

《本草纲目》鳞部第四十四卷

鳜鱼

（一）鳜鱼

平。补劳，益脾胃。稍有毒。

《证类本草》卷二十一

（二）鳜鱼肉

主治：补虚劳，益脾胃。

《本草纲目》鳞部第四十四卷

青鱼

（一）青鱼

主脚气烦闷。又和韭白煮食之。治脚气脚弱，烦闷，益心力也。

又头中有枕，取之。蒸，令气通，曝干，状如琥珀。此物疗卒心痛，平水气，以水研服之，良。

又胆、眼睛，益人眼。取汁注目中，主目暗。亦涂热疮，良。

《证类本草》卷二十一

（二）青鱼肉

主治：同韭白煮食治脚气脚弱烦闷，益气力。孟诜、鼎《食疗》。

《本草纲目》鳞部第四十四卷

石首鱼

（一）石首鱼

作干鲞，消宿食，主中恶，不堪鲜食。

《证类本草》卷二十一

（二）石首鱼

主治：消宿食，主中恶。鲜者不及。（张鼎）。

《本草纲目》鳞部目录第四十四卷

嘉鱼

（一）嘉鱼

微温。常于崖石下孔中吃乳石沫，甚补益。微有毒，其味甚珍美也。

《证类本草》卷二十一

（二）嘉鱼肉

气味：甘，温，无毒。（孟诜曰）微有毒，而味多珍美。

发明：（孟诜曰）常于崖石下孔中，食乳石沫，故补益也。

《本草纲目》鳞部第四十四卷

鲈鱼

（一）鲈鱼

平。主安胎，补中。作脍尤佳。

补五脏，益筋骨，和肠胃，治水气，多食宜人，作鲊犹良。又暴干甚香美，虽有小毒，不致发病。一云多食发痃癖，及疮肿不可与乳酪同食。

《证类本草》卷二十一

（二）鲈鱼肉

气味：甘，平，有小毒。（孟诜曰）中鲈鱼毒者，芦根汁解之。

主治：安胎，补中，作鲙尤佳。

《本草纲目》鳞部第四十四卷

（三）鲈鱼

《食经》云：鲈鱼为羹，食不利人。

又云：鲈肝不可食之，杀人。

又云：治鲈鱼中毒方：捣绞芦根汁饮之。

《医心方》卷第三十

鼋鳝鱼

微温。主五脏邪气，杀百虫蛊毒，消百药毒，续筋。

又膏，涂铁，摩之便明。《淮南》衔术方有用处。

《证类本草》卷二十一

鼋肉

气味：甘，平，微毒。

鼋肉脂

主治：摩风及恶疮。

《本草纲目》介部第四十五卷

蚌

（一）蚌

大寒。主大热，解酒毒，止渴，去眼赤动冷热气。

《证类本草》卷二十二

（二）蚌肉

气味：甘，咸，冷，无毒。

主治：止渴除热，解酒毒，去眼赤。

《本草纲目》介部第四十六卷

车螯

（一）车螯

车螯、蛑螯类，并不可多食之。

《证类本草》卷二十二

（二）车螯肉

气味：甘，咸，冷，无毒。（孟诜曰）不可多食。

《本草纲目》介部第四十六卷

蚶

温。主心腹冷气，腰脊冷风，利五脏，健胃，令人能食，每食了，以饭压之，不尔令人口干。

又云，温中，消食，起阳，时最重，出海中，壳如瓦屋。

又云，无毒，益血色。

壳，烧，以米醋三度淬后埋，令坏，醋膏丸。治一切血气，冷气，癥癖。

《证类本草》卷二十二

蛏

（一）蛏

味甘温，无毒，补虚，主冷利。煮食之，主妇人产后虚损。生海泥中二、三寸，大如指，二头开，主胸中邪热烦闷气，与服丹石人相宜，天行病后不可食，切忌之。

《证类本草》卷二十二

（二）蛏肉

气味：甘，温，无毒。（孟诜曰）天行病后不可食。

《本草纲目》介部第四十六卷

淡菜

（一）淡菜

温补五脏，理腰脚气，益阳事，能消食，除腹中冷气，消疣癖气，亦能烧，令汁沸出，食之。多食令头闷目暗，可微利即止。北人多不识，虽形状不典而甚益人。又云：温，无毒，补虚劳损，产后血积腹内冷痛，治癥瘕、腰痛，润毛发、崩中带下。烧一顿，令饱，大效。又名"壳菜"，常时频烧，食即苦，不宜人。与少米先煮熟后，除肉内两边锁及毛了，再入萝卜或紫苏或冬瓜，及同煮，即更妙。

《证类本草》卷二十二

（二）淡菜

集解：（孟诜曰）常时烧食即苦，不宜人。与少米先煮熟，后除去毛，再入萝卜，或紫苏，或冬瓜同煮，即更妙。

气味：甘，温，无毒。

主治：产后血结，腹内冷痛，治癥瘕，润毛发，治崩中带下，烧食一顿令饱。

《本草纲目》介部第四十六卷

虾

（一）虾

平。无须及煮色白者，不可食。

谨按：小者生水田及沟渠中，有小毒。小儿患赤白游肿，捣碎傅之。

鲊内者甚有毒尔。

动风发疮疥。

《证类本草》卷二十二

（二）虾

气味：甘，温，有小毒。（孟诜曰）生水田及沟渠者有毒，鲊内者尤有毒。无须及腹下通黑，并煮之色白者，并不可食。小儿及鸡、狗食之，脚屈弱。

主治：五野鸡病，小儿赤白游肿，捣碎傅之。

《本草纲目》鳞部第四十四卷

蚺蛇

（一）蚺蛇

胆：主罿①疮瘘，目肿痛，疳罿②。

肉：主温疫气，可作脍食之。如无此疾及四月勿食之。

膏：主皮肤间毒气。

小儿疳痢，以胆灌鼻中及下部。

孟诜云：蚺蛇膏主皮肉间毒气。肉，作脍食之，除疳疮，小儿脑热，水渍注鼻中，齿根宣露，和麝香末傅之。其胆难识，多将诸胆代之。可细切于水中，走者真也。又猪及大虫胆亦走，迟于此胆。

《证类本草》卷二十二

（二）蚺蛇

蚺蛇胆

集解：（孟诜曰）人多以猪胆、虎胆伪之，虽水中走，但迟耳。

主治：杀五疳，水化灌鼻中，除小儿脑热，疳疮罿③漏。灌下部，治小儿疳痢。同麝香，傅齿疳宣露。

蚺蛇肉

气味：甘，温。有小毒。四月勿食。

---

① 罿：指虫食病。
② 同注1
③ 罿：指虫食病。

主治：除疳疮，辟瘟疫瘴气。

《本草纲目》鳞部目录第四十三卷

蛇蜕

（一）蛇蜕皮

主去邪，明目。治小儿一百二十种惊痫，寒热，肠痔。蛊毒。诸蜑[1]恶疮，安胎，热用之。

《证类本草》卷二十二

（二）蛇蜕

主治：安胎。

《本草纲目》鳞部目录第四十三卷

腹蛇

主诸蜑。

肉：疗癞，诸瘘，下结气，除蛊毒。如无此疾者，即不假食也。

《证类本草》卷二十二

田中螺

（一）田中螺

大寒。汁饮疗热，醒酒，压丹石，不可常食。

《证类本草》卷二十二

（二）田螺肉

气味：甘，大寒，无毒。

主治：煮食，利大小便，去腹中结热，目下黄，脚气冲上，小腹急硬，小便赤涩，手足浮肿，生浸取汁饮之，止消渴。捣肉，傅热疮。（陈藏器）压丹石毒。（孟诜）。

《本草纲目》介部第四十六卷

海月

平。主消痰，辟邪鬼毒。

以生淑酱调和，食之，良。

能消诸食，使人易饥。

又其物是水沫化之，煮时犹是水，入腹中之后，便令人不小便，故知益人也。

---

① 同注1

又有食之人，亦不见所损，此看之，将是有益耳。亦名"以下鱼"。

《证类本草》卷二十二

大枣

（一）大枣

枣和桂心、白瓜仁、松树皮为丸，久服香身，并衣亦香。

软枣，温，多食动风，发冷风，并咳嗽。

孟诜曰：甘枣温，主补虚液，强志。三年陈者，核中仁生恶气，卒疰忤。又疗耳聋鼻塞不闻音声香臭者，取大枣十五枚，去皮核，草麻子三百颗，去皮，二味和，捣绵裹塞耳鼻，日一度，易二十余日闻声及香臭。先治耳，后治鼻，不可并塞之。又方，巴豆十粒，去壳，生用松脂，同捣绵裹塞耳。又云：洗心腹邪气，和百药毒，通九窍，补不足气。生者食之过多，令人腹胀。蒸煮食，补肠胃，肥中益气。第一青州，次蒲州者好。诸处不堪入药，小儿患秋痢与虫枣食，良。

《证类本草》卷二十三

（二）大枣

主治：小儿患秋痢，与蛀枣食之良。

附方1：耳聋鼻塞，不闻音声、香臭者。

取大枣十五枚去皮核，蓖麻子三百枚去皮，和捣。绵裹塞耳、鼻，日一度。三十余日，闻声及香臭也。先治耳，后治鼻，不可并塞。孟诜《食疗》。

附方2：久服香身。

用大枣肉和桂心、白瓜仁、松树皮为丸，久服之。《食疗本草》。

三岁陈枣核中仁

主治：恶气卒疰杵。

《本草纲目》果部第二十九卷

（三）大枣

孟诜言：温，气味俱厚，阳也。又足太阴阳明经经曰：里不足者，以甘补之。又曰：形不足者，温之以气。甘能补中，温能益气，甘温能补脾胃而生津液，则十二经脉自通，九窍利，四肢和也，正气足则神自安，故主心腹邪气及大惊中得缓，则烦闷除，故疗心下悬急及少气，脾得补则气力强、肠胃清，故主身中不足及肠澼。甘能解毒，故主和百药，脾胃足，气血充，后天气借此而盈溢，故久服轻身，长年不饥，神仙也。然亦指辟谷修炼者，言之非恒人所能耳。

《神农本草经疏》卷二十三

（四）枣

干枣

养脾气，强志。

生枣

生枣食之过多，令人腹胀。蒸煮食之补肠胃，肥中益气。

《医心方卷三十·五果部第二》

软枣

平。多食动风，令人病冷气，发咳嗽。

敦煌出土残卷《食疗本草》

葡萄

（一）葡萄

葡萄不问土地，但收之酿酒，皆得美好。或曰：子不堪多食，令人卒烦闷，眼暗。

根：浓煮汁，细细饮之，止呕哕及霍乱后恶心，姙孕人子，止冲心，饮之即下，其胎安。《药性论》云：葡萄君，味甘酸，除肠间水气，调下，治淋，通小便。

《证类本草》卷二十三

（二）葡萄

实

气味：甘、平，涩，无毒。（孟诜曰）甘、酸。温。多食，令人卒烦闷，眼暗。

根及藤、叶

气味：同实。

主治：煮浓汁细软，止呕哕及霍乱后恶心，孕妇子上冲心，饮之即下，胎安。

《本草纲目》果部目录第三十三卷

（三）葡萄

食之治肠间水，调中，其子不堪多食，令人卒烦闷。

《医心方卷三十·五果部第二》

栗

（一）栗子

孟诜曰：栗子生食治腰脚。蒸炒食之，令气拥。患风水气不宜食，又树皮主瘅疮毒。

谨按：宜日中暴干，食即下气补益，不尔，犹有木气，不补益。就中吴栗大，无味，不如北栗也。其上薄皮研，和蜜涂面，展皱。

又壳煮汁饮之，止反胃、消渴。

今所食生栗，可于热灰火中煨，令汗出，食之良。不得通热，热即拥气，生即发气，故火煨杀其木气耳。

《证类本草》卷二十三

（二）栗

栗实

气味：咸，温，无毒。（诜曰）吴栗虽大味短，不如北栗。凡栗日干曝干食，即下气补益；不尔犹有木气，不补益也。火煨去汗，亦杀木气。生食则发气，蒸炒热食则壅气。凡患风水人不宜食，味咸生水也。

栗壳

主治：反胃消渴，煮汁饮之。

树皮

治丹毒五色无常。剥皮有刺者，煎水洗之。

《本草纲目》果部第二十九卷

覆盆子

味酸，五月于麦田中得之，良。采得及烈日晒干，免烂不堪。江东亦有名悬钩子，大小形异，气味功力同。北土即无悬钩，南地无覆盆，是土地有前后生，非两种物耳。

《证类本草》卷二十三

芰实

（一）芰实

神仙家用发冷气，人含吴茱萸，咽其津液，消其腹胀矣。

孟诜曰：芰实仙家蒸作粉，蜜和食之，可休粮。水族之中，此物最不能治病。又云令人脏冷，损阳气，痿茎，可少食。多食令人腹胀满者，可暖酒姜饮一、二盏即消矣。

《证类本草》卷二十三

（二）芰实

释名：菱

气味：甘，平，无毒。（诜曰）生食，性冷利。多食，伤人脏腑，损阳气。痿茎，生蛲虫。水族中此物最不治病。若过食腹胀者，可暖姜酒服之即消，亦可含吴茱萸咽津。

《本草纲目》果部目录第三十三卷

（三）芰实

食之神仙，此物尤发冷，不能治众病。

《医心方卷三十·五果部第二》

橙子

温，去恶心胃风。

取其皮和盐贮之，又瓤去恶心，和盐蜜细细食之。

《证类本草》卷二十三

樱桃

（一）樱桃

温。多食有所损。令人好颜色，美志，此名"樱桃"，俗名"李桃"，亦名"奈桃"者是也。甚补中益气，主水谷痢，止泄精。东行根治蛔虫。

孟诜曰：热。益气，多食无损。

又云：此名"樱"，非桃也。不可多食，令人发瘤风。东行根，疗寸白蛔虫。

衍义：樱桃，孟诜以为樱非桃类，然非桃类，盖以其形肖桃，故名樱桃，又何疑焉？

《证类本草》卷二十三

（二）樱桃

温。多食有所损。令人好颜色，美志，此名"樱桃"，俗名"李桃"，亦名"奈桃"者是也。甚补中益气，主水谷痢，止泄精。东行根治蛔虫。

孟诜曰：热。益气，多食无损。

又云：此名"樱"，非桃也。不可多食，令人发瘤风。东行根，疗寸白蛔虫。

衍义：樱桃，孟诜以为樱非桃类，然非桃类，盖以其形肖桃，故名樱桃，又何疑焉？

《本草纲目》果部第三十卷

（三）山樱桃

释名：（孟诜曰）此樱桃俗名李桃，又名奈桃。前樱桃名樱，非桃也。

实

气味：辛，平，无毒。

主治：止泄、肠澼，除热，调中益脾气，令人好颜色，美志。《别录》止泄精。《孟诜》。

《本草纲目》果部第三十卷

奈

（一）奈

主治：补中焦诸不足气，和脾。治卒食饱气壅不通者，捣汁服。

《本草纲目》果部第三十卷

（二）奈

益心气。

张鼎曰：补中焦诸不足。

《医心方卷三十·五果部第二》

鸡头实

（一）鸡头实

孟诜曰：鸡头作粉食之，甚妙，是长生之药。与小儿食，不能长大，故驻年耳。生食动风冷气，蒸之于烈日，晒之其皮即开。亦可春作粉。

《证类本草》卷二十三

（二）鸡头实

作粉食之甚好，此是长生之药，与莲实合饵，令小儿不能长大，故知长服当驻其年耳。生食动小冷气。

《医心方卷三十·五果部第二》

梅实

（一）梅实

孟诜曰：乌梅多食损齿。又刺在肉中，嚼白梅封之，刺即出。又大便不通，气奔欲死，以乌梅十颗，置汤中，须臾馊去核，杵为丸如枣大，内下部，少时即通。谨按：擘破水渍，以少蜜相和，止渴、霍乱、心腹不安及痢赤，治疟方多用之。

《证类本草》卷二十三

（二）梅实

食之除闷安神。

《医心方》卷第三十

木瓜

（一）木瓜

云主呕哕风气，又吐后转筋，煮汁饮之，甚良。

脚膝筋急痛，煮木瓜令烂，研作浆粥样，用裹痛处，冷即易，一宿三五度，热裹便瘥。

煮木瓜时，入一半酒同煮之。

孟诜云：木瓜，谨按：枝叶煮之饮，亦治霍乱，不可多食，损齿及骨。又脐下绞痛，木瓜一两片，桑叶七片，大枣三枚，碎之，以水二升煮，取半升，顿服之，瘥。又云，栌子，平，损齿及筋不可食，亦主霍乱转筋，煎汁食之，与木瓜功稍等，余无有益人，处江外常为果食。

《证类本草》卷二十三

（二）木瓜

气味：酸，涩，无毒。（孟诜曰）不可多食，损齿及骨。

附方1：脚筋挛痛。

用木瓜数枚，以酒、水各半，煮烂捣膏，乘热贴于痛处，以帛裹之。冷即换，日三五度。《食疗本草》。

附方2：脐下绞痛。

木瓜三片，桑叶七片，大枣三枚，水三升，煮半升，顿服即愈。《食疗》。

《本草纲目》果部第三十卷

（三）木瓜

温。上，主治霍乱涩痹风气。

又，顽痹人若吐逆，下病转筋不止者，取枝叶煮汤，饮之愈。亦去风气、消痰，每欲霍乱时，但呼其名字。亦不可多食，损齿。

又，脐下绞痛，可用木瓜一片，桑叶七枚，炙大枣三个（中破），以水二大升，煮取半大升，顿服之即瘥。

敦煌出土残卷《食疗本草》

柿

（一）柿

孟诜曰：柿，寒，主补虚劳不足。谨按：干柿，厚肠胃，涩中，健脾胃气，消宿血。又红柿补气，续经脉气。又醋柿涩下焦，健脾胃气，消宿血。作饼及糕，与小儿食，治秋痢。又研柿先煮粥，欲熟即下，柿更一两沸，与小儿饱食，并奶母吃，亦良。又干柿二斤，酥一斤，蜜半升，先和酥蜜铛中消之，下柿，煎十数沸，不津器贮之。每日空腹服三、五枚，疗男子、女人脾虚腹肚薄，食不消化，面上黑点，久服甚良。

《证类本草》卷二十三

（二）柿

孟诜云：主下丹石，消黄疸，除胸中实热气。

《神农本草经疏》卷二十三

（三）柿

主通鼻耳气，补虚劳。又干柿厚肠胃，温中消宿血。

《医心方卷三十·五果部第二》

芋

（一）芋

白色者无味，紫色者破气。煮汁饮之，止渴。十月以后晒干收之，冬月食不发病，他时月不可食。又和鲫鱼、鳢鱼作羹，良。

久食令人虚劳无力。

又煮汁烧腻衣白如玉。亦可浴去身上浮风，慎风半日许。

（乌芋）孟诜云：茨菰不可多食，吴人常食之，令人患脚。又发脚气，瘫缓风，损齿，令人失颜色。皮肉干燥，卒食之令人呕水。又云，荸荠冷，下丹石，消风毒，除胸中实热气。可作粉食，明耳目，止渴，消疸黄，若先有冷气不可食，令人腹胀气满。小儿秋食，脐下当痛。

《证类本草》卷二十三

（二）芋子

集解：（孟诜曰）芋，白色者无味，紫色者破气。煮汁啖之，止渴。十月后晒干收之，冬月食不发病。他时月不可食。又和鲫鱼、鳢鱼作羹良。久食，令人虚劳无力。又煮汁洗腻衣，白如玉也。

《本草纲目》菜部二十七卷

（三）乌芋根

气味：甘，微寒，滑，无毒。（诜曰）性冷。先有冷气人不可食，令人腹胀气满。小儿秋月食多，脐下结痛也。

主治：下丹石，消风毒，除胸中实热气。可作粉石，明耳目，消黄疸。

《本草纲目》木部目录第三十三卷

（四）乌芋

孟诜云：乌芋性冷，先有冷气人不可食，多食令人患脚气。又孕妇忌之。

《神农本草经疏》卷二十三

（五）芋

主宽缓肠胃，去死肌，令脂肉悦泽。

《医心方卷三十·五果部第二》

（六）乌芋

主消渴，下石淋。吴人好啖之，发脚气，瘫痪风，损齿，紫黑色，令人失颜色。

《医心方卷三十·五果部第二》

（七）芋

平。上，主宽缓肠胃，去死肌，令脂肉悦泽。白净者无味，紫色者良，破气。煮汁饮之，止渴。十月以后，收之曝干。冬蒸服则不发病。余外不可服。

又，和鱼煮为羹，甚下气，补中焦，令人虚，无气力，此物但先肥而已。

又，煮生芋汁，可洗垢腻衣，能洁白。

敦煌出土残卷《食疗本草》

枇杷

（一）枇杷

卒呕哕不止，不欲食。又煮汁饮之，止渴偏理肺及肺风、疮胸、面上疮。

孟诜曰：温。利五脏，久食亦发热黄。

子：食之润肺，热上焦，若和热炙肉及热面食之，令人患热毒黄病。

《药性论》：枇杷叶使味甘，能主胃气冷，呕哕不止。

《证类本草》卷二十三

（二）枇杷

枇杷实

气味：甘、酸、平，无毒。（孟诜曰）温。多食发痰热，伤脾。同炙肉及热面食，令人患热毒黄疾。

枇杷叶

主治：煮汁饮，主渴疾，治肺气热嗽，及肺风疮，胸面上疮。

《本草纲目》果部第三十卷

（三）枇杷

温，利五脏。久食发热黄。

《孟诜食经》云：枇杷子不可合食炙肉热面，令人发黄。

《医心方卷三十·五果部第二》

荔枝

（一）荔枝

微温。食之通神益智，健气及颜色。多食则发热。

《证类本草》卷二十三

（二）荔枝

主治：通神，益智，健气。

《本草纲目》果部第三十一卷

柑子

（一）乳柑子

寒。堪食之，其皮不任药用。食多令人肺燥、冷中、发痃癖。

《证类本草》卷二十三

（二）柑子

性寒，堪食之，皮不任药用。初未霜时亦酸，及得霜后方即甜美，故名之曰甘，利肠胃热毒，下丹石渴。食多令人肺燥冷中，发流癖病也。

《医心方卷三十·五果部第二》

甘蔗

（一）甘蔗

主补气，兼下气。不可共酒食，发痰。

《证类本草》卷二十三

（二）甘蔗

气味：甘，平，涩，无毒。（诜曰）共酒食，发痰。

《本草纲目》果部第三十三卷

沙糖

（一）沙糖

多食令人心痛，不与鲫鱼同食，成疳虫。

又不与葵同食，生流澼。

又与共笋同食，使笋不消，成癥，身重不能行履耳。

主心热、口干，多食生长虫，消肌肉，损齿，发疳蜃①。不可长食之。

《证类本草》卷二十三

（二）沙糖

气味：甘，寒，无毒。（诜曰）性温不冷，多食令人心痛，生长虫，消肌肉，损齿，发疳蜃②。与鲫鱼同食，成疳虫；与葵同食，生流澼；与笋同食，不消成癥，身重不能行。

《本草纲目》果部第三十三卷

（三）沙糖

寒。上，功体与石蜜同也。多食令人心痛，养三虫，消肌肉，损牙齿，发疳瘑③，不可多服之。

又，不可与鲫鱼同食，成疳虫。

又，不可同笋食之，笋不消，成癥病，心腹痛重，不能行李。

敦煌出土残卷《食疗本草》

桃核仁

（一）桃核仁

温。杀三虫，止心痛。

---

① 蜃：指虫食病。
② 蜃：指虫食病。
③ 瘑：同"苦"。

又女人阴中生疮如虫咬，疼痛者可生捣叶，绵裹内阴中，日三、四易，瘥。

又三月三日采花晒干，杵末以水，服二钱匕，小儿半钱，治心腹痛。又秃疮，收未开花，阴干，与桑椹赤者等分，作末，以猪脂和，先取灰汁洗，去疮痂即涂药。

又云：桃能发丹石，不可食之，生者犹损人。

又白毛主恶鬼邪气，胶亦然。又桃符及奴主精魅邪气，符煮汁饮之，奴者丸散服之。

桃仁每夜嚼一颗，和蜜涂手面，良。

《证类本草》卷二十三

（二）桃核仁

思邈言辛，孟诜言温，皆有之矣。

《神农本草经疏》卷二十三

（三）桃

实

气味：辛、酸、甘，热，微毒。多食令人心热。（孟诜曰）能发丹石毒，生者尤损人。

核仁

气味：苦、甘，平，无毒。（孟诜曰）温。

主治：杀三虫。又每夜嚼一枚和蜜，涂手、面良。

桃毛

主治：治恶鬼邪气。

桃花

主治：治心腹痛及秃疮。

附方1：心腹积痛。

三月三日采桃花晒干杵末，以水服二钱匕，良。孟诜《食疗本草》。

附方2：头上秃疮。

三月三日收未开桃花阴干，与桑椹赤者等分作末，以猪脂和。先取灰汁洗去痂，即涂之。《食疗》。

桃叶

附方：女人阴疮，如虫咬痒痛者。

生捣桃叶，绵裹纳之，日三、四易。《食疗本草》。

茎及白皮

附方：解中蛊毒。用东引桃白皮（烘干）、大戟、斑蝥（去足翅熬），三物等分为末。以冷水服半方寸匕，即出。不出更服。或因酒得以酒服，因食得以食服。《必效方》云：此李饶州法也。亦可以米泔丸服。苏颂《图经》。

桃胶

主治：主恶鬼邪气。

桃符

主治：中恶，精魅邪气，水煮汁服之。

《本草纲目》果部第二十九卷

（四）桃实

温桃能发诸丹石，不可食之，生食尤损人。

《医心方卷三十·五果部第二》

杏核仁

热。面皯者，取仁去皮，捣和鸡子白，夜卧涂面，明早以暖清酒洗之。

大患卒痖，取杏仁三分，去皮尖，熬。别杵桂一分，和如泥，取李核大，绵裹含，细细咽之，日五夜三。

谨按：心腹中结伏气，杏仁、橘皮、桂心、诃梨勒皮为丸，空心服三十丸，无忌。

又烧令烟尽，研如泥，绵裹，内女人阴中疮、蛊、痖。

主热风头痛。

又烧令烟尽，去皮，以乱发裹之，咬于所患齿下，其痛便止。熏诸虫出，并去风便瘥，重者不过三服。

《必效方》治金疮中风，角弓反张。

以杏仁碎之，蒸令湿，绞取脂，服一小升，兼以疮上摩，效。

又方：治狐尿刺螫痛。

杏仁细研，煮一二沸，承热以浸螫处，数数易之。

《证类本草》卷二十三

杏

（一）杏

附方1：心腹结气。

杏仁、桂枝、橘皮、诃黎勒皮等分，为丸。每服三十丸，白汤下，无忌。孟诜《食疗》。

附方2：金疮中风，角弓反张。

用杏仁杵碎，蒸令气溜，绞脂服一小升，兼摩疮上良。《必效方》。

附方3：面上皯疱。

杏仁去皮，捣和鸡子白。夜涂之，旦以暖酒洗去。孟诜《食疗》。

附方4：产门虫疟，痛痒不可忍。

用杏仁去皮烧存性，杵烂绵裹，纳入阴中，取效。孟诜《食疗本草》。

附方5：狐尿疮痛。

杏仁研烂，煮一、二沸，及热浸之，冷即易。《必效方》。

《本草纲目》菜部目录第二十九卷

（二）杏实

杏热，主咳逆，上气，金疮惊痫，心下烦热，风头病。

《医心方卷三十·果部第二》

石榴

（一）石榴

温。多食损齿令黑。皮：炙令黄，杵末，以枣肉为丸，空腹三丸，日二服，治赤白痢，腹痛者，取醋者一枚，并子捣汁，顿服。

《证类本草》卷二十三

（二）安石榴

甘石榴

气味：甘、酸、温，涩，无毒。（孟诜曰）多食损齿令黑。凡服食药物人忌食之。

酸石榴

气味：酸，温，涩，无毒。

主治：赤白痢腹痛，连子捣汁，顿服一枚。

《本草纲目》果部第三十卷

（三）石榴

温，实主谷利，泄精。

又云：损齿，令黑。

《医心方卷三十·五果部第二》

（四）石榴①

…疣虫白虫

按经：久食损齿，令黑。其皮炙令黄，捣为末，和枣肉为丸，日服三十丸，后以饭押，断赤白痢。

又，久患赤白痢，肠肚绞痛，以醋石榴一个，捣为碎，布绞取汁，空腹顿服之，立止。

又，其花、叶阴干，捣为末，和铁丹服之一年，白发尽黑，益面红色。

---

① 石榴：原脱，据《证类本草》补入。

仙家重此不尽书此方。

敦煌出土残卷《食疗本草》

梨

（一）梨

寒。除客热，止心烦，不可多食。

又卒咳嗽，以一颗刺作五十孔，每孔内以椒一粒，以面裹于热灰中煨，令熟，出停冷，去椒，食之。

又方：去核，内酥蜜，面裹烧令熟，食之。

又取梨肉内于酥中煎之，停冷食之。

又捣汁一升，酥一两，蜜一两，地黄汁一升，缓火煎，细细含咽。

凡治嗽，皆须待冷，喘息定后方食。热食之，反伤矣，令嗽更极不可救。如此者，可作羊肉汤饼，饱食之，便卧少时。

又胸中痞、寒热结者，可多食好生梨即通。卒暗风，失音不语者，生捣汁一合，顿服之，日再服，止。

金疮及产妇不可食，大忌。

《证类本草》卷二十三

（二）秦获梨

孟诜云：秦获梨于生菜中最香美甚血气。又末之，和酒服，疗卒心痛，悒悒塞满气。又子末，和大醋封肿气，日三易。

《证类本草》卷二十八

（三）梨实

主治：卒暗风不语者，生捣汁频服。胸中痞塞热结者，宜多食之。

附方：卒得咳嗽。

（孟诜曰）用梨一颗，刺五十孔，每孔纳椒一粒，面裹灰火煨熟，停冷去椒食之。

又方：去核纳酥、蜜，面裹烧熟，冷食。

又方：切片，酥煎食之。

又方：捣汁一升，入酥、蜜各一两，地黄汁一升，煎成含咽。凡治嗽须喘急定时冷食之。若热食反伤肺，令嗽更剧，不可救也。若反，可作羊肉汤饼饱食之，便卧少时，即佳。

痰喘气急，梨剜空，纳小黑豆令满，留盖合住扎定，糠火煨熟。捣作饼。每日食之，至效。

暗风失音。

生梨捣汁一盏饮之，日再服。《食疗本草》。

《本草纲目》果部第三十卷

（四）梨

孟诜言：主胸中痞，寒热结等，诚不可阙者也。

卒得咳嗽，用上好梨，去核捣汁一碗，入椒四十粒，煎一沸，去滓，纳黑饧一大两，消讫，细细含咽，立定。《食疗本草》。

《神农本草经疏》卷二十三

（五）梨子

胸中否寒热结者，可多食生梨，便通。

又云：寒，除客热，止心烦。

又云：卒喑失音不语者，捣梨汁一合，顿服之。

又云：卒咳嗽，梨一颗，刺作五十孔，每孔中纳一粒椒，以面裹，于热灰烧令极熟出，停冷食之。

又云：去皮割梨，纳于苏中煎，冷食之。

《医心方卷三十·五果部第二》

（六）藤梨

寒。上，主下丹石，利五脏。其熟时，收取瓤和蜜，煎作煎服之。去烦热，止消渴。久食发冷气，损痹脾胃。

敦煌出土残卷《食疗本草》

林檎

（一）林檎

温。主谷痢、泄精。

东行根治白虫蛔虫。

主止消渴，好睡，不可多食。

又林檎：味苦涩。平，无毒。食之闭百脉。

《证类本草》卷二十三

（二）林檎

主治：疗水谷痢、泄精。

东行根

主治：白虫、蛔虫，消渴好睡。

《本草纲目》果部第三十卷

李

（一）李

平。主女人卒赤白下。取李树东面皮，去皱皮，炙令黄香，以水三升，煮汁去滓，服之，日再验。

谨按：生李亦去骨节间劳热，不可多食之。临水食之，令人发痰疟。

又牛李有毒，煮汁使浓，含之治齆齿，脊骨有痹虫，可后灌此汁，更空腹服一盏。

其子中仁主鼓胀，研和面作饼子，空腹食之，少顷当泻矣。

《证类本草》卷二十三

（二）李

实

气味：苦，酸，微温，无毒。（孟诜曰）临水食之，多发痰疟。不可合雀肉食。合蜜食，损五脏。

主治：去骨节间劳热。

根白皮

主治：炙黄煎汤，日再饮之，治女人卒赤白下，有验。

《本草纲目》果部第二十九卷

（三）李

平，主卒下赤，生李亦去关节间劳热，不可多食之。

《医心方卷三十·五果部第二》

杨梅

（一）杨梅

温，和五脏腹胃，除烦愦恶气，去痰实。亦不可久食，损齿及筋也。甚能断下痢。

又烧为灰，亦断下痢。甚酸美，小有胜白梅。

又白梅未干者，常含一枚，咽其液，亦通利五脏，下少气。若多食之，损人筋骨。其酸醋之物，自是土使然。若南方人北居，杏亦不食；北地人南住，梅乃啖多。岂不是地气郁蒸，令人烦愦，好食此物也。

谨按：杨梅和五脏，能涤肠胃，除烦愦恶气，切不可多食，甚能损齿反筋，亦能治痢，烧灰服之。

《证类本草》卷二十三

（二）杨梅实

气味：酸、甘，温，无毒。（孟诜曰）热，微毒。久食令人发热，损齿及筋。忌生葱同食。

主治：止渴，和五脏，能涤肠胃，除烦愦恶气。烧灰服，断下痢甚验。盐者常含一枚，咽汁，利五脏下气。

《本草纲目》果部第三十卷

（三）羊梅

温。上，主脏腑，调腹胃，除烦溃，消恶气，去痰实。不可多食，损人筋，然断下痢。

又，烧为灰断下痢。其味酸美，小有胜白梅。

又，取干者常含一枚，咽其液，亦通利五脏，下少气。

若多食，损人筋骨，甚酸之。物是土地使然，若南人北杏亦不食，北人南梅亦不噉，皆是地气郁蒸令烦溃，好食斯物也。

敦煌出土残卷《食疗本草》

（四）梅实

食之除闷安神。

《医心方卷三十·五果部第二》

胡桃

（一）胡桃

不可多食，动痰饮。除风，令人能食，不得并，渐渐食之。通经脉，润血脉，黑鬓发。

又服法，初日一颗，五日加一颗，至二十颗止之。常服骨肉细腻光润，能养一切老痔疾。

《证类本草》卷二十三

（二）胡桃

平。上，不可多食，动痰。

案经：除去风，润脂肉，令人能食。不得多食之，计日月渐渐服食。通经络气血脉。黑人髭①发，毛落再生也。

又，烧至烟尽，研为泥，和胡粉为膏，拔去白发，傅之，即黑毛发生。

又，仙家压油，和口②香塗黄，发便黑如漆，光润，初服日一颗，后随日加一颗，至廿颗，定得骨细肉润。

又方，一切痔病。

案经：动风，益气，发固疾，多吃不宜。

敦煌出土残卷《食疗本草》

猕猴桃

（一）猕猴桃

候熟收之，取瓤和蜜，煎作煎，去人烦热。久食，亦得令人冷，能止消渴。

《证类本草》卷二十三

---

① 髭：Zi，第一声。嘴上边的胡子。

② 口：此字不识，它上面是"詹"字头，中间是"北"字，下中间是"土"字，下面是"口"字。电脑不能打出这个字。

（二）猕猴桃

主治：止暴渴，解烦热，压丹石，下石淋。（诜曰）并宜取瓤和蜜作煎食。

《本草纲目》果部第三十三卷

橄榄

（一）橄榄

主鲩鲐毒，汁服之，中此鱼肝子毒，人立死，惟此木能解。

生岭南山谷，树大数围，实长寸许，其子先生者向下，后生者渐高，八月熟，蜜藏极甜。

《证类本草》卷二十三

（二）橄榄

集解：（孟诜曰）其树大数围，实长寸许。先生者向下，后生者渐高。熟时生食味酢，蜜渍极甜。

《本草纲目》果部第三十一卷

摩厨子

谨按《异物志》云：生西域，二月开花，四月、五月结实，如瓜许。益气安神，养血生肌，久服健人也。

《证类本草》卷二十三

胡麻

（一）胡麻

润五脏，主火灼。山田种为四棱，土地有异，功力同。休粮人重之。填骨髓，补虚气。

《证类本草》卷二十四

（二）胡麻

集解：（诜曰）沃地种者八棱，山地种者四棱，土地有异，功力则同。

白油麻：（气味）（诜曰）久食抽人肌肉，其汁停久者，饮之发霍乱。（主治）治虚劳，滑肠胃，行风气，通血脉，去头上浮风。润肌肉。食后生啖一合，终身勿辍。又与乳母服之，孩子永不生病。客热，可作饮汁服之。生嚼，傅小儿头上诸疮，良。孟诜。

胡油麻：（主治）主暗哑，杀五黄，下三焦热毒气，通大小肠，治蛔心痛。傅一切恶疮疥癣，杀一切虫。取一合，和鸡子两颗，芒消一两，搅服。少时，即泻下热毒，甚良。孟诜

《本草纲目》谷部第二十二卷

青蘘

生杵汁，沐头发，良。牛伤热亦灌之，立愈。

《证类本草》卷二十四

麻蕡

（一）麻蕡

微寒，治大小便不通，发落，破血，不饥，能寒。取汁煮粥，去五脏风，润肺，治关节不通，发落，通血脉，治气。

青叶：甚长发，研麻子汁沐发，即生长。

麻子一升、白羊脂七两、蜡五两、白蜜一合，和杵蒸食之，不饥。

《洞神经》又取大麻，日中服子末三升，东行茱萸根剉八升，渍之。平旦服之二升，至夜虫下。

要见鬼者，取生麻子、菖蒲、鬼臼等分，杵为弹子大，每朝向日服一丸。服满百日即见鬼也。

《证类本草》卷二十四

（二）麻蕡

（李时珍曰）此当是麻子连壳者。壳有毒而仁无毒也。

（主治）（诜曰）：要见鬼者，取生麻子、菖蒲、鬼臼等分，杵丸弹子大。每朝向日服一丸。满百日即见鬼也。

《本草纲目》谷部第二十二卷

胡麻油

（一）胡麻油

主瘖哑，涂之生毛发。

《证类本草》卷二十四

（二）胡麻油

孟诜：主瘖哑，杀五黄，下三焦热毒气，通大小肠，治蛔心痛，傅一切恶疮、疥癣，杀一切虫。

《神农本草经疏》卷二十四

白油麻

大寒，无毒。治虚劳，滑肠胃，行风气，通血脉，去头浮风，润肌。食后生啖一合，终身不辍。

与乳母食，其孩子永不病生。若客热，可作饮汁服之。停久者，发霍乱。

又嚼傅小儿头上诸疮，良。

久食抽人肌肉。生则寒，炒则热。

又叶捣和浆水，绞去滓，沐发，去风润发。

其油：冷，常食所用也。无毒。发冷疾，滑骨髓，发脏腑渴，困脾脏，杀五黄，下三焦热毒气，通大小肠，治蛔心痛，傅一切疮疥癣，杀一切虫。取油一合，鸡子两颗，芒硝一两，搅服之，少时即泻，治热毒甚良。治饮食物，须逐日熬，熟用，经宿即动气。有牙齿并脾胃疾人，切不可吃。陈者煎膏，生肌长肉，止痛消痈肿，补皮裂。

《证类本草》卷二十四

饧糖

补虚，止渴，健脾胃气，去留血，补中。以蔓菁汁中煮，顿服之。

主吐血健脾，凝强者为良，主打损瘀血，熬令焦，和酒服之，能下恶血。又伤寒大毒嗽，于蔓菁薤汁中煮，一沸顿服之。

《证类本草》卷二十四

大豆

（一）大豆

微寒，主中风脚弱，产后诸疾，若和甘草煮汤饮之，去一切热毒气。

善治风毒脚气，煮食之，主心痛，筋挛，膝痛，胀满。杀乌头、附子毒。大豆黄屑，忌猪肉。小儿不得与炒豆食之，若食了，忽食猪肉，必壅气致死半，有八、九、十岁以上不畏。

寒，和饭捣涂一切毒肿，疗男女阴肿，以绵裹内之，杀诸药毒。

谨按：煮饮服之，去一切毒气，除胃中热痹，肠中淋露，下淋血，散五脏结积内寒，和桑紫灰汁煮之，下水鼓腹胀。

其豆黄：主湿痹，膝痛，五脏不足气，胃气结积，益气，润肌肤。末之，收成炼猪膏为丸，服之能肥健人。

又卒失音，生大豆一升，青竹篾子四十九枚，长四寸，阔一分，和水煮熟，日夜二服，瘥。

又每食后，净磨拭，吞鸡子大，令人长生。初服时似身重，一年以后，便觉身轻。又益阳道。

《证类本草》卷二十五

（二）大豆

黑大豆

气味：（孟诜曰）大豆黄屑忌猪肉。小儿以炒豆、猪肉同食，必壅气致死十之八、九，十岁以上不畏也。

主治：主中风脚弱，产后诸疾。同甘草煮汤饮，去一切热毒气，治风毒

脚气。煮食，治心痛筋挛膝痛胀满。同桑柴灰汁煮食，下水鼓腹胀。和饭捣，涂一切毒肿。疗男女阴肿，以绵裹纳之。（孟诜）

附方：卒然失音。

用生大豆一升，青竹笋子四十九枚，长四寸，阔一分，水煮熟，日夜二服瘥。（孟诜）

《本草纲目》谷部第二十四卷

（三）大豆豉

集解：陕府豉汁，甚胜常豉。其法以大豆为黄蒸，每一斗，加盐四升，椒四两，春三日、夏二日、冬五日即成。半熟加生姜五两，既洁净且精也。（孟诜）

《本草纲目》谷部第二十五卷

（四）生大豆

孟诜云：主中风，脚弱，产后诸疾，同甘草煮汤饮，去一切热毒气及风毒脚气，和桑柴灰煮食，下水鼓腹胀。捣涂一切肿毒。

《神农本草经疏》卷二十五

（五）大豆

平，主霍乱吐逆。

大豆初服时似身重，一年之后便身轻，益阳事。又煮饮服之，去一切毒气。又生捣和饮，疗一切毒，服涂之。

《医心方》卷三十·五谷部第一

赤小豆

（一）赤小豆

主鲤鱼烂煮食之，甚治脚气及大腹水肿。别有诸治，具在鱼条中。散气，去关节烦热，令人心孔开，止小便数。绿、赤者并可食。

暴痢后，气满不能食，煮一顿服之即愈。

《必效方》治水谷痢，小豆一合，和蜡三两，顿服，愈。

又方：治卒下血，小豆一升，捣碎，水三升，绞汁饮之。

《证类本草》卷二十五

（二）赤小豆

主治：散气，去关节烦热，令人心孔开。暴痢后，气满不能食者，煮食一顿即愈。和鲤鱼煮食，甚治脚气。（孟诜）

附方：水谷痢疾，小豆一合，熔蜡三两，顿服取效。《必效方》。

《本草纲目》谷部第二十四卷

（三）赤小豆

孟诜《食疗》：同鲤鱼煮食，甚治脚气。

《神农本草经疏》卷二十五

（四）赤小豆

青小豆，寒，疗热中消渴，止痢下胀满。

《医心方》卷第三十·五谷部第一

大豆黄卷

（一）大豆黄卷

长五分者破妇人恶血，良。

《证类本草》卷二十五

（二）大豆黄卷

主治：破妇人恶血。（孟诜）

《本草纲目》谷部第二十四卷

酒

（一）酒

紫酒：治角弓风。

姜酒：主偏风中恶。

桑椹酒：补五脏，明耳目。

葱豉酒：解烦热，补虚劳。

蜜酒：疗风疹。

地黄、牛膝、虎骨、仙灵脾、通草、大豆、牛蒡、枸杞等，皆可和酿作酒，在别方。

蒲桃子酿酒，益气调中，耐饥强志，取藤汁酿酒亦佳。

狗肉汁酿酒，大补。

孟诜曰：酒，味苦，主百邪毒，行百药，当酒卧，以扇扇，或中恶风，久饮伤神损寿。

谨按：中恶疰忤，热暖姜酒一碗，服即止。

又通脉，养脾气，扶肝。陶隐居云："大寒凝海，惟酒不冰。"量其性热故也。久服之，厚肠胃，化筋。初服之时，甚动气痢，与百药相宜，抵服丹砂人饮之，即头痛吐热。

又服丹石人胸背急闷热者，可以大豆一升，熬令汗出，簸去灰尘，投二升酒中，久时顿服之，少顷即汗出，瘥，朝朝服之，甚去一切风。妇人产后诸风，亦可服之。

又熬鸡屎如豆淋酒法件，名曰紫酒。卒不语口偏者，服之甚效。

昔有人常服春酒，令人肥白矣。

《证类本草》卷二十五

（二）酒

集解：（诜曰）酒有紫酒、姜酒、桑椹酒、葱豉酒、葡萄酒、蜜酒、及地黄、牛膝、虎骨、牛蒡、大豆、枸杞、通草、仙灵脾、狗肉汁等，皆可和酿作酒，俱各有方。（孟诜）

米酒

气味：苦、甘、辛、大热，有毒。（孟诜曰）久饮伤神损寿，软筋骨，动气痢。醉卧当风，则成癜风。醉浴冷水成痛痹。服丹砂人饮之，头痛吐热。

主治：养脾气，扶肝，除风下气。（孟诜）

春酒：常服令人肥白。（孟诜）

附诸酒方：

姜酒：（孟诜曰）治偏风，中恶痓忤，心腹冷痛。以姜浸酒，暖服一碗即止。一法：用姜汁和麹，造酒如常，服之佳。

葱豉酒：（孟诜曰）解烦热，补虚劳，治伤寒头痛寒热，及冷痢肠痛，解肌发汗。并以葱根、豆豉浸酒煮饮。

戊戌酒：（孟诜曰）大补元阳。

《本草纲目》谷部第二十五卷

（三）酒

孟诜云：软筋骨，动气痢，醉卧当风则成癜风，醉浴冷水成痛痹。

《神农本草经疏》卷二十五

（四）醋酒

多食损人胃，消诸毒气，杀邪毒，妇人产后血运，含之即愈。

《医心方》卷第三十·五谷部第一

粟

（一）粟米

孟诜曰：陈者止痢，甚压丹石热，颗粒小者是，今人间多不识耳。

其粱米粒粗大，随色别之。

南方多畲田，种之极易，舂粒细，香美，少虚怯，祇为灰中种之，又不锄治故也。得北田种之，若不锄之，即草翳死；若锄之，即难舂，都由土地使然耳。但取好地，肥瘦得所由，熟犁，又细锄，即得滑实。

《证类本草》卷二十五

（二）粟

释名：古者以粟为黍、稷、粱、秫之总称，而今之粟，在古者呼之粱。后人乃专以粱之细者名粟，故唐孟诜本草言人不识粟，而近人皆不识粱也。大抵粘者为秫，不粘者为粟。

集解：（诜曰）粟，颗粒小者是，今人多不识之。其粱米粒粗大，随色别之。南方多畬田，种之极易。春粒细香美，少虚怯，只于灰中种之，又不锄治故也。北田所种多锄之，即难春；不锄即草翳死。都由土地使然尔。

粟米（主治）养肾气，止痢，压丹石热。（孟诜）

《本草纲目》谷部第二十三卷

（三）粟子

今有所食生粟，可于热灰中煨之，令才汗出即啖之，甚破气，不得使通熟，熟即壅气。

《医心方卷三十·五谷部第二》

秫

（一）秫米

孟诜曰：其性平，能杀疮疥毒热，拥五脏气，动风，不可常食。

北人往往有种者，代米作酒耳。

又生捣和鸡子白，傅毒肿，良。根：煮作汤，洗风。

又米一石，曲三升，和地黄一斤，茵陈蒿一斤，炙令黄，一依酿酒法。服之，治筋骨挛急。

《证类本草》卷二十五

（二）秫

秫米（气味）（诜曰）性平，不可多食，拥五脏气，动风，迷闷人。（主治）治筋骨挛急，杀疮疥毒热。生捣，和鸡子白，傅毒肿，良。（孟诜）

秫根（主治）煮汤，洗风。（孟诜）

《本草纲目》谷部第二十三卷

粳

（一）粳米

淮泗之间米多，京都、襄州土粳米亦香、坚实。

又诸处虽多，但充饥而已。

孟诜云：平，主益气，止烦泄，其赤则粒大而香，不禁水停，其黄绿即实中。

又水渍有味，益人，都大新熟者，动气。经再年者，亦发病。

江南贮仓人皆多收火稻，其火稻宜人，温中益气，补下元。烧之去芒，春春米食之，即不发病耳。

又云：仓粳米：炊作干饭食之，止痢，又补中益气，坚筋，通血脉，起阳道。

北人炊之于瓮中，水浸令酸，食之暖五脏六腑之气。

久陈者，蒸作饭，和醋封毒肿，立瘥。

又研服之，去卒心痛。

白粳米汁：主心痛，止渴，断热毒痢。

若常食干饭，令人热中，唇口干，不可和苍耳食之，令人卒心痛。即急烧仓米灰，和蜜浆服之，不尔即死，不可与马肉同食之，发痼疾。

《证类本草》卷二十五

（二）粳

集解：（孟诜曰）淮、泗之间最多。襄、洛土粳米，亦坚实而香。南方多收火稻，最补益人。诸处虽多粳米，但充饥耳。

粳米（气味）甘、苦，平，无毒。（诜曰）常食干粳饭，令人热中，唇口干。不可同马肉食，发痼疾。不可和苍耳食，令人卒心痛，急烧仓米灰和蜜浆服之，不尔即死。（主治）煮汁，主心痛，止渴，断热毒下痢。（孟诜）。（发明）（诜曰）粳米赤者粒大而香，水渍之有味益人。大抵新熟者动气，经再年者亦发病。惟江南人多收火稻贮仓，烧去毛。至春春米食之，即不发病。宜人，温中益气，补下元也。

《本草纲目》谷部第二十二卷

（三）粳米

张鼎曰：性寒，拥诸经络气，使人四肢不在收，昏昏饶睡，发风动气，不可多食。

《医心方》卷第三十·五谷部第一

粱

（一）青粱米

孟诜曰：以纯苦酒一斗渍之，三日出，百蒸百暴，好裹藏之，远行一餐，十日不饥。重餐，四百九十日不饥。

又方：以米一斗，赤石脂二斤，合以水渍之，令足相淹，置于暖处一三日，去青白衣，捣为丸，如李大，日服三丸，不饥。

谨按：《灵宝五符经》中，白鲜米九蒸九暴，作辟谷粮。此文用青粱米，未见有别出处。其米微寒，常作饭食之，温如黄白米体，性相似。

《证类本草》卷二十五

（二）粱

白粱米（主治）除胸膈中客热，移五脏气，缓筋骨。凡患胃虚并呕吐食及水者，以米汁二合，生姜汁一服，和服之，佳。孟诜。

青粱米（发明）（诜曰）青粱米可辟谷。以纯苦酒浸三日。百蒸百晒，藏之。远行，日一餐之，可度十日；若重餐之，四百九十日不饥也。又方：以米一斗，赤石脂三斤。水渍置暖处，一二日，上青白衣，捣为丸如李大。日服三丸，亦不饥也。

《本草纲目》谷部第二十三卷

（三）白粱米

患胃虚并呕吐食水者，用米汁二合，生姜汁一合和服之。

张鼎曰：除胸膈中客热，移易五脏气，续筋骨。

《医心方》卷第三十·五谷部第一

（四）白粱米

孟诜曰：患胃虚并呕吐食及水者，用米汁二合，生姜汁一合，服之。

性微寒，除胸膈中客热，移易五脏气，续筋骨，此北人食者是，亦堪作粉。

《证类本草》卷二十五

黍米

（一）黍米

合葵菜食之，成痼疾。于黍米中杂干脯通。《食禁》云：牛肉不得和黍米、白酒食之，必生寸白虫。

孟诜曰：性寒，患鳖瘕者，以新熟赤黍米，淘取泔汁，生服一升，不过三两度愈。

谨按：性寒，有少毒，不堪久服，昏五脏，令人好睡，仙家重此，作酒最胜余粮。

又烧为灰，和油涂杖疮，不作瘢，止痛。

不得和小儿食之，令儿不能行。若与小猫、犬食之，其脚便踠曲，行不正，缓人筋骨，绝血脉。

《证类本草》卷二十五

（二）黍米

气味：（孟诜曰）性寒，有小毒，发故疾。久食昏五脏，令人好睡，缓人筋骨，绝血脉。小儿多食，令久不能行。小猫、犬食之，其脚踠屈。合葵菜食，成痼疾。合牛肉、白酒食，生寸白虫。

主治：烧灰和油，涂杖疮，止痛，不作瘢。孟诜。

穰茎并根（气味）辛，热，有小毒。（诜曰）醉卧黍穰，令人生厉。人

家取其茎穗作提沸扫地，用以煮汁入药，更佳。（主治）煮汁饮之，解苦瓠毒。浴身，去浮肿。和小豆煮汁服，下小便。孟诜

《本草纲目》谷部第二十三卷

小麦

（一）小麦

平，养肝气。汁饮服之，甚人。

云面有热毒者，为多是陈黪之色。又为磨中石末在内，所以有毒，但杵食之，即良。又宣作粉食之，补中益气，和五脏，调经络，续气脉。

孟诜云：小麦，平。服之止渴，又作面，有热毒，多是陈裛①之色。作粉，补中益气，和五脏，调脉。

又炒粉一合，和服，断下痢。

又性主伤折，和醋蒸之，裹所伤处，便定。重者，再蒸裹之，甚良。

《证类本草》卷二十五

（二）小麦

面（发明）：（诜曰）面有热毒者，多是陈黝之色，又为磨中石末在内故也。但杵食之，即良。

麦粉：（气味）甘，凉，无毒。（主治）补中，益气脉，和五脏，调经络。又炒一合，汤服，断下痢。孟诜。

《本草纲目》谷部第二十二卷

大麦

（一）大麦

久食之，头发不白。和针沙、没石子等染发，黑色。暴食之，亦稍似脚弱，为下气及腰肾故，故久服甚宜人。熟即益人，带生即冷，损人。

《证类本草》卷二十五

（二）大麦

气味：咸，温、微寒，无毒。为五谷长，令人多热。（诜曰）暴食似脚弱，为下气故也。久服宜人。熟则有益，带生则冷而损人。石蜜为之使。

主治：（消渴除热，益气调中。补虚劣，壮血脉，益颜色，实五脏，化谷食，止泄，不动风气。久食，令人肥白，滑肌肤。为面，胜于小麦，无躁热。）久食，头发不白。和针砂、没石子等，染发黑色。孟诜。

《本草纲目》谷部第二十二卷

---

① 裛：yì，第四声，香气侵袭。

（三）大麦

暴食之，令脚弱，为腰肾间气故也。久服即好，甚宜人。

《医心方》卷第三十·五谷部第一

大麦醋糟

气味：酸、微寒，无毒。

主治：气滞风壅，手臂脚膝痛，炒热布裹熨之，三两换当愈。（孟诜）

《本草纲目》谷部第二十五卷

曲

味甘，大暖，疗脏腑中风气，调中下气，开胃消宿食。主霍乱，心膈气，痰逆，除烦，破癥结及补虚，去冷气，除肠胃中塞，不下食，令人有颜色。六月作者良，陈久者入药，用之当炒令香。

六畜食米胀欲死者，煮麹汁灌之，立消。

落胎，并下鬼胎。

又神曲，使，无毒，能化水谷、宿食、癥气，健脾暖胃。

《证类本草》卷二十五

荞麦

（一）荞麦

味甘平，寒，无毒。实肠胃，益气力，久食动风，令人头眩。和猪肉食之，患热风，脱人眉须。虽动诸病，犹挫丹石。能炼五脏滓秽，续精神。作饭与丹石人食之，良。其饭法：可蒸使气馏，于烈日中暴，令口开，使舂取人作饭，叶作茹食之，下气，利耳目。多食即微泄。烧其穰作灰，淋洗六畜疮，并驴马躁蹄。

《证类本草》卷二十五

（二）荞麦

主治：实肠胃，益气力，续精神，能练五脏滓秽。孟诜。

《本草纲目》谷部卷二十二

（三）荞麦

寒，难消，动热气，不宜多食。

张鼎云：荞麦虽动诸病，犹压丹石，能练五脏滓，续精神。其叶可煮作菜食，甚利耳目，下气，其茎为灰，洗六畜疮疥及马扫蹄至神。

《医心方》卷第三十·五谷部第一

穬麦

主轻身，补中，不动痰。

《证类本草》卷二十五

藊豆

微寒。主呕逆，久食头不白。患冷气人勿食。

其叶治瘕，和醋煮。理转筋，叶汁醋服效。

孟诜云：藊豆疗霍乱，吐痢不止，末和醋服之，下气。

又吐痢后转筋，生捣叶一把，以少酢浸汁服之，立瘥。

其豆如绿豆，饼食亦可。

《药性论》云：白藊豆亦可单用，主解一切草木毒，生嚼及煎汤服，取效。

《证类本草》卷二十五

豉

（一）豉

陕府豉汁甚胜于常豉，以大豆为黄蒸，每一斗加盐四升，椒四两，春三日、夏二日、冬五日，即成。半熟，加生姜五两，既洁且精，胜埋于马粪中，黄蒸，以好豉心代之。

孟诜云：能治久盗汗患者，以一升微炒令香，清酒三升，渍满三日取汁。冷暖任人服之，不瘥，更作三两剂即止。

《证类本草》卷二十五

（二）豉

孟诜治久患盗汗，以豉一升，熬令香，清酒三升，渍满三日，取汁，泠暖任服，不瘥，更作二剂即止。

《神农本草经疏》卷二十五

大豆豉

集解：陕府豉汁，甚胜常豉。其法以大豆为黄蒸，每一斗，加盐四升，椒四两，春三日、夏二日、冬五日即成。半熟加生姜五两，既洁净且精也。（孟诜）

《本草纲目》谷部第二十五卷

绿豆

（一）绿豆

平。调食法，作饼炙食之，佳。

谨按：补益，和五脏，安精神，行十二经脉，此最为良。今人食，皆挞去皮，即有少拥气。若愈病，功在皮，故不可去。

又研汁煮饮服之，治消渴。

又去浮风，益气力，润皮肉，可长食之。

《证类本草》卷二十五

（二）绿豆

主治：补益元气，和调五脏，安精神，行十二经脉，去浮风，润皮肤，宜常食之。煮汁，止消渴。（孟诜）

附方：赤痢不止。

以大麻子，水研滤汁，煮绿豆食之，极效。粥食亦可。《必效方》。

《本草纲目》谷部第二十四卷

（三）菉豆

孟诜：主去浮风，益气力，治消渴，和五脏，安精神，可常食之，功效不可备述。

《神农本草经疏》卷二十五

白豆

（一）白豆

平，无毒。补五脏，益中，助十二经脉，调中，暖肠胃。

叶：利五脏，下气。嫩者可作菜食，生食之亦妙，可常食。

《证类本草》卷二十五

（二）白豆

释名：饭豆

集解：白豆苗，嫩者可作菜食，生食亦妙。（孟诜）

主治：补五脏，调中，助十二经脉。（孟诜）

《本草纲目》谷部第二十四卷

醋

（一）醋

治疬癣，醋煎大黄，生者甚劲。

用米醋佳，小麦醋不及糟，多妨忌。大麦醋，微寒，余如小麦也。

气滞风壅，手臂、脚膝痛：炒醋糟裹之，三两易，当瘥。人食多，损腰肌藏。

孟诜云：多食损人胃，消诸毒气，能治妇人产后血气运：取美清醋，热煎，稍稍含之即愈。

又人口有疮，以黄檗皮醋渍，含之即愈。

又牛马疫病，和灌之。服诸药，不可多食，不可蛤肉同食，相反。

又江外人多为米醋，北人多为糟醋。发诸药，不可同食，研青木香服之，止卒心痛、血气等。

又大黄涂肿，米醋飞丹，用之。

《证类本草》卷二十六

（二）醋

集解：北方多为糟醋，江外人多为米醋、小麦醋不及。糟醋为多妨忌也，大麦醋良。

米醋

气味：酸、苦、温、无毒。（孟诜曰）大麦醋，微寒。余醋并同。

主治：醋磨青木香，止卒心痛、血气痛。浸黄檗含之，治口疮。调大黄末，涂肿毒。煎生大黄服，治疟癖甚良。（孟诜）

《本草纲目》谷部第二十五卷

醋酒

多食损人胃，消诸毒气，杀邪毒，妇人产后血运，含之即愈。

《医心方》卷第三十·五谷部第一

糯米

（一）糯米

孟诜曰：糯米，寒，使人多睡，发风，动气，不可多食。

又霍乱后吐逆不止，清水研一碗，饮之即止。

《证类本草》卷二十六

（二）糯米

孟诜云：发风动气，久食令人多睡。

《神农本草经疏》卷二十六

（三）稻

释名：糯。

稻米（气味）：（诜曰）凉。发风动气，使人多睡，不可多食。

《本草纲目》谷部第二十二卷

稷米

（一）稷米

黍之茎穗，人家用作提拂，以将扫地。食苦瓠毒，煮汁饮之即止。

又破提扫煮取汁，浴之去浮肿。

又和小豆煮汁服之，最下小便。

孟洗云：稷益诸不足，山东多食。

服丹石人发热，食之热消也，发三十六种冷病气。八谷之中，最为下。苗黍乃作酒，此乃作饭，用之殊途。

不与匏子同食，令冷病发，发即黍酿汁饮之，即瘥。

《证类本草》卷二十六

（二）稷米

集解：（诜曰）稷在八谷之中，最为下苗。黍乃作酒，此乃作饭，用之殊途。

气味：多食，发三十六种冷病气。不与瓠子同食，发冷病，但饮黍穰汁即瘥。又不可与附子同服。

《本草纲目》谷部第二十三卷

（三）稷米

益气，治诸热，补不足。

《医心方》卷第三十·五谷部第一

酱

（一）酱

主火毒，杀百药，发小儿无辜。

小麦酱不如豆。

又榆仁酱亦辛美，杀诸虫，利大小便。心腹恶气，不宜多食。

又芜荑酱，功力强于榆仁酱，多食落发。獐、雉、兔及鳢鱼酱，皆不可多食，为陈久故也。

《证类本草》卷二十六

（二）酱

气味：多食发小儿无辜，生痰动气。妊娠合雀肉食之，令儿面黑。（孟诜）

（三）酱

榆仁酱

气味：辛美，微臭，温，无毒。

主治：利大小便、心腹恶气，杀诸虫。不宜多食。（孟诜）

芜荑酱

气味：辛美，微臭，温，无毒。

主治：杀三虫，功力强于榆仁酱。（孟诜）

《本草纲目》谷部第二十五卷

陈廪①米

炊作干饭食之，止痢，补中益气，坚筋骨，通血脉，起阳道。

又毒肿，恶疮，久陈者，蒸作饭和酢封肿上，立瘥。

卒心痛，研取汁服之。北人炊之于瓷中，水浸令酸，食之，暖五脏六腑

---

① 廪：粮仓。

之气。

《证类本草》卷二十六

冬葵子

（一）冬葵子

主患肿未得头破者，三日后，取葵子一百粒，吞之，当日疮头开。

又凡有难产，若生未得者，取一合捣破，以水二升，煮取一升以下，只可半升，去滓顿服之，则小便与儿便出，切须在意，勿上厕。昔有人如此，立扑儿入厕中。

又细挫，以水煎取一盏食之，能滑小肠。

女人产时，煮一顿食，令儿易出。

天行病后，食一顿，便失明。

吞钱不出，煮汁，冷饮之，即出。

无蒜勿食。

四季月食生葵，令饮食不消化，发宿疾。

又霜葵生食，动五种留饮，黄葵尤忌。

孟诜云：葵，冷，主疳疮生身，面上汁黄者可取根作灰，和猪脂涂之。其性冷，若热食之，令人热闷，甚动风气。久服丹石人时吃一顿，佳也。冬月葵菹汁服，丹石人发动，舌干、咳嗽。每食后饮一盏，便卧少时。其子患疮者吞一粒，便作头。女人产时可煮顿服之，佳。若生时困闷，以子一合，水二升，煮取半斤，去滓顿服之，少时便产。

《必效方》治诸瘘。

先以先以泔清温洗，以绵试水取葵菜，微火暖，贴之，疮引脓不过二三百叶，脓尽即肉生。忌诸杂鱼、蒜、房室等。

《证类本草》卷二十七

（二）冬葵子

（主治）：出痈疽头。

（附方）痈疽无头孟诜曰：三日后，取葵子一百粒，水吞之，当日即开也。

《本草纲目》草部第十六卷

葵

叶（主治）：服丹石人宜食。

附方：诸瘘不合

先以汁泔清温洗，拭净，取葵菜微火烘暖贴之。不过二三百叶，引脓尽，即肉生也。忌诸鱼、蒜、房事。《必效方》。

根（主治）：治瘑疮出黄汁。

（附方）身面瘑疮

出黄汁者，葵根烧灰，和猪脂涂之。《食疗本草》。

《本草纲目》草部第十六卷

苋

（一）苋实

叶：食动气，令人烦闷，冷中损腹。

不可与鳖肉同食，生鳖瘕。又取鳖甲如豆片大者，以苋菜封裹之，置于土坑内，上以土盖之，一宿尽变成鳖儿也。

又五月五日采苋菜和马齿苋为末，等分，调与妊娠，服之易产。

孟诜云：苋，补气，除热，其子明目。九月霜后采之。叶亦动气，令人烦闷，冷中损腹。

《证类本草》卷二十七

（二）苋

苋菜

主治：（白苋）补气除热，通九窍。

发明：（孟诜曰）五月五日收苋菜，和马齿苋为细末，等分，与妊娠人常服，令易产也。

《本草纲目》菜部第二十七卷

胡荽

（一）胡荽

平，利五脏，补筋脉，主消谷能食，若食多，则令人多忘。

又食著诸毒食，吐、下血不止，顿瘕黄者，取净胡荽子一升，煮食腹破，取汁停冷服，取半升，一日一夜二服即止。

又狐臭䘌齿病人不可食，疾更加。久冷人食之，脚弱，患气，弥不得食。

又不得与斜蒿同食，食之令人汁臭。

难产不得久食，此是薰菜，损人精神。秋冬捣子，醋煮熨阳头出，甚效。可和生菜食，治肠风。热饼裹食甚良。

《必效方》治蛊毒神验。

以根绞汁半升，和酒服之，立下。

又治热气结滞，经年数发，以半斤，五月五日采，阴干，水七升，煮取一升半，去滓，分服末，瘥。更服春夏叶，秋冬茎、根并用。亦可预备之。

《证类本草》卷二十七

（二）胡荽

根叶

气味：辛、温，微毒。（孟诜曰）平、微寒，无毒。可和生菜食，此是荤菜，损人精神。华佗云：胡荽，置①齿及脚气、金疮人，皆不可食，病更加甚。

主治：补筋脉，令人能食。治肠风，用热饼裹食，甚良。

附方：热气结滞，经年数发者。

胡荽半斤，五月五日采，阴干，水七升，煮取一升半，去滓分服。未瘥更服。春夏叶、秋冬根茎并可用。《必效方》。

子

附方1：食诸肉毒，吐下血不止，痿黄者。

胡荽子一升，煮令发裂，取汁冷服半升，日、夜各一服，即止。《食疗本草》。

附方2：肠头挺出。

秋冬捣胡荽子，醋煮熨之，甚效。孟诜《食疗本草》。

《本草纲目》菜部目录第二十六卷

（三）胡荽

孟诜云：多食损人精神。

《神农本草经疏》卷二十七

（四）胡荽

食之消谷，久食之多忘。

张鼎云：利五脏不足，不可多食，损神。

《医心方》卷三十·五菜部第四

石胡荽

（一）石胡荽

寒，无毒。通鼻气，利九窍，吐风痰，不任食。亦去翳，熟挼内鼻中，翳自落。俗名"鹅不食草"。

（邪蒿）味辛，温，平，无毒。似青蒿细软。主胸膈中臭烂恶邪气，利肠胃，通血脉，续不足气。生食微通风气，作羹食良。不与胡荽同食，令人汗臭气。

（同蒿）平。主安心气，养脾胃，消水饮。又动风气，熏人心，令人气满，不可多食。

《证类本草》卷二十七

---

① 置：指虫食病。

（二）石胡荽

主治：疗痔病。诜。

《本草纲目》草部第二十卷

罗勒

味辛、温，微毒。调中消食，去恶气，消水气。宜生食。

又疗齿根烂疮，为灰用，甚良。不可过多食，壅关节，涩荣卫，令血脉不行。

又动风发脚气。患齆，取汁服半合，定。冬月用干者煮之。

子：主目瞖及物入目，三五颗致目中，少顷当湿胀，与物俱出。又疗风赤眵泪。

根：主小儿黄烂疮，烧灰傅之，佳。北人呼为兰香。为石勒讳也。

蔓菁

温。下气；治黄疸，利小便。根，主消渴，治热毒气肿。食令人气胀满。

孟诜云：蔓菁，消食下气，其子九蒸九暴，捣为粉，服之长生。压油，涂头，能变蒜发。

又研子入面脂，极去皱。

又捣子，水和服，治热黄、结实不通。少顷当泻一切恶物。沙、石、草、发并出，又利小便。

又女子妬乳肿，取其根生捣后，和盐、醋、酱水煮，取汁洗之，五六度瘥。

又捣和鸡子白封子，亦妙。

《证类本草》卷二十七

瓜蒂

（一）瓜蒂

主身面四肢浮肿，杀蛊，去鼻中息肉，阴黄黄疸及暴急黄。

取瓜蒂、丁香各七枚，小豆七粒为末，吹黑豆许于鼻中，少时黄水出，瘥。

其子热，补中，宜人。

瓜有毒，止渴，益气除烦热，利小便，通三焦壅塞气。

多食令人阴下湿痒，生疮，动宿冷病。

癥癖人不可食之，若食之，饱胀入水，自消多食，令人惙惙虚弱，脚手无力。

叶：生捣汁，生发，又补中打损折伤。末酒服，去瘀血。治小儿疳。

《龙鱼河图》云：瓜有两鼻者杀人，沉水者杀人。食多饱胀，可食盐化成水。

《证类本草》卷二十七

（二）瓜蒂

孟诜《食疗》：阴黄黄疸，取瓜蒂、丁香、赤小豆各七枚为末，吹豆许鼻中，少时黄水流出，隔一日用，瘥乃止，并治身面浮肿。

《神农本草经疏》卷二十七

甜瓜

（一）甜瓜

瓜瓤

气味：甘，寒，滑，有小毒。（孟诜曰）多食，令人阴下湿痒生疮。动宿冷癥癖病，破腹，发虚热。令人惙惙气弱，脚手无力。少食则可。龙鱼河图云：凡瓜有两鼻、两蒂者，杀人。五月瓜沉水者，食之得冷病，终身不瘥。九月被霜者，食之冬病寒热。与油饼同食，发病。多食瓜作胀者，食盐花即化。

瓜子仁

主治：炒食，补中宜人。

瓜蒂

附方1：黄疸癥黄。

并取瓜蒂、丁香、赤小豆各七枚，为末。吹豆许入鼻。少时黄水流出。隔日一用，瘥乃止。孟诜《食疗》。

附方2：大便不通。

瓜蒂七枚，研末，绵裹，塞入下部即通。《必效方》。

叶

主治：补中，治小儿疳，及打伤损折，为末酒服，去瘀血。

《本草纲目》果部第三十三卷

（二）甜瓜

寒。上，止渴，除烦热，多食令人阴下痒湿，生疮。

又，发痹黄，动宿冷病。患癥瘕人不可食瓜。其瓜蒂，主治身面四肢浮肿，杀虫，去鼻中息肉。阴痒黄及急黄。

又，生瓜叶，捣取汁，治人头不生毛发者，塗之即生。

案经：多食令人羸惙虚弱，脚手少力。其子热，补中焦，宜人。其肉止渴，利小便，通三焦间拥寒气。

又方：瓜蒂七枚，丁香七枚，捣为末，吹鼻中，少时治痫气，黄汗即出，差。

敦煌出土残卷《食疗本草》

冬瓜

（一）白冬瓜

益气能老，除心胸满。取冬瓜子七升下，同白瓜条压丹石。

又取瓜一颗，和柏菜与猪肉食之，一冬更不要与诸物食，自然不饥，长三四倍矣。

又煮食之，练五脏，为下气故也。欲得瘦轻健者，则可长食之。

若要肥，则勿食。孟诜说：肺热有渴，取濮瓜去皮，每食后嚼吃三二两，五七度，良。

孟诜云：冬瓜益气耐老，除胸心满，去头面热。

热者食之佳，冷者食之瘦人。

《证类本草》卷二十七

（二）白冬瓜

主治：益气耐老。除心胸满，去头面热。

发明：（孟诜曰）热者食之佳，冷者食之瘦人。煮食练五脏，为其下气故也。欲得体瘦轻健者，则可长食之；若要肥，则勿食也。（孟诜曰）取瓜一颗和桐叶与猪食之，一冬更不要与诸物食，自然不饥，长三四倍也。

附方：积热消渴。

白瓜去皮，每食后吃三二颗，五七度良。孟诜《食疗》。

白瓜子（附方）：服食法，取冬瓜仁七升，以绢袋盛，投三沸汤中，须臾取曝干，如此三度，又与清苦酒渍之一宿，曝干为末，日服方寸匕。令人肥悦明目，延年不老。又法：取子三、五升，去皮为丸，空心日服三十丸。令人白净如玉。孟诜《食疗》。

《本草纲目》菜部第二十八卷

（三）白冬瓜

孟诜：益气耐老，除心胸满，去头面热。

孟诜《食疗》：积热消渴，白冬瓜去皮，每食后嚼二三两，五六度良。

《神农本草经疏》卷二十七

（四）冬瓜

张鼎云：冬瓜食之压丹石，去头面热。

《医心方卷三十·五菜部第四》

（五）冬瓜

寒。上，主治小腹水鼓胀。

又，利小便，止消渴。

又，其子，主益气，耐老，除心胸气满，消痰止烦。

又，冬瓜子七升，绢袋盛，投三沸汤中，须臾曝干。

又，内汤中如此三度乃止，曝干。与滑苦酒浸之一宿，曝干，为末，服之方寸匕，日二服，令人肥悦。

又，明目，延年不老。

案经：压丹石，去头面热气。

又，热发者服之，良。患冷人勿食之，令人益瘦。

取冬瓜一颗，和桐叶与猪食之，一冬更不食诸物，其猪肥长三四倍矣。

又，煮食之，能炼五脏。精细欲得肥者，勿食之，为下气。欲瘦小轻健者，食之甚健人。

又，冬瓜人三升，退去皮壳，捣为丸，空腹及食后各服廿丸，令人面滑净如玉，可入面脂中用。

敦煌出土残卷《食疗本草》

白瓜子

（一）白瓜子

孟诜云：取冬瓜仁七升，以绢袋盛之，投三沸汤中，须臾出，暴干，如此三度止，又与清苦酒渍经一宿，暴干为末，日服之方寸匕，令人肥悦，明目延年，不老。又取其子三、五升，退去皮，捣为丸，空腹服三十丸，令人白净如玉。

《证类本草》卷二十七

（二）白瓜子

寒，多食发癉黄，动宿冷病。又瘕癖人不可多食之。

《医心方》卷第三十·五菜部第四

胡瓜

（一）胡瓜

叶：味苦，平，小毒。主小儿闪癖；一岁服一叶以上，斟酌与之，生捼绞汁服，得吐下。

根：捣傅胡刺毒肿。

其实：味甘，寒，有毒。不可多食，动寒热，多疟病，积瘀热，发疰气，令人虚热上逆，少气，发百病及疮疥，损阴血脉气，发脚气。

天行病后不可食。小儿切忌，滑中，生疳虫，不与醋同食。

北人亦呼为黄瓜，为石勒讳，因而不改。

（甜瓜）寒，有毒。止渴除烦热，多食令人阴下湿痒，生疮，动宿冷病，发虚实破腹。又令人惙惙弱，脚手无力，少食即止渴，利小便，通三瞧间拥塞气，兼主口鼻疮。

《证类本草》卷二十七

（二）胡瓜

气味：甘，寒，有小毒。（孟诜曰）不可多食，动寒热，多疟病，积瘀热，发痉气，令人虚热上逆少气，损阴血，发疮疥脚气，虚肿百病。天行病后，不可食之，小儿切忌，滑中生疳虫。不可多用醋。

《本草纲目》菜部第二十八卷

（三）胡瓜

寒，不可多食，动寒热，发疟病。

张鼎云：发痉气，生百病，消人阴，发诸疮疥，发脚气。天行后卒不可食之，必再发。

《医心方》卷第三十·五菜部第四

（四）胡瓜

寒。不可多食，动风及寒热。

又，发疰瘥，兼积瘀血。

案：多食令人虚热上气，生百病，消人阴，发疮及发痉气，及脚气，损血脉。天行后不可食。

小儿食发痢，滑中，生甘虫。

又，不可和酪食之，必再发。

又，捣根傅胡刺毒肿，甚良。

敦煌出土残卷《食疗本草》

越瓜

（一）越瓜

小儿夏月不可与食，又发诸疮，令人虚弱。吟中常令人脐下为癥痛不止。又天行病后不可食。

《证类本草》卷二十七

（二）越瓜

气味：甘，寒，无毒。（诜曰）生食多冷中动气，令人心痛，脐下癥结，发诸疮。又令人虚弱不能行，不益小儿。天行病后不可食。又不得与牛乳酪及鲊同食。

《本草纲目》菜部第二十八卷

（三）越瓜

寒，利阳，益肠胃，止渴，不可久食，动气，虽止渴，仍发诸疮，令虚，脚不能行立。

《医心方》卷第三十·五菜部第四

（四）越瓜

寒。上，主治利阴阳，益肠胃，止烦渴，不可久食，发痢。

案：此物动风，虽止渴，能发诸疮，令人虚，脚弱，虚不能行。小儿夏月不可与食，成痢，发虫，令人腰脚冷，脐下痛。

患时疾后不可食。不得和乳牛及酪食之。

又，不可空腹和醋食之，令人心痛。

敦煌出土残卷《食疗本草》

芥

（一）芥

主咳逆，下气，明目，去头面风。

大叶者良，煮食之动气，犹胜诸菜，生食发丹石。

其子：微熬研之，作酱香美，有辛气，能通利五脏。

其叶不可多食。

又细叶有毛者杀人。

孟诜云：芥煮食之亦动气，生食发丹石，不可多食。

《证类本草》卷二十七

（二）芥

茎叶

气味：辛，温，无毒。（孟诜曰）煮食动气与风，生食发丹石，不可多食，大叶者良，细叶有毛者害人。

主治：主咳逆下气，去头面风。孟诜。

芥子

主治：研末作酱食，香美，通利五脏。孟诜。

《本草纲目》菜部目录第二十六卷

（三）芥

蔓实

气味：甘，平，无毒。（孟诜曰）不与面同食，令人背闷。服丹石人不可食。

《本草纲目》菜部二十七卷

（四）芥

生食发丹石，不可多食。

《医心方》卷第三十·五菜部第四

萝卜

性冷，利五脏，轻身。

根：服之，食，人白净，肌细。

《证类本草》卷二十七

菘

（一）菘菜

温。治消渴。又发诸风冷，腹中冷病者不服，有热人服之亦不发病，即明其菜性冷。

《本草》云：温，未解。又消食，亦少下气。

九英菘出河西，叶极大，根亦粗长，和羊肉甚美，常食之都不见发病。其冬月作菹煮作羹食之，能消宿食，下气，治嗽。

诸家商略性冷，非温，恐误也。

又北无菘菜，南无芜菁。其蔓菁子细，菜子粗也。

《证类本草》卷二十七

（二）菘

茎叶：（孟诜曰）发风冷内虚人不可食。有热人食亦不发病，性冷可知。本草言性温，未解其意。

《本草纲目》菜部目录第二十六卷

（三）菘菜

腹中冷病者不服，有热者服之，亦不发病。其菜性冷。

《医心方》卷第三十·五菜部第四

荏子

主咳逆，下气，其叶杵之，治男子阴肿。

谨按：子压作油用，亦少破气。多食发心闷。

温。补中益气，通血脉，填精髓。可蒸令熟，烈日干之，当口开。春取米食之，亦可休粮。生食，止渴，润肺。

《证类本草》卷二十七

龙葵

（一）龙葵

主丁肿。患火丹疮，和土杵傅之，尤良。

孟诜云：其味苦，皆揉去汁食之。

《证类本草》卷二十七

（二）龙葵

其子疗甚妙，其赤珠者名龙珠，久服变发长黑，令人不老。

《医心方卷三十·五菜部第四》

苜蓿

（一）苜蓿

彼处人采根作土黄耆也。

又安中，利五脏，煮和酱食之，作羹亦得。

孟诜云：患疸黄人，取根生捣，绞汁服之，良。

又利五脏，轻身，洗去脾胃间邪气。

诸恶热毒，少食好，多食当冷气入筋中，即瘦人。

亦能轻身健人，更无诸益。

《证类本草》卷二十七

（二）苜蓿

集解：（诜曰）彼处人采其根作土黄芪也。

气味：苦、平、涩，无毒。（孟诜曰）凉，少食好。多食令冷气入筋中，即瘦人。

主治：利五脏，轻身健人，洗去脾胃间邪热气，通小肠诸恶热毒，煮和酱食，亦可作羹。

《本草纲目》菜部第二十七卷

荠

（一）荠子

入治眼方，中用。

不与面同食，令人背闷，服丹石人不可食。

《证类本草》卷二十七

（二）荠

补五脏不足。叶：动气。

《医心方》卷第三十、五菜部第四

蕨

（一）蕨

寒。补五脏不足，气壅经络，筋骨间毒气，令人脚弱不能行，消阳事，令眼暗，鼻中塞，发落，不可食。

又冷气人食之，多腹胀。

《证类本草》卷二十七

（二）蕨

其及根

气味：甘，寒，滑，无毒。（孟诜曰）久食，令人目暗、鼻塞、发落。又冷气人食之，多腹胀。小儿食之，脚弱不能行。

主治：补五脏不足，气壅经络筋骨间，毒气。

《本草纲目》菜部第二十七卷

（三）蕨菜

令人脚弱不能行，消阳事，缩玉茎，多食令人发落、鼻塞、目暗。小儿不可食之，立行不得也。

《医心方》卷第三十·五菜部第四

翘摇

（一）翘摇

疗五种黄病。生捣汁，服一升，日二，瘥，甚益人。

和五脏，明耳目，去热风，令人轻健，长食不厌，煮熟吃，佳。

若生吃，令人吐水。

《证类本草》卷二十七

（二）翘摇

气味：辛，平，无毒。（孟诜曰）煮食佳，生食令人吐水。

主治：利五脏，明耳目，去热风，令人轻健，长食不厌，甚益人。

《本草纲目》菜部第二十七卷

蓼实

孟诜云：蓼子多食，令人吐水，亦通五脏拥气，损阳气。

《证类本草》卷二十八

葱

（一）葱

叶：温，白，平。主伤寒壮热，出汗，中风，面目浮肿，骨节头疼损发鬓。

葱白及须：平，通气，主伤寒头痛，又治疮中。

有风水，肿疼，取青叶、干姜、黄蘗相和，煮作汤，浸洗之，立愈。

冬月食不宜多，只可和五味用之，上冲人，五脏闭绝。虚人患气者，多食发气为通，和关节出汗之故也。

少食则得，可作汤饮，不得多食。恐拔气上冲人，五脏闷绝。

切不可与蜜相和，食之促人气，杀人。

又止血衄，利小便。

孟诜云：葱，温。根主疮中有水，风肿疼痛者。冬葱最善，宜冬月食。不宜多，虚人患气者多食，发气上冲人，五脏闷绝，虚人胃开，骨节出汗，故温尔。

《证类本草》卷二十八

（二）葱茎白

（气味）辛，平。叶：温。根须：平。并无毒。（孟诜曰）葱宜冬月食，不可过多，损须发。发人虚气上冲，五脏闭绝，为其开骨节出汗故也。

葱根（主治）：通关节，止衄血，利大小便。孟诜。

叶（附方）：疮伤风水肿痛。取葱青叶和干姜、黄檗等分，煮汤浸洗，立愈。（食疗）

葱须（主治）：通气。孟诜。

《本草纲目》菜部目录第二十六卷

韭

（一）韭

亦可作菹，空心食之，甚验。此物炸热，以盐、醋空心吃一煤，可十顿以上。

甚治胸膈咽气，利胸膈，甚验。

初生孩子，可捣根汁灌之，即吐出胸中恶血，永无诸病。

五月勿食韭。

若值时馑之年，可与米同地，种之一亩，可供十口食。 .

孟诜云：热病后十日，不可食。热韭食之即发困。

又胸痹，心中急痛如椎刺，不得俯仰，白汗出，或痛彻背上，不治或至死，可取生韭或根五斤，洗，捣汁灌少许，即吐胸中恶血。

《证类本草》卷二十八

（二）韭

气味：辛、微酸，温，涩，无毒。（孟诜曰）热病后十日食之，即发困。五月多食，乏气力。冬月多食，动宿饮，吐水。不可与蜜及牛肉同食。

主治：炸熟，以盐、醋空心吃十顿，治胸膈噎气。捣汁服，治胸痹刺痛如锥，即吐出胸中恶血，甚验。又灌初生小儿，吐去恶水恶血，永无诸病。（诜）

附方：胸痹急痛。

孟诜曰：胸痹痛如锥刺，不得俯仰，白汗出，或痛彻背上，不治或至死。可取生韭或根五斤，洗捣汁，服之。《食疗本草》。

《本草纲目》菜部目录第二十六卷

（三）韭

胸痹急痛如锥刺，不得俯仰，自汗出，或彻背上，不治或至死。取生韭及根五斤，洗捣汁，服之瘥。《食疗本草》。

《神农本草经疏》卷二十八

（四）韭

冷气人可煮长服之。

《医心方》卷第三十·五菜部第四

薤

（一）薤

轻身耐老，疗金疮，生肌肉。生捣薤白，以火封之，更以火就炙，令热气彻疮中，干则易之。

白色者最好，虽有辛气，不荤人五脏。

又发热病，不宜多食，三月勿食生者。

又治寒热，去水气，温中，散结气，可作羹。[①]

又治女人赤白带下。

学道人长服之，可通神，安魂魄，益气，续筋力。

骨髓在咽不下者，食之即下。

孟诜云：薤疗诸疮中风水肿，生捣，热涂上或煮之，白色者最好，虽有辛不荤五脏。学道人长服之，可通神，安魂魄，益气，续筋力。

·《证类本草》卷二十八

（二）薤白

气味：辛，苦，温，滑，无毒。（孟诜曰）发热病，不宜多食。三四月勿食生者。

主治：治女人带下赤白，作羹食之。骨哽在咽不去者，食之即下。孟诜。

发明：薤，白色者最好，虽有辛，不荤五脏。学道人长服之，可通神安魂魄，益气续筋力。

《本草纲目》菜部目录第二十六卷

（三）薤

《孟诜食经》云：薤可作宿葅，空腹食之。

《医心方》治心腹胀满方第六

（四）薤

长服之可通神灵，甚安魂魄，续筋力。

《医心方》卷第三十·五菜部第四

蒸菜

（一）蒸菜

孟诜云：蒸菜，又捣汁，与时疾人服，瘥。子，煮半生捣取汁，含治小儿热。

《证类本草》卷二十八

---

① 假苏：即荆芥。

（二）蓊菜

子

主治：煮半生，捣汁服，治小儿热。

《本草纲目》菜部二十七卷

假苏

（一）假苏

温。辟邪气，除劳，传送五脏不足气，助脾胃。多食熏五脏，神。通利血脉，发汗，动渴疾。

又杵为末，醋和封风毒肿上。

患丁肿，荆芥一把，水五升，煮取三升，冷，分二服。

孟诜云：荆芥多食熏人五脏，神。

《证类本草》卷二十八

（二）假苏

【释名】姜芥、荆芥、鼠蓂。

气味：辛，温，无毒。（诜曰）作菜食久，动渴疾，熏人五脏。反驴肉、无鳞鱼，详后发明下。

主治：产后中风身强直，研末酒服。

《本草纲目》草部第十四卷

苏

（一）苏

孟诜云：紫苏：除寒热，治冷气。

《证类本草》卷二十八

（二）苏

【释名】紫苏《食疗》

茎叶（主治）除寒热，治一切冷气。

《本草纲目》草部第十四卷

（三）苏

孟诜谓其除寒热，治一切冷气。

《神农本草经疏》卷九

水苏

（一）水苏

孟诜曰：鸡苏一名水苏，熟捣生叶绵裹塞耳，疗聋。又头风目眩者，以清酒煮汁一升，服。产后中风服之，弥佳。可烧作灰汁及以煮汁洗头，令发香，白屑不生。又收讫酿酒及渍酒，常服之，佳。

《证类本草》卷二十八

（二）水苏

主治：酿酒渍酒及酒煮汁常服，治头风目眩，及产后中风。恶血不止，服之弥妙。孟诜

附方：耳卒聋闭，鸡苏叶生捣，绵裹塞之。孟诜食疗。

沐发令香，鸡苏煮汁，或烧灰淋汁，沐之。食疗

《本草纲目》草部第十四卷

香薷

（一）香薷

孟诜云：香薷，温。又云：香戎，去热风。生菜中食不可，多食卒转筋。可煮汁顿服半升，止。又干末止鼻衄，以水服之。

《证类本草》卷二十八

（二）香薷

【释名】香菜《食疗》。时珍曰：孟诜《食疗》作香戎者，非是。

主治：去热气。卒转筋者，煮汁顿服半升，即止。为末水服，止鼻衄。孟诜

《本草纲目》草部第十四卷

（三）香薷

孟诜谓其去热风，卒转筋者，煮汁顿服半升即止。为末，水调服，止鼻衄。

《神农本草经疏》卷九

薄荷

（一）薄荷

平。解劳，与薤相宜，发汗，通利关节，杵汁服，去心脏风热。

《证类本草》卷二十八

（二）薄荷

主治：杵汁服，去心脏风热。

《本草纲目》草部第十四卷

（三）薄荷

《食疗》以为能去心家热，故为小儿惊风、风热家引经要药。

《神农本草经疏》卷九

秦荻梨

孟诜云：秦荻梨于生菜中最香美甚血气。又末之，和酒服，疗卒心痛，

悒悒塞满气。又子末,和大醋封肿气,日三易。

《证类本草》卷二十八

苦瓠

孟诜云:瓠,冷,主消渴恶疮。又患脚气及虚胀冷气人不可,食之尤甚。又压热服,丹石人方可食,余人不可多食。

《证类本草》卷二十九

葫

(一)葫①

除风,杀虫。

孟诜云:蒜,久服损眼伤肝。

治蛇咬疮,取蒜去皮一升,捣以小便一升,煮三四沸,通入即入溃损处,从夕至暮。初被咬未肿,速嚼蒜封之,六七易。

又蒜一升去皮,以乳二升,煮使用,空腹顿服之,随后饭压之。明日依前进服,下一切冷毒风气。

又独头者一枚,和雄黄、杏仁研为丸,空腹饮下三丸,静坐少时,患鬼气者,当汗出即瘥。

《证类本草》卷二十九

(二)葫

释名:大蒜。

附方:鬼毒风气,独头蒜一枚,和雄黄、杏仁研为丸,空腹饮下三丸。静坐少时,当下毛出即安。孟诜《食疗本草》。

《本草纲目》菜部目录第二十六卷

蒜

(一)蒜

主治:涂丁疮甚良。孟诜。

《本草纲目》菜部目录第二十六卷

(二)小蒜

主霍乱,消谷,治胃温中,除邪气。五月五日采者上。

又去诸虫毒、丁肿、毒疮,甚良。不可常食。

孟诜云:小蒜亦主诸蛊毒、丁肿甚良。不可常食。

《证类本草》卷二十九

---

① 葫:即大蒜。

（三）蒜

大蒜，热，除风，杀虫毒气。

《医心方卷三十·五菜部第四》

胡葱

（一）胡葱

平。主消谷，能食。久食之，令人多忘。

根：发痼疾。

又食著诸毒肉，吐血不止，痿黄悴者，取子一升，洗，煮使破，取汁停冷。服半升，日一服，夜一服，血定止。

又患胡臭，䘌①齿人不可食，转极甚。

谨按：利五脏不足气，亦伤绝血脉气。多食损神，此是熏物耳。

《证类本草》卷二十九

（二）胡葱

气味：辛，温，无毒。（孟诜曰）亦是熏物。久食，伤神损性，令人多忘，损目明，绝血脉，发痼疾。患胡臭、䘌齿人，食之转甚。

主治：温中下气，消谷能食，杀虫，利五脏不足气。孟诜。

胡葱子（主治）：中诸肉毒，吐血不止，萎黄悴者，以一升，水煮，冷服半升，日一夜一，血定乃止。孟诜。

《本草纲目》菜部目录第二十六卷

莼

（一）莼菜

孟诜云：莼菜和鲫鱼作羹，下气止呕。多食动痔，虽冷而补，热食之，亦拥气不下。甚损人胃及齿，不可多食，令人颜色恶。

又不宜和醋食之，令人骨痿。

少食，补大小肠虚气。

久食，损毛发。

《证类本草》卷二十九

（二）莼

（气味）诜曰：莼虽冷补，热食及多食亦拥气不下，甚损人胃及齿，令人颜色恶，损毛发。和醋食，令人骨痿。

（主治）和鲫鱼作羹食，下气止呕。多食，压丹石。补大小肠虚气，不

---

① 䘌：指虫食病。

宜过多。孟诜

《本草纲目》草部第十九卷

（三）莼

多食动痔。

《医心方卷第三十·五菜部第四》

水芹

（一）水芹

寒。养神益力，令人肥健，杀石药毒。

孟诜云：水芹，寒，养神益力，杀药毒。置酒酱中香美。又和醋食之，损齿。生黑滑地，名曰："水芹"，食之不如高田者宜人。余田中皆诸虫子在其叶下，视之不见，食之与人为患，高田者名："白芹"。

《证类本草》卷二十九

（二）水蕲

集解：（孟诜曰）水芹生黑滑地，食之不如高田者宜人，置酒酱中香美。高田者多白芹，余田者皆有虫子在叶间，视之不见，食之令人为患。

茎

气味：甘、平，无毒。（孟诜曰）和醋食，损齿。鳖瘕不可食。

主治：去伏热，杀石药毒，捣汁服。

《本草纲目》菜部目录第二十六卷

（三）芹

食之养神益力，杀石药毒。

张鼎云：于醋中食之损人齿，黑色。若食之时，不知高田者宜人。其水者有虫生子，食之与人患。

《医心方卷三十·五菜部第四》

马齿苋

（一）马齿苋

延年益寿，明目。

患温癣白秃，取马齿膏涂之。若烧灰傅之，亦良。

作膏，主三十六种风，可取马齿一硕，水可二硕，蜡三两，煎之成膏。

亦治疳痢，一切风。又可细切煮粥，止痢，治腹痛。

孟诜云：马齿苋又主马毒疮，以水煮，冷服一升，并涂疮上。湿癣白秃，以马齿膏和灰涂效。

治疳痢，及一切风，傅杖疮，良。及煮一碗，和盐、醋等空腹食之，少时当出尽白虫矣。

《证类本草》卷二十九

（二）马齿苋

菜

主治：作膏，涂湿癣、白秃、杖疮。又主三十六种风。煮粥，止痢及疳痢，治腹痛。

附方1：三十六风，结疮。

马齿苋一石，水二石，煮取汁，入蜜蜡三两，重煎成膏，涂之。《食疗》。

附方2：腹中白虫。

马齿苋水煎一碗，和盐、醋空腹食之，少顷白虫尽出也。孟诜《食疗》。

子

主治：延年益寿。

《本草纲目》菜部第二十七卷

茄子

（一）茄子

平。主寒热，五脏劳，不可多食，动气，亦发疮疾。熟者少食之，无畏。患冷人不可食。

又根主冻脚疮，煮汤浸之。

孟诜云：落苏，平。主寒热，五脏劳，不可多食，熟者少食无畏。又醋摩之，傅肿毒。

《证类本草》卷二十九

（二）茄子

主治：寒热，五脏老。

《本草纲目》菜部第二十八卷

（三）茄子

孟诜云：主寒热，五脏劳。

《神农本草经疏》卷二十九

蘩蒌

（一）蘩蒌

不用令人长食之，恐血尽。

或云：蘪蒌即藤也，又恐白软草是。治淋，取蘩蒌草满两手握，水煮服之。

《证类本草》卷二十九

（二）繁蒌

张鼎：煮作羹食之，甚益人。

《医心方》卷第三十·五菜部第四

（三）繁蒌

集解：（孟诜曰）繁缕即蘬也。又恐白软草是。

气味：酸，平，无毒。（孟诜曰）温。

发明：（孟诜曰）治恶疮有神效之功，捣汁涂之。作菜食，益人。须五月五日者乃验。（又曰）能去恶血。不可久食，恐血尽。

《本草纲目》菜部第二十七卷

鸡肠草

（一）鸡肠草

温，作菜食之益人，治一切恶疮，捣汁傅之。五月五日者验。

孟诜云：鸡肠草，温，作灰和盐，疗一切疮及风丹遍身如枣大，痒痛者：捣封上，日五六易之。亦可生食，煮作菜食之，益人，去脂膏毒气。又烧傅痛蟨①，亦疗小儿赤白痢，可取汁一合，和蜜服之，甚良。

《证类本草》卷二十九

（二）鸡肠草

主治：五月五日作灰和盐，疗一切疮及风丹遍身痒痛；亦可捣封，日五六易之。作菜食，益人，去脂膏毒气。又烧傅痛蟨②。取汁和蜜服，疗小儿赤白痢，甚良。

附方：小儿下痢赤白。

鸡肠草捣汁一合，和蜜服，甚良。孟诜《食疗》。

一切头疮。

鸡肠草烧灰，和盐傅之。孟诜《食疗》。

《本草纲目》菜部第二十七卷

白苣

（一）白苣

苦寒，主补筋骨，利五脏，开胸膈拥气，通经脉，止脾气，令人齿白，聪明，少睡。可常食之。患冷气人食即腹冷不止，苦损人。

产后不可食，令人寒，中小腹痛。

《证类本草》卷二十九

---

① 蟨：指蛀虫或虫食病。

② 同注1。

（二）白苣

主治：补筋骨，利五脏，开胸膈拥气，通经脉，止脾气，令人齿白，聪明，少睡，可煮食之。

《本草纲目》菜部第二十七卷

（三）白苣

寒，主补筋力。

张鼎云：利五脏，开胸膈拥气，通经脉，养筋骨，令人齿白净，聪明，少睡，可常食之。有小冷气，人食之虽亦觉腹冷，终不损人。又产后不可食之，令人寒中，少腹痛。

《医心方卷三十·五菜部第四》

落葵

（一）落葵

其子令人面鲜华可爱，取蒸，烈日中曝干，按去皮取仁，细研，和白蜜傅之，甚验。

食此菜后被狗咬，即疮不瘥。

孟诜云：其子悦泽人面，药中可用之。取蒸曝干，和白蜜涂面，鲜华立见。

《证类本草》卷二十九

（二）落葵

子（主治）：取子蒸过，烈日中暴干，挼去皮，取仁细研，和白蜜涂面，鲜华立见。

《本草纲目》菜部第二十七卷

堇

（一）堇菜

味苦。主寒热鼠瘘，瘰疬生疮，结核聚气，下瘀血。

叶：主霍乱，与香茙同功。蛇咬：生杵傅之，毒即出矣。又干末和油煎成，摩结核上，三五度便瘥。

孟诜云：堇，久食，除心烦热，令人身重解墮。又令人多睡。只可一两顿而已。又捣傅热肿，良。又杀鬼毒，生取汁半升服，即吐出。

《证类本草》卷二十九

（二）堇

主治：久食，除心下烦热。主寒热鼠瘘，瘰疬生疮，结核聚气，下瘀血，止霍乱。又生捣汁半升服，能杀鬼毒，即吐出。

发明：堇叶止霍乱，与香茇同功。香茇即香薷也。

附方：结核气

堇菜日干为末，油煎成膏。摩之，日三五度，便瘥。孟诜《食疗》。

《本草纲目》菜部第二十六卷

蕺

（一）蕺菜

孟诜云：温。小儿食之，三岁不行。久食之，发虚弱，损阳气，消精髓，不可食。

《证类本草》卷二十九

《孟诜食经》云：黍不可与小儿食之，令不能行。

又云：小儿食蕺菜，便觉脚痛。

《医心方》卷第二十五

（二）蕺

释名：鱼腥草。

叶：（诜曰）小儿食之，三岁不行。久食，发虚弱，损阳气，消精髓。

《本草纲目》菜部第二十七卷

马芹子

孟诜云：和酱食诸味良，根及叶不堪食。卒心痛：子作末，醋服。

《证类本草》卷二十九

芸薹

孟诜云：若先患腰脚，不可多食，必加极。又极损阳气，发疮，口齿痛。又能生腹中诸瘀，道家所忌。

《证类本草》卷二十九

雍菜

味甘，平，无毒。主解野葛毒，煮食之，亦生捣服之。岭南种之，蔓生，花白，堪为菜。云南人先食雍菜，后食野葛，二物相伏，自然无苦。

又取汁滴野葛苗，当时菱死，其相杀如此。张司空云：魏武帝啖野葛至一尺，应是先食此菜也。

《证类本草》卷二十九

菠薐

（一）菠薐

冷，微毒。利五脏，通肠胃热，解酒毒。服丹石人食之佳。此人食肉面即平，南人食鱼鳖水未即冷，不可多食，冷大小肠。久食令人脚弱不能行，发腰痛，不与鲴鱼同食，发霍乱吐泻。

《证类本草》卷二十九

（二）菠薐

释名：菠菜。

主治：利五脏，通肠胃热，解酒毒。服丹石人食之佳。

发明：（孟诜曰）北人食肉、面，食之即平；南人食鱼、鳖、水米，食之即冷，故多食冷大小肠也。

《本草纲目》菜部第二十七卷

苦荬

冷，无毒。治面目黄，强力，止困，傅蛇虫咬。

又汁傅丁肿，即根出。

蚕蛾出时，切不可取捹，令蛾子青烂。蚕妇亦忌食。野苦荬五六回捹后，味甘滑于家苦荬，甚佳。

《证类本草》卷二十九

鹿角菜

（一）鹿角菜

大寒，微毒。下热风气，疗小儿骨蒸热劳，丈夫不可久食，发痼疾，损经络血气，令人脚冷痹，损腰肾，少颜色。服丹石人食之，下石力也。出海州、登、莱、沂、密州并有，海中。又能解面热。

《证类本草》卷二十九

（二）鹿角菜

气味：甘，大寒，滑，无毒。（孟诜曰）微毒，丈夫不可久食，发痼疾，损腰肾、经络、血气，令人脚冷痹，少颜色。

《本草纲目》菜部第二十八卷

菭苴

平，微毒。补中下气，理脾气，去头风，利五脏冷气，不可多食，动气，先患腹冷，食必破腹。茎灰淋汁，洗衣白如玉色。

《证类本草》卷二十九

蒟酱

【释名】蒟子，土荜茇，《食疗》苗名扶留藤，蒌叶。（时珍曰）…乃荜茇之类也，故孟诜食疗谓之土荜茇。其蔓叶名扶留藤。

主治：散结气，心腹冷痛消谷。孟诜。

《本草纲目》草部第十四卷

苽

集解：（诜曰）可蒸令熟，烈日干之，当口开，舂取米食之，亦可作粮。

附方：男女阴肿。男子，苽叶生捣，和醋封之。女人，绵裹内，三四易。孟诜食疗。

子（诜曰）亦少破气，多食，发心闷。（主治）蒸熟日干，舂取米食，补中益气。通血脉，填精髓。孟诜

《本草纲目》草部第十四卷

麻黄

附方：天行热病初起一二日者。麻黄一大两去节，以水四升煮，去沫，取二升，去滓，着米一匙及豉，为稀粥。先以汤浴后，乃食粥，厚覆取汗，即愈。孟诜《必效方》①

《本草纲目》草部第十五卷

葫若

子（附方）

久嗽不止，有脓血。

葫若子五钱，淘去浮者，煮令芽出，炒研，真酥一鸡子大，大枣七枚，同煎令酥尽，取枣日食三枚。

又方：葫若子三摄，吞之，日五、六度。光禄李丞服之神验。孟诜《必效方》。

冷痟痢下。

取葫若子为末，腊猪脂和丸，绵裹枣许，导下部。因痢出，更纳新者。不过三度瘥。孟诜《必效方》。

牙齿宣落风痛。

葫若子末，绵裹咬之，有汁勿咽。《必效方》。

《本草纲目》草部第十七卷

水槿②

主治：久食除心下烦热。主寒热鼠瘘，瘰疬生疮，结核聚气，下瘀血，止霍乱。又生捣汁半升服，能杀鬼毒，即吐出。

---

① 此方与《外台秘要方》卷三记载类似。

② 槿：《本草纲目》中无"木"字偏旁，疑误，故改。

发明：槿叶止霍乱，与香茙同功。香茙即香薷也。

附方：结核气

槿菜日干为末，油煎成膏。摩之，日三五度，便瘥。孟诜《食疗》。

《本草纲目》草部第十七卷

覆盆子

（一）覆盆子

正误：（诜曰）覆盆江东名悬钩子，大小形状气味功力同。北土无悬钩，南地无覆盆，是土地有前后生，非两种物也。（时珍）曰：南土覆盆极多。悬钩是树生，覆盆是藤生，子状虽同，而覆盆色乌赤，悬钩色红赤。功亦不同。今正之。

修治：（诜曰）覆盆子五月采之，烈日曝干。不尔易烂。

《本草纲目》草部第十八卷

（二）覆盆子

平。上，主益气，轻身，令人发不白。其味甜酸。五月麦田中得者良。采其子于烈日中曬①之，若天雨即烂，不堪收也。江东十月有悬钩子，稍小，异形，气味一同。然北地无悬钩子，南方无覆盆子，盖土地殊也。虽两种则不是两种之物，其功用亦相似。

敦煌出土残卷《食疗本草》

干苔

（气味）诜曰：苔脯食多，发疮疥，令人痿黄少血色。

（主治）治痔杀虫，及霍乱呕吐不止，煮汁服。

《本草纲目》草部第二十一卷

麻仁

气味（诜曰）微寒。

主治：取汁煮粥，去五脏风，润肺，治关节不通，发落。孟诜。

附方：服食法。

麻子仁一升，白羊脂七两，蜜蜡五两，白蜜一合，和杵蒸食之，不饥耐老。食疗。

《本草纲目》谷部目录第二十二卷

---

① 曬：Shai，第四声。暴晒，晒干。

扁豆

（一）白扁豆

气味：微寒，患冷人勿食。（孟诜）

主治：补五脏，主呕逆。久服发不白。（孟诜）

叶（主治）：吐利后转筋，生捣一把，入少酢绞汁服，立瘥。醋炙研服，治瘕疾。（孟诜）

《本草纲目》谷部第二十四卷

（二）扁豆

孟诜：主霍乱，吐痢不止及呕逆，久食发不白。

《神农本草经疏》卷二十五

大豆豉

集解：陕府豉汁，甚胜常豉。其法以大豆为黄蒸，每一斗，加盐四升，椒四两，春三日、夏二日、冬五日即成。半熟加生姜五两，既洁净且精也。（孟诜）

《本草纲目》谷部第二十五卷

豆黄

气味：甘、温、无毒。（孟诜曰）忌猪肉。

主治：湿痹膝痛，五脏不足气，胃气结积，壮气力，润肌肤，益颜色，填骨髓，补虚损，能食，肥健人。以炼猪脂和丸，每服百丸，神验秘方也。肥人勿服。（孟诜）

《本草纲目》谷部第二十五卷

陈廪米

释名：陈仓米、老米、火米。（时珍）有屋曰廪，无屋曰仓，皆言积也。

主治：炊饭食，止痢，补中益气。坚筋骨，通血脉，起阳道。以饭和酢捣封毒肿恶疮，立瘥。北人以饭置瓮中，水浸令酸，食之，暖五脏六腑之气。研取汁服，去卒心痛。（孟诜）

《本草纲目》谷部第二十五卷

黄蒸

集解：（恭曰）黄蒸，磨小麦粉拌水和成饼，麻叶裹，待上黄衣，取晒。

附方：瘯黄疸疾或黄汗染衣，涕唾皆黄。用好黄蒸二升，每夜以水二升，浸微暖，于铜器中，平旦绞汁半升饮之，极效。（必效方）

《本草纲目》谷部第二十五卷

麹

释名：酒母。（时珍曰）麹以米、麦包罨而成，故字从麦、从米、从包省文，会意也。

主治：主霍乱，心膈气，痰逆，除烦，破癥结。（孟诜）

《本草纲目》谷部第二十五卷

饴糖

主治：健脾胃，补中，治吐血。打损瘀血者，熬焦酒服，能下恶血。又伤寒大毒嗽，于蔓菁、薤汁中煮一沸，顿服之，良。（孟诜）

《本草纲目》谷部第二十五卷

芸薹

茎叶：（孟诜曰）先患腰脚者，不可多食，食之加剧。又损阳气，发疮及口齿病。胡臭人不可食。又能生腹中诸虫。道家特忌。以为五荤之一。

《本草纲目》菜部目录第二十六卷

芜菁

根叶

主治：消食，下气治嗽，止消渴，去心腹冷痛，及热毒风肿，乳痈妒乳寒热。孟诜。

子

主治：压油洗头，能变蒜发。孟诜。

附方：热黄便结。

用芜菁子捣末，水和绞汁服。少顷当泻一切恶物，沙、石、草、发并出。孟诜《食疗本草》。

《本草纲目》菜部目录第二十六卷

莱菔

（一）莱菔

气味：根辛、甘，叶辛、苦，温，无毒。（孟诜曰）性冷。

主治：利五脏，轻身，令人白净肌细。孟诜。

《本草纲目》菜部目录第二十六卷

（二）莱菔根

孟诜云：性冷。

《神农本草经疏》卷二十七

邪蒿

气味：辛、温、平，无毒。（孟诜曰）生食微动风，作羹食良。不与胡荽同食，令人汗臭气。

主治：胸膈中臭烂恶邪气，利肠胃，通血脉，续不足气。

《本草纲目》菜部目录第二十六卷

水蘄

集解：（孟诜曰）水芹生黑滑地，食之不如高田者宜人，置酒酱中香美。高田者多白芹，余田者皆有虫子在叶间，视之不见，食之令人为患。

茎

气味：甘，平，无毒。（孟诜曰）和醋食，损齿。鳖瘕不可食。

主治：去伏热，杀石药毒，捣汁服。

《本草纲目》菜部目录第二十六卷

秦荻藜

集解：（孟诜曰）此物于生菜中最香美。

主治：破气甚良，又末之和酒服，疗卒心痛，悒悒，塞满气。

子

主治：肿毒，捣末和醋封之，日三易。

《本草纲目》菜部第二十七卷

壶卢瓠

主治：消热，服丹石人益之。

《本草纲目》菜部第二十八卷

紫菜

集解：（孟诜曰）紫菜生南海中，附石。正青色，取而干之则紫色。

主治：热气烦塞咽喉，煮汁饮之。

《本草纲目》菜部第二十八卷

木耳

桑耳

气味：甘，平，有毒。（孟诜曰）寒，无毒。

主治：利五脏，宣肠胃气，排毒气。压丹石人热发，和葱、豉作羹食。

《本草纲目》菜部第二十八卷

白梅

主治：刺在肉中者，嚼傅之即出。

附方：大便不通，气奔欲死者。

乌梅十颗，汤浸去核，丸枣大。纳入下部，少时即通。《食疗本草》。

《本草纲目》果部目录第二十九卷

楂子

气味：酸，涩，平，无毒。（诜曰）多食伤气，损齿及筋。

主治：煮汁饮，治霍乱转筋，功与木瓜相近。

《本草纲目》果部第三十卷

柹

（一）柹①

主治：续经脉气。

白柹

主治：补虚劳不足，消腹中宿血，涩中厚肠，健脾胃气。

附方1：小儿秋痢。

以粳米煮粥，熟时入干柹末，再煮三两沸食之。奶母亦食之。《食疗》。

附方2：腹薄食减。

凡男女脾虚腹薄，食不消化，面上黑点者。用干柹三斤，酥一斤，以酥、蜜煎匀，下柹煮十余沸，用不津器贮之。每日空腹食三五枚，甚良。孟诜《食疗》。

酥柹

主治：涩下焦，健脾胃，消宿血。

柹蒂

气味：涩，平，无毒。

主治：咳逆哕气，煮汁服。

《本草纲目》果部第三十卷

（二）柿

孟诜云：主下丹石，消黄疸，除胸中实热气。

《神农本草经疏》卷二十三

橘

（一）橘

附方1：下焦冷气。

干陈橘皮一斤为末，蜜丸梧子大，每食前温酒下三十丸。《食疗本草》。

附方2：脚气冲心，或心下结硬，腹中虚冷。

陈皮一斤和杏仁五两去皮尖熬，少加蜜捣和，丸如梧桐子大，每日食前米饮下三十丸。《食疗》。

《本草纲目》果部第三十卷

---

① 柹：今通用"柿"字。

（二）橘皮

霍乱吐下，但有一点胃气存者，服之即生。广陈皮去白五钱，真藿香五钱，水二盏，煎一盏，时时温服。《食疗》。

治脚气冲心，或心下结硬，腹中虚冷。陈皮一斤，和杏仁五两去皮尖，熬，少入蜜，捣和丸，如梧桐子大，每日食前米饮下三十丸。

《神农本草经疏》卷二十三

（三）橘

皮主胸中瘕气热逆。

又云：下气不如皮也，性虽温，甚能止渴。

《医心方卷三十·五果部第二》

（四）橘

止泄痢，食之下食，开胃膈痰实结气。

下气不如皮。穰不可多食，止气。性虽温，止渴。

又干皮一斤，捣为末，蜜为丸，每食前酒下三十丸，治下焦冷气。

又取陈皮一斤和杏仁五两，去皮尖，熬，加少蜜为丸，每日食前饮下三十丸，下腹脏间虚冷气。

脚气冲心，心下结硬，悉主之。

《证类本草》卷二十三

柑皮

气味：辛、甘，寒，无毒。（孟诜曰）多食令肺燥。

《本草纲目》果部第三十卷

橙皮

主治：和盐贮食，止恶心，解酒病。

《本草纲目》果部第三十卷

枳椇实

集解：（孟诜曰）昔有南人修舍用此木，误落一片入酒瓮中，酒化为水也。

气味：甘，平，无毒，（孟诜曰）多食发蛔虫。

《本草纲目》果部第三十一卷

秦椒

主治：上气咳嗽，久风湿痹。

附方1：损疮口风。

以面作馄饨，包秦椒，于灰中烧之令热，断使开口，封于疮上，冷即易之。孟诜《食疗》。

附方2：久患口疮。大椒去闭口者，水洗面拌，煮作粥，空腹吞之，以饭压下。重者可再服，以瘥为度。《食疗本草》。

附方3：牙齿风痛，秦椒煎醋含漱。孟诜《食疗》。

《本草纲目》果部第三十二卷

莲藕

（一）莲藕

莲实

气味：甘，平，涩，无毒。（孟诜曰）生食过多，微动冷气胀人。蒸食甚良。大便燥涩者，不可食。

主治：补五脏不足，伤中，益十二经脉血气。

发明：（诜曰）诸鸟、猿猴取得不食，藏之石室内，人得三百年者，食之永不老也。又雁食之，粪于田野山岩之中，不逢阴雨，经久不坏。人得之，每日空腹食十枚，身轻能登高涉远也。

附方：服食不饥。

（孟诜曰）石莲肉蒸熟去心，为末，炼蜜丸如梧子大。日服三十丸。此仙家方也。

藕

主治：生食，治霍乱后虚渴。蒸食，甚补五脏，实下焦。同蜜食，令人腹脏肥，不生诸虫，亦可休粮。

发明：（孟诜曰）产后忌生冷物，独藕不同生冷者，为能破血也。

莲房

主治：破血。

《本草纲目》果部第三十三卷

（二）藕实

莲子，寒，主五脏不足，利益十二经脉，廿五络。

《医心方卷三十·五果部第二》

（三）莲子

寒。上，主治五脏不足，伤中气绝，利益十二经脉，二十五络血气。生吃动气，蒸熟为上。

又方，去心曝干为末，着蜡及蜜等分，为丸服。令不肥。学仙人最为胜。若膺腹中中者。空腹服之七枚，身轻，能登高陟远。采其雁之或粪于野田中，经年犹生。

又，或于山岩石下息粪中者，不逢阴雨，数年不坏。

又，诸飞鸟及猿猴藏之于石室之内，其猨鸟死后经数百年者，取得之，服，永世不老也。其子房及叶皆破血。

又，根停久者，即有紫色；叶亦有褐色。多采食之，今人能变黑如墅。

敦煌出土残卷《食疗本草》

（四）藕实

孟诜：主五脏不足，伤中，益十二经脉，血气大明，主止渴，去热，安心，止痢，治腰痛及泄精。多食令人喜，皆资其补益心脾之功也。

孟诜食疗：服食不饥，石莲肉蒸熟，去心为末，炼蜜为丸，梧子大，服三十丸，此仙家方也。

《神农本草经疏》卷二十三

（五）藕

孟诜云：生食之，主霍乱后虚渴，烦闷不能食。其产后忌生冷物，唯藕不同，生冷为能破血故也。蒸食甚补五脏，实下焦。

《神农本草经疏》卷二十三

（六）藕

寒。上，主补中焦，养神，益气力，除百病。久服轻身，耐寒，不饥，延年。

生食则主治霍乱后虚渴，烦闷不能食。长服生肌肉，令人心喜悦。

案经：神仙家重之，功不可说。其子能益气，即神仙之食，不可具说。

凡产后诸忌，生冷物不食，唯藕不同生类也。为能散血之故，但美即而已，可以代粮。

蒸食甚补益下焦，令肠胃肥厚，益气力。与蜜食相宜，令腹中不生虫。

仙家有贮石莲子及干藕经千年者，食之不饥，轻身能飞，至妙。世人何可得之？

凡男子食，须蒸熟服之，生吃损血。

敦煌出土残卷《食疗本草》

（七）藕

生食之，主霍乱后虚渴，烦闷不能食。其产后忌生冷物，惟藕不同，生冷为能破血故也。

又蒸食，甚补五脏，实下焦。与蜜同食，令人腹脏肥，不生诸虫。

亦可休粮，仙家有贮石莲子及干藕，经千年者食之，至妙矣！

又云：莲子，性寒，主五脏不足，伤中气绝，利益十二经脉血气。生食微动气，蒸食之良。

又熟去心为末，蜡蜜和丸，日服三十丸，令人不饥。此方仙家用尔。

又雁腹中者，空腹食十枚，身轻能登高涉远。雁食粪于田野中，经年尚生。

又或于山岩之中，止息不逢阴雨。经久不坏。

又诸鸟猿猴不食，藏之石室内，有得三百余年者，逢此食，永不老矣。

其房荷叶皆破血。

《证类本草》卷二十三

芡实

修治：（诜曰）凡用蒸熟，烈日晒烈取仁，亦可舂取粉用。

气味：甘，平，涩，无毒。（诜曰）生食多，动风冷气。

《本草纲目》果部第三十三卷

慈姑根

气味：苦，甘，微寒，无毒。（诜曰）吴人常食之，令人发脚气瘫缓风，损齿失颜色，皮肉干燥。卒食之，使人干呕。

《本草纲目》果部第三十三卷

椿樗

叶

气味：苦，温，有小毒。（诜曰）椿芽多食动风，熏十二经脉、五脏六腑，令人神昏血气微。若和猪肉、热面频食则中满，盖雍经络也。

白皮及根皮

发明：（诜曰）女子血崩，及产后血不止，月信来多，并赤带下。宜取东引细椿根一大握洗净，以水一大升煮汁，分服便断。小儿疳痢，亦宜多服。仍取白皮一握，粳米五十粒，葱白一握，炙甘草三寸，豉两合，水一升，煮半升，以意服之。枝叶功用皆同。

《本草纲目》木部第三十五卷

皂荚

附方：痎病喘息，喉中水鸡鸣。

用肥皂荚两挺酥炙，取肉为末，蜜丸豆大，每用一丸，取微利为度，不利更服。一日一服。《必效方》。

《本草纲目》木部第三十五卷

婆罗得

附方：拔白生黑。

婆罗勒十颗去皮取汁，熊脂二两，白马鬐①膏（炼过）一两，生姜（炒过）一两，母丁香半两，二味为末，和匀。每拔白点之，揩令人肉，即生黑者。此严中丞所用方也。孟诜《近效方》。

《本草纲目》木部第三十五卷

榆白皮

主治：生皮捣，和三年醋滓，封暴患赤肿，女人妒乳肿，日六七易，效。

发明：（孟诜曰）高昌人多捣白皮为末，和菜菹食甚美，令人能食。仙家常服，服丹石人亦服之，取利关节故也。

附方：小儿瘰疬。

榆白皮生捣如泥，封之。频易。《必效方》。

榆（荚仁子酱）

主治：似芜荑，能助肺，杀诸虫，下气，令人能食，消心腹间恶气，卒心痛，涂诸疮癣，以陈者良。

《本草纲目》木部第三十五卷

桑根白皮

主治：煮汁饮，利五脏。入散用，下一切风气水气。

《本草纲目》木部第三十六卷

桑叶

主治：炙熟煎饮，代茶止渴。

《本草纲目》木部第三十六卷

桑柴灰

气味：辛，寒，有小毒。（孟诜曰）淋汁入炼五金家用，可结汞，伏硫、硇。

《本草纲目》木部第三十六卷

桑蠹虫

附方：产后下痢，日五十行。用桑木里蠹虫粪，炒黄，急以水沃之，稀稠得所，服之，以瘥为度。此独孤讷祭酒方也。《必效方》。

《本草纲目》虫部第四十一卷

蜂蜜

主治：治心腹血刺痛，及赤白痢，同生地黄汁各一匙服，即下。

---

① 鬐：qí，第四声。马颈上的白毛。

发明：（孟诜曰）但凡觉有热，四肢不和，即服蜜浆一碗，甚良。又点目中热膜，以家养白蜜为上，木蜜次之，崖蜜更次之也。与姜汁熬炼，治癫甚效。

附方：大风癞疮。

取白蜜一斤，生姜二斤，捣取汁。先秤铜铛斤两，下姜汁于蜜中消之。又秤之，令知斤两。即下蜜于铛中，微火煎令姜汁尽，秤蜜斤两在，即药已成矣。患三十年癞者，平旦服枣许大一丸，一日三服，温酒下。忌生冷醋滑臭物。功用甚多，不能一一具之。《食疗》方。

《本草纲目》虫部第三十九卷

鳗鱼肉

气味：甘，平，无毒。

主治：补五脏，益筋骨，和脾胃。多食宜人，作鲊尤宜，曝干香美，亦不发病。孟诜

《本草纲目》鳞部第四十四卷

鲚鱼肉

气味：甘，温，无毒。（孟诜曰）发疥，不可多食。

《本草纲目》鳞部第四十四卷

鲥鱼肉

气味：甘，平，无毒。（孟诜曰）稍发疳痼。

主治：补虚劳。

《本草纲目》鳞部第四十四卷

鲂鱼《食疗》

释名：鳊鱼。

肉

气味：甘，温，无毒。

主治：调胃气，利五脏。和芥食之，能助肺气，去胃风，消谷。作鲙食之，助脾气。令人能食。作羹臛食，宜人，功与鲫鱼同。患疳痢人勿食。

《本草纲目》鳞部第四十四卷

鳢鱼肉

气味：甘，平，有小毒。（孟诜曰）发气动风，发疥疮。和荞麦食，令人失音。

《本草纲目》鳞部第四十四卷

鮧鱼

（一）鮧鱼肉

气味：甘，温，无毒。（孟诜曰）无鳞，有毒，勿多食。

《本草纲目》鳞部第四十四卷

（二）鮧鱼

《食经》云：鳀鱼赤目须及无鳃者，食杀人。

《医心方卷三十五·肉部第三》

黄颡鱼《食疗》

气味：甘，平，微毒。（孟诜曰）无鳞之鱼不益人，发疮疥。

《本草纲目》鳞部第四十四卷

比目鱼《食疗》

气味：甘，平，无毒。

主治：补虚益气力。多食动气。

《本草纲目》鳞部第四十四卷

鱼鲙

鲫鲙主治：主久痢肠澼痔疾，大人小儿丹毒风眩。

《本草纲目》鳞部第四十四卷

鱼子

集解：（孟诜曰）凡鱼生子，皆粘在草上及土中。冬月寒水过后，亦不腐坏。到五月三伏日，雨中，便化为鱼。

《本草纲目》鳞部第四十四卷

鲨鱼肉

气味：辛，咸，平，微毒。（孟诜曰）多食发嗽及疮癣。

主治：治痔杀虫。

《本草纲目》介部第四十五卷

鸽

（一）白鸽肉

气味：咸，平，无毒。（孟诜曰）暖。

主治：调精益气，治恶疮疥癣，风瘙白癜，疬疡风，炒熟酒服。虽益人，食多恐减药力。

《本草纲目》禽部第四十八卷

（二）鸽

本经虽云调精益气，其用止长于祛风解毒，然而未必益人，故孟诜云：食多减药力，今世劳怯人，多畜养及炙食之，殊未当也。

《神农本草经疏》卷十九

寒号虫

释名：鹖鴠、屎名五灵脂。

附方：经血不止。

五灵脂炒烟尽，研，每服二钱，当归两片，酒一盏，煎六分，热服。三五度取效。《经效方》。

《本草纲目》禽部第四十八卷

鸲鹆

释名：鸲鹆、八哥。

气味：甘，平，无毒。（孟诜曰）寒。

主治：治老嗽。腊月腊日取得，五味腌炙食，或作羹食，或捣散蜜丸服之。非腊日者不可用。

《本草纲目》禽部第四十九卷

鸥肉

主治：食之，治癫痫。

《本草纲目》禽部第四十九卷

鼠肉

气味：甘，热，无毒。

主治：小儿哺露大腹，炙食之。（别录）小儿疳疾腹大贪食者，黄泥裹，烧熟去骨，取肉和五味豉汁作羹食之。勿食骨，甚瘦人。

《本草纲目》兽部第五十一卷

地榆

孟诜云：治女子血崩及产后血不止，赤带，皆取其苦能燥湿，寒能除热，涩能收敛之功耳。采得去粗皮，蜜炙用。梢功用相同。

《神农本草经疏》卷十四

童便

孟诜《必效方》：骨蒸发热，童便五升，煎取一升，以蜜三匙，和之，每服二碗，半日更服。此后常服自己小便，轻者二十日，重者五十日，瘥。

《神农本草经疏》卷十五

蠡鱼

孟诜：主下大小便壅塞气，作脍与脚气风气人食，良。

《神农本草经疏》卷二十

青木香

孟诜《食疗》：以醋磨汁服，止卒心痛。浸黄檗含之治口疮。

《神农本草经疏》卷二十六

柚

味酸，不能食，可以起盘。

《医心方卷三十·五果部第二》

胡桃仁

卒不可多食，动痰饮，计日月渐服食，通经络，黑人鬓发毛生，能瘥一切痔病。

《医心方卷三十·五果部第二》

桑椹

性微寒，食之补五脏，耳目聪明，利关节，和经络，通血气，益精神。

《医心方卷三十·五果部第二》

鹑

温补五脏，益中续气，实筋骨，耐寒暑，消结气。

又云：不可共猪肉食之，令人多生疮。

又云：患痢人可和生姜煮食之。

《医心方卷三十·五肉部第三》

蛎

火上令沸，去壳，食甚美。令人细润肌肤，美颜色。

《医心方卷三十·五肉部第三》

葵菜

若热者食之，亦令热闷。

《医心方卷三十·五菜部第四》

芦菔

萝菔，冷，利五脏、关节，除五脏中风，轻身，益气。根消食下气。

又云：甚利关节，除五脏中风，练五脏中恶气，令人白净。

《医心方卷三十·五菜部第四》

海藻

食之起男子阴，恒食消男子瘄①。

张鼎云：瘦人不可食之。

《医心方卷三十·五菜部第四》

柰子

平。

上，主治五种痔，去三虫，杀鬼毒、恶疰。

又，患寸白虫人，日食七颗，经七日满，其虫尽消作水，即瘥。

按经：多食三升、二升佳，不发病。令人消食，助筋骨，安荣卫，补中益气，明目轻身。

敦煌出土残卷《食疗本草》

榆荚

平。上，疗小儿痫疾。

又方：患石淋，茎又暴赤肿者。榆皮三两，熟捣，和三年米醋，渟封茎上，日六七遍易。

又方：治女人石痈姤乳肿。

案经：宜服丹石人取叶煮食，时服一顿亦好。高昌人多捣白皮为末，和菹菜食之，甚美，消食，利关节。

又，其子可作酱，食之甚香。然稍辛辣，能助肺气，杀诸虫，下心腹间恶气，内消之。陈渟者久服尤良。

又，塗诸疮癣妙。

又，平冷气心痛，食之瘥。

敦煌出土残卷《食疗本草》

蒲桃

平。上，益藏气，强志，疗肠间宿水，调中。

按经：不问土地，但取藤扠之，酿酒皆得美好。其子不宜多食，令人心卒烦闷，尤如火燎。亦发黄病。凡热疾后不可食之。眼闇骨热，久成麻节病。

又方，其根可煮取浓汁饮之，呕哕及霍乱后恶心。

又方：女人有娠往往子上冲心，细细饮之，即止。其子便下，胎安好。

敦煌出土残卷《食疗本草》

---

① 瘄：tuí，第二声，指阴部病。

瓠子

冷。上，主治消渴。患恶疮、患脚气虚肿者不得食之，加甚。

案经：治热风及服丹石人始可食之。除此，一切人不可食也。患冷气人食之，加甚，又发固疾。

敦煌出土残卷《食疗本草》

燕覆子

平。上，主利肠胃，令人能食，下三焦，除恶气。和子食更良。

江北人多不识此物，即南方人食之。

又，主续五脏音声及气，使人足气力。

又，取枝叶煮饮服之，治卒气奔绝，亦通十二经脉。其茎为草，利关节擁塞不通之气。今北人只识蓬草，而不委子功。

敦煌出土残卷《食疗本草》

枦子

平。上，多食损齿及损筋，唯治霍乱转筋。煮汁饮之，与木瓜功相似，而小者不如也。昔孔安国不识，而谓之不藏。今验其形小，况相似。江南将为果子，顿食之，其酸涩也。亦无所益，俗呼为捋梨也。

敦煌出土残卷《食疗本草》

藤梨

寒。上，主下丹石，利五脏。其熟时，收取瓤和蜜，煎作煎服之。去烦热，止消渴。久食发冷气，损痹脾胃。

敦煌出土残卷《食疗本草》

鸡头子

寒。主温，治风痹，腰脊强直，膝痛，补中焦，益精，强志意，耳目聪明。

作粉食之，甚好。

此是长生之药。

与莲实同食，令小儿不长大，故知长服当亦驻年。生食动少气，可取蒸，于烈日中曝之，其皮壳自开，捼①却皮，取人，食甚美。可候皮开，于臼中舂取末。

敦煌出土残卷《食疗本草》

---

① 捼：luo，第四声。指理，清理的意思。

菱实

平。上，主治安中焦，补脏腑气，令人不饥，仙方。亦蒸熟曝干作末，和米食之休粮。

凡水中之果，此物最发冷气，不能治众疾。损阴，令玉茎消衰。令人或腹胀者，以姜、酒一盏饮即消。含吴茱萸子咽其液亦消。

敦煌出土残卷《食疗本草》

第三部分 《必效方》辑录

（一）内科方

疗天行一二日者方

麻黄一大两，去节

上一味，以水四升，煮去沫，取二升，去滓，则著米一匙，及豉为稀粥，取强一升，先作生熟汤浴，淋头百余碗，然后服前粥，则厚覆取汗，子夜最佳。

又疗天行病经七日以上，热势弥固，大便涩秘，心腹痞满，食饮不下，精神昏乱恍惚，狂言浪语，脉沉细。众状之中，一无可救，宜决汁服此鳖甲汤方。

鳖甲二两，炙 细辛二两 桂心二两 白术二两 生姜四两 吴茱萸二两 白藓皮二两 附子一两半，炮 枳实二两，炙 茵陈二两 大黄三两，切

上十一味，切，以水八升，煮取二升六合，去滓，分三服，服别相去如人行五里进一服。忌生葱、生菜、苋菜、猪肉、桃李、雀肉等。

又疗天行十日以上，复微满谵①语，或汗出而不恶寒，体重短气，腹满而喘，不大便，绕脐痛，大便乍难乍易，或见鬼者，大承气汤方。

大黄四两 厚朴半斤，炙 陈枳实五枚，炙 芒硝三合

上四味，切，先以水一斗煮二味，取五升，去滓，纳大黄，复煮取二升，去滓，纳芒硝，煎令三两沸，适寒温分再服，得下者止，不下更服之。

并出第三卷中。（此张仲景《伤寒论》方）

《外台秘要方》卷三

天行热病

天行热病初起一二日者。麻黄一大两去节，以水四升煮，去沫，取二升，去滓，着米一匙及豉，为稀粥。先以汤浴后，乃食粥，厚覆取汁，即愈。

《本草纲目》草部第十五

---

① 谵：病人自语也。

骨蒸发热

童便五升，煎取一升，以蜜三匙，和之，每服二碗，半日更服。此后常服自己小便，轻者二十日，重者五十日，瘥。

《神农本草经疏》卷十五

疗天行呕吐不下食方

取腊月兔头并皮毛烧，令烟尽，擘破作黑灰，捣罗之，以饮汁服方寸匕，则下食，不瘥更服，烧之匆令大耗，无所忌，比用频效。出第一卷中。

《外台秘要方》卷三

天行咳嗽方

疗天行病后，因食酒面，肺中热拥，遂成咳不止方。

桑白皮十二分　桔梗十分　肥干枣二十一枚，擘　麻黄六分，去节　曹州葶苈子十分，熬令紫色，令为膏，汤成下。

上五味，切，先以水四升，煮桑白皮等四味，可取一升半，去滓，下葶苈子膏，更煎三五沸，去滓，分温五服。空心食后服，或利，勿怪。忌猪肉、油腻、生冷、果子等物。

《外台秘要方》卷三

咳嗽不止

生姜五两，饧半斤，微火煎熟，食尽愈。段侍御用之有效。孟诜《必效方》。

《本草纲目》菜部目录第二十六卷

天行劳复鼠矢汤方

雄鼠屎五枚，二头尖者　豉一升　栀子二十枚，擘　枳实三枚，中破，炙令黄

上四味。以水五升，煮取二升四合，分四服，相去十里久。若觉大便涩，加大黄二两。出第一卷中。

《外台秘要方》卷三

诸黄方

疗一切黄，蒋九处得，其父远使得黄，服此极效，茵陈汤及丸方。
茵陈四两　大黄三两　黄芩三两　栀子三两，擘
上四味，切，以水五升，煮取三升，分为三服，空肚服之。不然，下筛，蜜和为丸，饮服二十丸，稍稍加至二十五丸，日二三，量病与之，重者作汤，服胜丸，日一服。忌羊肉、酒面、热物等。以瘥为限。小便黄色及身黄者并主之。

又疗诸黄，眼已黄亦瘥，瓜蒂散方。

丁香一分　赤小豆一分　瓜蒂一分　一方加秫米一分。

上三味。捣末，温水食前顿服使尽，则当利，并吐黄水，不瘥更服。并出第一卷中。

《外台秘要方》卷四

急黄方

疗黄疸内黄等，大黄汤方。

大黄粗切，三两　芒硝二两

上二味，以水二升，渍大黄一宿，平旦绞汁一升半，内芒硝搅服，须臾当快利瘥。出第一卷中。

《外台秘要方》卷四

黄疸遍身方

黄疸，身眼皆如金色，但诸黄皆主之方。

取东引桃根细切如箸，若钗股以下者一握，取时勿令见风，及妇人并鸡犬等见之，以水一大升，煮取弱一小升，适寒温空腹顿服，服后三五日，其黄离离如薄云散，唯眼最后瘥，百日平复。身黄散后，可时时饮一盏清酒，则眼中易散，不则散迟。忌食面、猪、鱼等肉。此方是徐之才家秘方，其侄珍惠说密用。出第一卷中。

《外台秘要方》卷四

阴黄方

疗阴黄，眼睛黄，汗染衣，涕唾黄方。

好黄蒸二大升

上一味，每夜以水二大升浸，微①暖令热，勿令沸，铜器中②，平旦绞取汁半升饮之，余汁须臾则饮。冬日微暖服，夏冷饮，每夜则浸，依前服之亦得。每夜小便中浸帛片，取色退为验，两方并极效。忌面、羊肉、猪、鱼。

又疗阴黄，汗染衣，涕唾黄者方。

取蔓荆子捣细罗，平旦以井花水和一大匙服之，日再，渐加至二匙，以知为度。每夜小便里浸少数帛，各书记日，色渐退白，则瘥。不过服五升以来，必瘥。李润州传，极效。出第一卷中。

《外台秘要方》卷四

---

① 微：程本作"煨"
② 中："中"下疑脱"贮"字。

瘕黄疸

瘕黄疸疾或黄汗染衣，涕唾皆黄。用好黄蒸二升，每夜以水二升，浸微暖，于铜器中，平旦绞汁半升饮之，极效。（必效方）

《本草纲目》谷部目录第二十五卷

女劳疸方

女劳之黄，气短声沉者，宜服此方。取妇女月经和血衣烧作灰，以酒空腹服方寸匕，日再服，不过三日必瘥。

《外台秘要方》卷四

女劳黄疸，气短声沉

用女人月经和血衣烧灰，酒服方寸匕，一日再服，三日瘥。

《本草纲目》人部第五十二卷

疗疟，鸡子常山丸方

取鸡子一枚，断①开头，出黄及白令尽，置小铛子中，又取常山细末，量满前空壳，又倾铛子中，又量白蜜还令满壳，复倾铛子中，三味同搅，微火煎之，勿停手，微冷可丸则停，丸如梧子，如病人从午时发，巳时服三十丸，欲至发时又服三十丸，用饮汁下，欲吐任吐亦如前。服讫，更不发者，不须服。服后禁脂腻、油面、生菜、瓜果七日。此方敕赐乔将军服之立效。《小品》、崔氏、文仲、《延年》、支家、《备急》并同。

又疗疟不瘥，虎骨常山丸方。

虎头骨炙　常山　甘草炙　鳖甲炙　乌梅熬　葳蕤　白薇　升麻　茯苓　石膏研　知母　麦门冬去心　豆豉熬　地骨白皮

上十四味，各等分，合捣，蜜和丸，如梧子大，未发前日晚空肚服二十丸，至发时平旦服四十丸，如人行十里食白粥一碗，欲发时亦服三十丸，三日内慎生冷，万无一触，不吐自瘥。魏右史处得，云奇效。忌海藻、菘菜、大酢、生葱、生菜、苋菜。

又疗疟，常山酒方。

常山一两，切　独头蒜一两，去根茎，横切　糯米一百粒　乌豆一百粒　清酒一斤

上五味，病未发前一日，以酒浸药于碗中，以白纸一张覆之，碗上横一刀，欲发时三分饮一分，如未吐更服一分，得吐则瘥。忌生菜、生葱。并出第一卷中。

《外台秘要方》卷五

---

① 断：下衍"者"字，据程本删

霍乱吐痢方

理中散，主霍乱及转筋吐痢不止方。

青木香六分　桂心八分，炙　厚朴八分，炙　甘草八分，炙　白术八分　干姜十分，炮　附子六分，炮

上七味，捣筛为散，饮服二钱匕，如人行五六里不定，更服一钱匕，瘥止。忌海藻、菘菜、生葱、猪肉、桃李、雀肉等。

又方

若热霍乱①则渴，心烦欲得热水吃，则宜恣意饮冷水及土浆，取足定止。

《外台秘要方》卷六

霍乱腹痛吐痢方

疗霍乱水痢，腹中雷鸣，无不瘥，乌梅黄连散方。

乌梅肉三两　黄连三两　熟艾叶三两　赤石脂二两　当归三两　甘草三两，炙　附子二两，炮　阿胶三两，碎，熬令黄，然后末

上八味，捣筛为散，有患者每服二方寸匕，疑热则饮下，疑冷则酒下。忌海藻、菘菜、猪肉、冷水。出第二卷中。

《外台秘要方》卷六

干湿霍乱及痰饮方

疗上下吐痢者，名为湿霍乱方。

黄牛屎半大升许，取水一大升，煮三，两沸，与牛屎滤取汁，取半升即止。犁牛子屎亦佳。无牛处，常将干者相随亦好用。备急、崔氏、范汪同。

出第三卷中。

又四神丸，主霍乱冷实不除，及痰饮百病无所不主方。

干姜一两　桂心一两　附子一两，炮　巴豆六十枚，去心皮，熬，研如脂

上四味。末之，蜜和为丸，如小豆大，饮服二丸，取快下，不下又服一丸。忌生葱、野猪肉、芦笋、胡洽同。出第四卷中。

《外台秘要方》卷六

---

① 霍乱：原"霍"下无"乱"字，据程本补。

霍乱烦渴方

霍乱渴方

糯米二升，涛①取泔饮讫则定。若不渴不须。一方渴者服之并当饱。又云：研糯米取白汁，恣意饮之，以瘥为度。泾阳崔尉用奇效。偏主干霍乱。出第三卷中。

又疗霍乱后渴，口干，腹痛不止者，厚朴桂心汤方。

厚朴四两，炙　桂心二两

上二味，切，以水四升，者取一升二合，绞去滓，内分六合，细细饮之，服了如其渴，欲得冷水，尽意饮之。长安傅少府常服。忌生葱。出第二卷中。

《外台秘要方》卷六

主霍乱脚转筋及入腹方

以手拗所患脚大拇指，灸当脚心下急筋上七壮。

又方

木瓜子根皮②合煮汤，服之。并出第二卷中。

《外台秘要方》卷六

疗呕哕方

取芦根五两，切，以水五升，煮取三升，顿服③。兼以童子便一两合，不过三服则瘥。出第二卷中。

《外台秘要方》卷六

呕逆吐方

小麦汤，主呕吐不止方。

小麦一升，洗涛④完用　人参四两　青竹茹二两半　茯苓三两　厚朴四两，炙　甘草一两，炙　生姜汁三合

上七味，以水八升，煮取三升，分三服。忌海藻、菘菜、酢物。《千金》同。

又凡服汤呕逆不入腹者方。

先单煮炙甘草三小两，以水三升，煮取二升，服之则吐。但更服不吐益好，消息定然后服余汤，则流利更不吐也。忌海藻、菘菜。《千金》同。并

---

① 涛：山胁尚德曰："'涛'疑当作'淘'。"按"涛"用作"淘"。
② 根筋：《医心方》卷十一第一引《龙门方》作"根茎"。
③ 顿服：《千金翼》卷十八第一作"分三服"。
④ 涛：同"淘"。

出第二卷中。

《外台秘要方》卷六

天行呕吐不止

兔连皮毛烧存性，米饮服方寸匕，治天行呕吐不止，以瘥为度。

《本草纲目》兽部第五十一卷

产后腹痛

兔头炙热摩之，即定。

《本草纲目》草部第五十一卷

噫醋方

理中散①主食后吐酸水，食羹粥酪剧方。

干姜二两　吴茱萸二两

上二味作散，酒服方寸匕，日三服。勿冷服之，当醋水瘥。《千金》同。
出第二卷中。

《外台秘要方》卷六

疗心痛方

当归末，酒服方寸匕，顿服。《备急》、文仲同。

又方

生油半合，温服瘥。《肘后》、《备急》、张文仲同。并出第二卷中。

《外台秘要方》卷七

疗蚑②心痛方

取鳗鲡鱼，淡炙令熟，与患人吃一二枚，永瘥。饱食弥佳。

又方

熊胆如大豆，和水服，大效。

又茱萸丸方

吴茱萸一斤　桂心二两　当归二两

上三味，捣筛，蜜和丸如梧子，酒服三十丸，日再服，渐加至四十丸，
以知为度。忌生葱。

又丁香散方

丁香七枚　头发灰一枣许

---

① 理中散：《千金方》作"治中散"。疑"理"字讳唐高宗李治讳改。

② 蚑：于沿切。

上二味，并末，和酒服之。

又鹤虱槟榔汤方

鹤虱二两，小儿用一两　大腹槟榔二十七枚，切碎皮子

上二味，以猪肉汁六升，煮槟榔，取三升，去滓，纳鹤虱末，先夜不食，明旦空腹顿服之。须臾病下及吐水，永瘥，神效。七日禁生冷、酢滑。高大处。并出第五卷中。

《外台秘要方》卷七

疗卒心痛，人参汤方

人参　桂心　栀子擘　黄芩　甘草各一两，炙

上五味，切，以水六升，煮取二升，分三服，则愈。奇效。忌海藻、菘菜、生葱。《肘后》同。出第五卷中。

疗久心痛方

疗三十年心痛方：

桃人七枚，去皮尖两人，熬

上一味，研，汤水合，顿服，温酒亦良。《肘后》、《经心录》同。出第五卷中。

《外台秘要方》卷七

心腹胀满及鼓胀方

青木香丸，主气满腹胀不调，不消食兼冷方。

青木香六分　槟榔人六分　大黄十二分　芍药五分　诃梨勒五分　枳实五分，炙　桂心四分

上七味，捣筛，蜜和丸如梧子，饮服十五丸左侧①，渐渐常加，以利为度。不限丸多少。不利者，乃至五十、六十丸亦得。韩同识顿服大效，古今常用。忌生葱。

又疗腹胀满，坚如石，积年不损者方。

取白杨东南枝，去苍皮护风，细剉五升，熬令黄，酒五升，淋讫，则以绢袋盛滓，还纳酒中，蜜封再宿，每服一合，日三。并出第二卷中。

《外台秘要方》卷七

胃反方

人参汤，主胃逆，不消食，吐不止方。

人参　泽泻　桂心各二两　橘皮　甘草炙　黄芪各三两　茯苓四两　生

---

① 左侧：程本无"左侧"二字。丹波元坚曰："'侧'下疑脱'卧'字。"

姜八两　麦门冬二升，去心　半夏一斤，洗　大黄一两半

上十一味，切，以水一升，煮取三升二合，服八合，日三夜一服。若羸人服六合。已下，去大黄。忌海藻、菘菜、酢物、生葱、羊肉、饧。《千金》同。

又疗胃反，朝食夜吐，夜食朝吐，诸药疗不瘥方。

羊肉去脂膜作生①，以好蒜齑②空腹任意多少食之，立见效验。

又疗胃反，吐水及吐食方。

大黄四两　甘草二两，炙

上二味，切，以水三升，煮取一升，去滓，分温再服，如得可，则隔二日更服一剂。神验。千金不传。忌海藻、菘菜。并出第二卷中。此本仲景《伤寒论》方。

《外台秘要方》卷八

胃虚风热不能食

用姜汁半杯，生地黄汁少许，蜜一匙，水三合，和服之。《食疗本草》。

《本草纲目》菜部目录第二十六卷

主噎方

鳌捺③大推尽力则下，仍令坐之。

又方

以酢煮面糊啖之，则瘥。此只可一两日瘥。欲长久绝者，取溲为丸如弹子，酢中煮熟，于水中泽却，及热则食二十丸。神验。不过三、两度则瘥，大效。

又半夏汤主噎方。

生姜四两　半夏一升，洗　石膏四两，碎　小麦一升，完用　吴茱萸一升　赤小豆二十颗　大枣二十一颗　人参　甘草炙　桔梗　桂心各二两

上十一味，切，以酒二升，水八升，煮取三升，分三服。忌猪羊肉、海藻、菘菜、饧、生葱等。

又方

杏人二两，去尖皮并二人，熬　桂心二两

---

① 生：程本作"脯"。《汉书·东方朔传》："生肉为脍，干肉为脯。"故"生"疑当作"脍"。

② 齑：Ji，细切腌渍的蔬菜。

③ 鳌捺：山胁尚德曰："鳌捺，盖以饼鳌按之也。"山田业广曰："鳌音敖，敖有敖慢、敖妄之义，则'鳌捺'即'敖捺'，手妄强按之谓。"

上二味末之，蜜和丸含之，如枣核许，稍稍咽之，临食先含弥极效。忌生葱。《千金》同。并出第二卷中。

《外台秘要方》卷八

疗咳方

枣一百二十颗，去核　豉一百粒　桃人一百二十颗，去皮尖两人者，熬令色黄

上三味，合捣为丸如枣大，含之无不瘥。

又方

鸡子白皮十四枚，熬令黄　麻黄三两，去节

上二味，捣成散，每服方寸匕，日二，食后饮下之，无所忌。

又方

麻黄二两，去节　紫菀二两　贝母三两，去心

上三味，捣筛，蜜和丸如杏核，绵裹含，稍稍咽汁，尽更作，日四、五度。

又方

杏人一百二十枚，去皮尖熬　豉一百枚，熬令干　干枣四十枚，去核

上三味，合捣如泥丸，如杏核，含咽令尽，日七、八度，尽更作。出第二卷中。

《外台秘要方》卷九

疗咳嗽积年不瘥者，胸膈干痛不利方

紫菀一大两　杏人四十九枚，去两人尖皮，熬　酥一大合　蜜一大合

上四味，紫菀及杏人各别捣，先煮酥、蜜，搅令和，纳紫菀、杏人研破块煎十余沸，药成，出瓷器中，每日空腹服一弹丸，细细含咽之。忌酒、面及猪肉等。凌空道士得此方，传授不复可言。

又方

莨菪二分，以水淘去浮者，水煮令牙出，焙干，炒令黄黑色　酥一鸡子许　大枣七枚

上三味，铛中煎令酥尽，取枣去皮食之，日二。

又方

生姜五两　饧半大升

上二味，取姜刮去皮如算子切之，置饧中，微火煎姜使熟，食使尽则瘥。段侍御用之极效。

又方

款冬花

上一味，和蜜火烧，含服烟咽之三数度，则瘥。

又方

取莨菪子三指撮，吞唾咽之，日五、六度。光禄李丞自服之，极神效。并出第一卷中。

《外台秘要方》卷九

久嗽不止，有脓血

莨菪子五钱，淘去浮者，煮令芽出，炒研，真酥一鸡子大，大枣七枚，同煎令酥尽，取枣日食三枚。

又方：莨菪子三撮，吞之，日五、六度。光禄李丞服之神验。

《本草纲目》草部第十七

疗上气唾脓血方

灸两乳下黑白际各一百壮，良。《千金》同

《外台秘要方》卷九

疗上气方

半夏洗　茯苓各四两　橘皮　白术各三两　生姜五两　槟榔十两

上六味，切，以水一斗，渍一宿，煮取二升七合，分三服，更加甘草三两、人参二两、前胡三两、紫苏一两。忌羊肉、饧、桃李、雀肉、醋物。出第一卷中。

《外台秘要方》卷九

上气咳嗽，腹满体肿方

取楸叶三升

上一味，煮三十沸，去滓，煎堪作丸如小枣子，以竹筒纳下部，立愈。出第一卷中。

疗瘶病①，喘息气急，喉中如水鸡声，无问年月远近方

肥皂荚两挺　好酥用大秤一两

上二味，于火上炙，去火高一尺许，以酥细细涂之，数翻覆令得所，酥尽止，以刀轻刮去黑皮，然后破之，去子皮筋脉，捣筛，蜜和为丸，每日食

---

① 瘶病：指喉中呷呀有声之患，义同"呷嗽"或者"呷咳"。

后服一丸如熟豆，日一服讫，取一行微利，如不利明旦细细量加①，以微利为度。日止一服。忌如药法。出第一卷中。

《外台秘要方》卷十

疗病喘息，喉中水鸡鸣

用肥皂荚两挺酥炙，取肉为末，蜜丸豆大，每用一丸，取微利为度，不利更服。一日一服。

《本草纲目》木部目录第三十五卷

咳嗽上气方

主上气腹胀，心腹满，并咳不能食方。叚明府云极效。

枇杷叶一握，去毛炙　槟榔三七颗，大，并皮子碎　生姜二分　高良姜二两　蜜二分　酥二分

上六味，切，以水二大升，煮取一大升，汤成后纳酥、蜜，更煮三、五沸，分温三服，每服如人行八、九里久。甚重者三、两剂。任意食之。出第一卷中。

《外台秘要方》卷十

咳逆上气呕吐方

疗上气咳嗽，呕逆不下食，气上方。

橘皮　紫菀各三两　人参　茯苓　柴胡　杏人去尖皮两人者，各二两

上六味，切，以水六升，煮取二升，分为三服。患冷加生姜二两，患热加麦门冬三两去心，不能食加白术二两、厚朴二两炙。忌醋物、桃李、雀肉等，出第一卷中。

《外台秘要方》卷十

疗癣方

取车下李人，微汤退去皮及并人，与干面相半，捣之为饼，如犹干和淡水如常溲面，大小一如病人手掌，为二饼，微炙使黄，勿令至热，空腹食一枚，当快利。如不利，更食一枚，或饮热粥汁即利，以快利为度。至午后利不止，即以醋饭止之，利后当虚，病未尽者，量力一二日，更进一服，以病尽为限。小儿亦以意量之，不得食酪及牛马肉，无不效。但病重者，李人与面相半，轻者以意减。病减之后，服者亦任量力。频试瘥，神效。

又方

大黄十两

---

① 细细量加：稍稍加量。

上一味，捣筛，醋三升和煎调，纳白蜜两匙，煎堪丸如梧子，一服三十丸，以利为度，小者减之。

又方

牛黄三大豆许 麝香一当门子大 朱砂准麝香 生犀角小枣许，别捣末，以上四味并研，令极细，汤成后纳之 大黄一两 吊藤一两 升麻一两 甘草半两，炙 鳖甲半两，炙 丁香五十枚

上十味，切，以水三升，先煮大黄等六味，取强半升，绞去滓，纳牛黄等四味，和绞，分为三服，每服如人行十里久，忌如药法，若利出如桃胶、肉酱等物，是病出之候。特忌牛、马肉。其药及水并是大两、大升，此药分两是十五以上人服。若十岁以下，斟量病减之。忌苋菜、海藻、菘菜、生血物等。并出第三卷中。

《外台秘要方》卷十二

练中丸

主癖虚热，两胁下癖痛，恶不能食，四肢酸弱，口干，唾涕稠黏，眼涩，头时时痛，并气冲背膊，虚肿，大小便涩，小腹痛，热冲头，发落耳鸣，弥至健忘，服十日许，记时如少时，无禁忌方。

大黄一斤 朴消十两，练 芍药八两 桂心四两

上四味，捣筛，蜜和为丸如梧子，平旦酒服二十丸，日再，稍加至三十丸，以利为度，能积服弥佳，纵利不虚人，神良。忌生葱。

又鳖甲丸，主癖气发动，不能食，心腹胀满，或时发热方。

鳖甲八分，炙 白术十分 枳实八分，炙 芍药六分 麦门冬八分，去心 人参八分 前胡六分 厚朴六分，炙

上八味，捣筛，蜜和为丸如梧子，饮服二十丸，渐渐加至三十丸，冷即酒服，极效。禁生物、粉酪、油腻等。亦忌苋菜、桃李、雀肉。并出第二卷中。

《外台秘要方》卷十二

疗腹满癖坚如石，积年不损方

取白杨木东南枝，去苍皮护风，细剉五升，熬令黄，酒五升淋讫，即以绢袋盛滓，还内酒中，密封再宿，每服一合，日二。出第三卷中。

《外台秘要》卷十二

主骨蒸病小便方

取三岁童子小便五升，煎取一大升，以三匙蜜和为两服，中间如人行二十里，服此以后，每有小便即取服之，仍去前后取中央者，病轻者二十日，

病重者五十日。二十日以后，当有虫蚰蜒貌，其虫在身当处出，俱令去人五步十步，闻病人小便臭者无不瘥。台州丹仙观张道士自服，非常神验。出第二卷中。

《外台秘要方》卷十三

疗痃气骨蒸方

疗痃癖气，壮热兼咳，久为骨蒸，验方。

柴胡四两　茯苓　白术　枳实炙，各三两

上四味，切，以水七升，煮取二升半，分为三服，积热不歇，即加芒硝六分，取利，热除之后每三日服一剂。瘥后，每月一剂，肥白终身，永除。忌桃李、雀肉、大醋。出第二卷中。

《外台秘要方》卷十三

中风角弓反张方

疗风入耳，角弓反张，及妇人风方。

乌豆二两，熬令声绝，酒三升，纳铛中急搅，以绢滤，顿服，不过三剂。极重者，和鸡粪合熬。惹口不开者，灌之良。《备急》、文仲同。出第三卷中。

《外台秘要方》卷十四

肾虚腰痛方

寄生散，疗肾虚腰痛方。

桑寄生　鹿茸炙　杜仲

上三味，各一分，作散，酒服方寸匕，日三服。

又方

鹿茸炙，作散，酒服方寸匕，一味任多少为之。并出第三卷中。

《外台秘要方》卷十七

久腰痛方

疗积年腰痛方。

取一杖，令病人端腰立杖，以杖头当脐中分，以墨点讫，回杖于背，取墨点处当脊，量两口吻，折中，分炙二头，随年壮妙。

《外台秘要方》卷十七

疗腰肾脓水方

疗腰肾病脓水方。

牛膝六分　槟榔人七枚　防己六分　牵牛子八分，熬上四味，捣筛为散，空腹以酒下三钱匕，以宣泻即瘥，如利三、五行，即以醋止之。慎生冷、油腻、蒜等物。后以补肾气汤丸也。

《外台秘要方》卷十七

虚劳小便利方

疗虚劳，下焦虚冷，不甚渴，小便数，黄芪建中汤方。

黄芪三两　桂心二两　人参二两　当归二两　芍药三两　生姜八两　胶饴八两　大枣三十枚

上八味，切，以水一斗煮七味，取三升，去滓，下饴烊销，分三服。若失精，加龙骨一两，白敛一两。忌生葱。

《外台秘要》卷十七

疗水肿方

皂荚一枚，去皮子，炙　乌饧五两

上二味，以酒二升，煮取六沸，绞去滓，顿服之，即①臾即小便二、三升，肿消。忌一切肉及面、生冷、咸酢食一周年。

又方

取苦瓠一枚

上一味，以水一石，煮一炊久，去滓，煎汁令堪丸如胡豆，一服二丸，当小便下，后作小豆羹饭，慎勿饮水，效。并出第二卷中。

《外台秘要方》卷二十

疗水谷痢方

（一）

小豆一升，煮　腊②二两，煮

上二味和，顿服之即愈。

又方

棕榈皮烧灰

上一味，研，以水和服三方寸匕。并出第二卷中。

《外台秘要方》卷二十五

（二）

小豆一合，和蜡三两，顿服，愈。

《证类本草》卷二十五

---

① 即：程本作“须”，应据改。

② 腊：山胁尚德曰：“‘腊’疑作‘蜡’。”

白痢方

麻子汁

上一味，以汁煮取菉豆，空腹饱服，极妙。

又方

黄连末

上一味，以水和，每服三匕即愈。并出第二卷中。

《外台秘要》卷二十五

疗赤痢方

香淡豉半大升　黄连一大两

上二味，以水一升半，浸豉一日，滤取汁，碎黄连薄绵裹，豉汁中煎，取强半升，空腹顿服即止。桑泉蒋尉云效。出第二卷中。

《外台秘要方》卷二十五

疗患热血痢方

粳米二升，研

上一味，研碎，令米尽，取汁可一大升，于新磁瓶中盛，取油绢密闭头，系纳著井水中，令至明饮之，传与人无不瘥者。出第二卷中。

《外台秘要方》卷二十五

主赤白痢方

黄连二两　阿胶四片

上二味，以好酒二大升，合黄连煎十五沸，漉去滓，然后纳胶令烊，温分三服。忌猪肉、冷水。出第二卷中。

《外台秘要方》卷二十五

赤痢不止

以大麻子，水研滤汁，煮绿豆食之，极效。粥食亦可。《必效方》。

《本草纲目》谷部目录第二十四卷

疗冷疳痢

（一）

取莨菪子，熬令黄色

上一味，捣为末，和腊月猪脂更捣，令熟为丸，绵裹如枣许大，以纳下部中，因痢出即更纳新者，不过三度即瘥。出第二卷中。

《外台秘要方》卷二十五

（二）

取莨菪子为末，腊猪脂和丸，绵裹枣许，导下部。因痢出，更纳新者。

不过三度瘥。孟诜

《本草纲目》草部第十七

疳痢垂死

新牛屎一升，水一升，搅澄汁服，不过三服。

《本草纲目》兽部第五十卷

疗积久痢成疳灌方

樗根一握，净洗剥白皮，捣绞取汁三合，取时勿令见风日　麻子脂二合，烧如车脂　酢泔淀二合　椒四合　豉二合

上五味，以水六升，取椒、豉和煎，绞取汁二升，和樗汁、麻油、泔淀等三味，分为两分，用一分灌，隔一日更取余者更灌，其药欲用时，温温即得。忌酒、肉、面、鸡、猪、鱼、酱，唯食煮饭，葱白烂煮，蔓菁、芥等。五六十日外。鹿脯多少下饭亦得。神效。

又疗痢初较后脓血，或变纯白，或成鱼脑，五十日以上，或一、二年不瘥，变成疳，所下如泔淀者方。

生羊肝一具

上一味，取大酢一年以上者，米麦并中年深唯佳，取羊肝剥去上膜，柳叶切，朝旦空腹取肝手拈取酢中出，吞之，觉心闷则止，不闷还服之，一日之间不食粥饭，尽一具羊肝者大佳，不然除饱吞已外，料理如羊肝，以姜齑①下饭，如常法食之，日食一具肝，不过二、三具即永瘥，后一月不得食热面、油腻、酱、猪鱼鸡肉等。

又疗疳痢久不瘥，羸瘦著床欲死方。

新出羊粪一升，净数拣

上一味，以水一升渍经宿，明日绞汁顿服之，至日午如得食煮饭，极重者不过三服。

又疗疳法，丈夫、妇人、小儿久痢，百方疗不能瘥，此方最效。

丁香　麝香　黄连各等分

上三味，捣筛为散，以杏核大竹筒吹入下部，小儿及孩子量力减之，不过三、四回瘥，积年久疳痢不瘥。裴光州云常用奇效。《备急》同。并出第三卷中。

又疗久痢变成疳，下部窍生恶疮，恶寒壮热者方。

桃白皮切，一升　槐白皮亦然　苦参切，五合　艾三月三日者，五合，

---

① 齑：Ji，细切淹汁的菜。

熟　大枣十枚，破

上五味，以水五升，煮取二升半，去滓，纳熊胆枣许大，搅令匀，取二升，灌下部，余三分服。

《外台秘要方》卷二十五

疗痢兼渴方

麦门冬三两，去心　乌梅二七枚，碎

上二味，以水一大升半，煮取强半，绞去滓，待冷细细饮之，即定，仍含之。出第二卷中。

《外台秘要方》卷二十五

下痢口渴

引饮无度，麦门冬去心三两，乌梅肉二十个，细剉，以水一升，煮取七合，细细呷之。《必效方》。

《本草纲目》草部第十六

疗蛔虫方

绿豆三升，煮取浓汁，麻子一大升研，取汁一升以下，然后取强半升和豆汁一升，更暖，令温温正发，即炙羊肉脯令熟，先含咽汁三、五咽，即服之，须臾即吐出，或利，其虫已消如帛练带三、二百条，如未尽，更服，即永绝。郭参军云频试无不瘥者。一方麻子汁，效。出第六卷中。

《外台秘要方》卷二十六

疗五淋方

白茅根四斤，剉之，以水一斗五升，煮取五升，去滓，分三、四服。《肘后》、《千金》同。出第三卷中。

《外台秘要方》卷二十七

疗大便不通方

牛胶一条，广二寸，长四寸　葱白一摄

上二味，用水二升，和煮消尽，去滓，顿服之。《千金》同。

又方

汉瓜蒂七枚，绵裹纳下部。如非时，酱瓜亦得。

并出第三卷中。

《外台秘要方》卷二十七

疗小便不通，或利不得服滑药，急闷欲绝方

盐二升，大铛中熬，以布帛裹熨脐下，挼①之，小便当渐通也。《肘后》同。

《外台秘要方》卷二十七

大便不通

瓜蒂七枚，研末，绵裹，塞入下部即通。

《本草纲目》果部目录第三十三卷

狐尿疮痛

杏仁研烂，煮一、二沸，及热浸之，冷即易。

《本草纲目》果部第二十九卷

虚劳困乏

地黄一石，取汁，酒三斗，搅匀煎收。日服。《必效方》。

《本草纲目》草部第十六

热气结滞，经年数发者

胡荽半斤，五月五日采，阴干，水七升，煮取一升半，去滓分服。未瘥更服。春夏叶、秋冬根茎并可用。

《本草纲目》菜部目录第二十六卷

（二）外科及皮肤科方

疗脚气方

苍耳子五升　赤小豆二升　盐一斤

上三味，以水一石五斗，缓火煎取五、六斗，去滓，别贮。取受斗半铛，于前泥四面，开一畔入火处，铛内著所煎汁，用浸脚。才令没踝，铛下微著炭火，常令温温。如汁渐尽不没踝，继续添使没，浸时仍于密房中，床前遮闭，为垂脚恐风。不能久坐之，仰卧亦得。连夜浸之弥佳。浸经三日外，其欲食饮，常苦饥，便食，任食。此一剂药汁尽必瘥。不可用半汁，即可觉渐。可一日、两日食一顿生猪肉鲙大精。此方甚效。

又方

取上好椒，未经蒸者，取三大斗，分为二袋，袋以布作，长八寸，椒须满实，勿使虚，即以醋浆水三大升，盐一大升，纳入浆中，即煮椒袋，可经十余沸即止。其铛釜底仍微著火，勿使冷。又取冷醋浆一大升，安贮盆中，

---

① 挼：Ruo，第三声，指搓揉。

即取前件袋一枚，纳于冷浆盆里。患人于床上坐，垂脚床下，盆安地上，将两脚踏盆中热袋上，其椒袋冷热令可忍。觉椒袋如冷，即换取釜中热袋，还准前盆中以脚踏之。如冷还于旧釜中，以火温使热，更互用之。其床前可垂毡席到地，勿使风吹脚。如两脚至膝以来，牵风如虫行，头顶至四肢身体总汗，腹中如雷鸣，气下即休踏椒袋，得汗间觉心气闷，可取冷饭吃三、五口，以鹿脯下，勿食猪羊肉鱼及臭秽，又不得食糯米，如须和羹，可以苏和，兼生姜合皮吃，面饼、蒜葱、酱豉、醋等并得食。踏袋得汗已，后觉微利，勿怪之，此是病状通泄之候。若不瘥，隔日、三日二回，取旧汤袋依前法踏之，得汁还止。觉腹中缓空能食，起即停。如未觉损，终而复始，以瘥为度。白桑叶膏服之亦可，不相妨。

又方

白椹桑叶切细，取大斗一石，以斗量，纵剩亦非事。如无叶，即取软条，还细锉取一石，以清水一石五斗，于一釜中，和上件一石白桑椹叶，即火煮使常沸。其汤可有五斗许，即滤却叶更煎，可有二斗以来，移于铛中，又煎取三升以下，二升以上，似稠汤即止。每日空腹服一匙，至日晚又服一匙。如呕不能下，可和羹和粥和食，能吃不呕，能服一七日以上，即觉四肢通畅，下泄气。泄气之后，两脚肿勿怪，此得药力，是病瘥候。此法已经疗五六十人以上，异种[1]神效。

又方

吴半夏三两，净削去皮　生姜汁三升

上二味，水五升，煮取二升，去滓，空腹一服尽，每日一剂，三剂必好。禁羊肉、饧。此方梁公家出，方始有本，奇异神效。并出第三卷中。

《外台秘要方》卷十八

疗腋臭方

好硇砂[2]二两　好白矾熬　蜜佗僧各三两　酢酪二两　胡粉二分　金屑八分　铅锡　生铜屑各二分

上八味，并研令细，酢一升，新铜器中盛药，蜜封其口，二七日看上青绿色郁郁然，其药即成。还须研令极细，至用时若干，更以好酢和药，以涂病处。若有毛先拨去，以石灰水净洗拭使干，以生布揩令微赤，可作疮，一日一涂洗，远不过十日，即待腋疮瘥讫，更取铜屑细研成粉涂病处，日五、

---

① 异种：犹言"异等"或"异常"。
② 硇（nao）砂：矿物名，常呈皮壳状或粉块状，无色或白色，间带红褐色，易溶于水，加热则变为气体。硇砂性毒，服之使人硇乱。

六即止，病瘥。终身不得带麝香，食胡妥。

又方

取五月五日承露百草阴干，火烧为灰，用井华水和灰为团，重火练如燂①灰色，练讫即以酨②酢和为饼，厚如掌大少，径二寸以来，即于二腋下挟即易，夹时一身连头并闷，二日后若病不瘥，复著药，微发亦不甚臭，还依法疗之，永断。

又金错屑涂法。

金错屑一铢　银错屑一两　赤铜屑　香附子　胡粉　钱错屑各一两　三年醋三升

上七味，以羊酪一升，于铜器中煮得二沸，以用涂之。

又方

三年酨酢二升　碎铜一斤　盐半合　灰二合

上四味，浸药搅药色青，即涂腋下，日三、四涂，三日小愈，一月全瘥。

又方

大铜钱二七文　白梅二七个　盐一升

上三味，以五月五日水一升，并置瓶子裹挂户上，百日毕，可取用涂，不得妇人为涂药，食粘食，蒜发。

又方

以酢五合纳铜器中，以钱十四文、胡粉五铢置中，泥头七日后，以粉十铢和之讫，去腋下毛，日再傅之。合药勿令人见，秘之。

又方

以首子男儿乳汁浸盐，研铜青，拔去毛使血出，涂瘥。

又方

酨醋浸青木香，置腋下夹之，即愈。

又方

钱三七文　胡粉三两　马齿草鹿茎三两　青木香二两　大酢半升

上五味，切，先以醋渍钱五、六日，然后总渍诸药一物，煮五、六沸，置磁器中，先以石灰汁洗病处，拭干讫涂之，以瘥为度。并出第三卷中。

《外台秘要方》卷二十三

《隐居必效方》消痈肿

白敛二分　藜芦一分

---

① 燂：Xun，音旬，程敬通曰："燂，炙物烂也。"
② 酨：Yan，醋名。

上二味，捣为末，以苦酒和如泥，贴肿上，日三，大良，以上二首《备急》同。出第五卷中。

《外台秘要方》卷二十四

脚气肿满方

主脚气数发，通身满，妨气急者方。

取大麻子一升碎，以小便二升煮，取一升，去滓，顿服之。出第三卷中。

《外台秘要方》卷十九

杂疗脚气方

白杨皮酒，主脚气偏废，及主一切风，缓风，手足拘挛，并效方。

取白杨东南面皮，去地三尺以上，去苍皮，勿令见风，细切，熬令黄赤色，即止。纳不津器中，以酒浸随皮多少，每令酒浸皮二、三寸，及以泥封。冬月二七日，春夏一七日开饮，昼二夜一，随性多少，以酒气为度，得慎口为佳。病可者饮至一石，若重者乃至二石，以瘥为度。酒唯须不灰，其白杨不得取丘冢者，服每日一两行鸭溏利。苏恭、方仲、《备急》同。出第三卷中。

《外台秘要方》卷十九

治甲疽生于脚趾边肿烂

用蔄茹二两，黄芪二两，苦酒浸一宿，以猪脂五合合煎，取膏三合。日三涂之，即消。

《本草纲目》草部第十七

五痔脱肛方

以死蛇一枚，指大者，湿用，掘地作坑，烧蛇，取有孔板覆坑，坐上，虫尽出。张文仲处。出第六卷中。

《外台秘要方》卷二十六

熨痔法，痔头出，或疼痛不可堪忍方

取枳实，煻灰中煨之，及热熨病上，尽七枚，立定。发即熨之，永除也。

又方

以麝香当门子，印成盐相和，以手涂痔头上，若令人著亦佳。其痛不可忍者，不可两度永瘥。

又方

以野猪肉炙食，十顿即瘥。三方云奇效。

又方

取五月五日苍耳子，阴干，捣末，水服三寸匕，日三，瘥乃止。

又方

以二十年久针线袋口，烧成灰，分和水服。

又痔正发，疼痛方。

以葱和须浓煮汤，置盆中，坐浸之，须臾即当痛止。

又方

以狸肉作羹食之，或作脯食之，不过三顿，无不瘥。

又方

以肥大枣一颗，剥去赤皮，取水银，掌中以唾研令极熟，涂枣瓤上，纳下部中，瘥。

又方

以萹蓄根、叶，捣汁，服一升，一、两服瘥。

又方

姜屑二两小秤

上一味，以水三大合煮之，取一合，去滓，暖，空腹服，隔日二服。忌猪肉、蒜等。

又方

倚死竹色黑者，取之折断，烧为灰，筛，和簿饮服之方寸匕。忌牛肉，余无所忌。出第三卷中。

《外台秘要方》卷二十六

熨痔，痔头出或痛不可忍

枳壳为煻灰中煨热，微熨尽七枚，立定。发即熨之。

《证类本草》卷十三

疗痔及诸虫方

石榴东引根深者，取一握。

上一味，勿令见风，拭去土，剉；又取鹿脯四指大一升，炙两畔令熟，捶细，擘，以水三升，煮取一升，适寒温，空腹顿服之。其患痔盛发者，服即定。诸虫无问赤白，并出，瘥。出第三卷中。

《外台秘要方》卷二十六

疗诸瘘方

先以泔清温洗，以绵拭之，取葵叶微火暖贴之，引脓不过三、二百叶，脓尽出即肉生。王丞频用大奇效。

《外台秘要》卷二十三

治诸瘘

先以泔清温洗，以绵试水取葵菜，微火暖，贴之，疮引脓不过二三百叶，脓尽即肉生。忌诸杂鱼、蒜、房室等。

《证类本草》卷二十七

诸瘘不合

先以汁泔清温洗，拭净，取葵菜微火烘暖贴之。不过二三百叶，引脓尽，即肉生也。忌诸鱼、蒜、房事。《必效方》。

《本草纲目》草部第十六

疗蛊毒，大神验方

大戟　桃白皮（东引者，以火烧之）　班猫（去皮翅，熬）等分

上三味，捣筛为散，以冷水服半方寸匕，一服，其毒即出。未出，更一服，蛊并出。李饶州法，云奇效。若以酒中得，则以酒服；若食中得，以饮服之。

又方

胡妥根，捣取汁半升，和酒服之，立下。

又方

取未钻相思子二七枚，捣碎为末，暖水半盏和搅，顿服之令尽，即当欲吐，抑之勿吐，若耐不得，即大张口吐之，其毒即出，出讫，服稀粥，勿食诸肉，轻者但服七枚，瘥。无问年月深浅，非常神效，勿轻之。

又试蛊法。

取银匙若箸或钗含之，经宿色黑即是，不黑者非。

出第三卷中

《外台秘要方》卷二十八

治蛊毒神验

胡荽以根绞汁半升，和酒服之，立下。

又治热气结滞，经年数发，以半斤，五月五日采，阴干，水七升，煮取一升半，去滓，分服末，瘥。更服春夏叶，秋冬茎、根并用。亦可预备之。

《证类本草》卷二十七

解中蛊毒

用东引桃白皮（烘干）、大戟、斑蝥（去足翅熬），三物等分为末。以冷水服半方寸匕，即出。不出更服。或因酒得以酒服，因食得以食服。《必效方》云：此李饶州法也。亦可以米泔丸服。

《本草纲目》果部第二十九卷

疗被斫筋断者，续筋方

旋复根，捣汁，沥疮中，仍用滓封疮上，即封裹之，十五日即断筋便续矣，更不须开易。此方出苏景仲家，獠奴用效。出第四卷中。

《外台秘要方》卷二十九

疗金疮中风，角弓反张方

（一）

取杏人碎之，蒸令溜，捣，绞取脂，取一小升许，兼以摩疮上，即瘥。

又方

取蒜一大升，破去心，以无灰酒四升，煮蒜，令极烂，并滓服一大升以来，须臾汗如雨出，则瘥。

又疗口噤不能语方。

蔓菁子净洗，一升，捣令细，粘手，摄为炷，以炙疮上，一两度热彻，即瘥。兼服后方。

又疗因疮著风方。

鸡粪一合 乌豆二升，簸令净，二味相和，于铛中熬令焦黑，及热泻出，以酒二大升淋之，与服，随多少令尽，取汗，瘥，如无汗，更作服。

又疗疮著风，角弓反张方。

取莨菪根，可疮大小，截令平，如无大者，并缚数根，称疮以为限，猪脂一大服，盐末一鸡子黄大，和膏，于火上温之，令膏、盐相得，不用过热，热则伤肉，以暖得炷疮上，冷即易之，为二炷，于埚器①中烧之，更相用，以瘥止，验。

又方

生鸡子、乌麻油，二味合煎，稍稠，待冷，以封疮上。

《外台秘要方》卷二十九

（二）

以杏仁碎之，蒸令湿，绞取脂，服一小升，兼以疮上摩，效。

又方：治狐尿刺螫痛。

杏仁细研，煮一二沸，承热以浸螫处，数数易之。

《证类本草》卷二十三

（三）

用杏仁杵碎，蒸令气溜，绞脂服一小升，兼摩疮上良。

《本草纲目》果部第二十九卷

---

① 埚器：即陶器。

生狐刺，痛如乌叫者方

生栝楼，香豉，二味等分，捣之为饼，傅患处，干即易之，效。段家方。出第六卷中。

《外台秘要方》卷二十九

疗漆疮方

取七菰草，捣汁，二分，和芒硝一分，涂之，若无芒硝，即朴硝最妙，炙韭熨之，效。

又方

浓煮杉木汁，洗之，数数用即除；小儿尤佳。出第四卷中。

《外台秘要方》卷二十九

疗甲疽，赤肉生甲边上裹甲者方

取瓜州矾石，烧令沸，定，末傅之，湿即刮却，更著，日数易，即消散。窦宣城绰云效。亦主杂疮，有虫，有黄水，若得吴白矾石亦佳，若无，鸡矢矾亦好。

又疗甲疽疮，肿烂，生脚指甲边，赤肉出，时瘥时发者方。

黄芪二两　蔄茹三两

上二味，切，以苦酒浸一宿，以猪脂五合，微火上煎，取三合，绞去滓，以涂疮上，日二、三度，其息肉即消散。

出第四卷中。一本无杜若，有桂心。

《外台秘要方》卷二十九

灭瘢方

禹余粮　半夏

上二味，等分，末，以鸡子黄和之，先以新布拭瘢上，令赤，以涂之，勿令见风，二十日灭矣。十年瘢无不愈，平复如故。《救急》、范汪、《千金》同。

又疗灸疮及金疮，凡百疮瘢，能令高者平，下者起方。

鸡屎白　鹰屎白各二合　辛夷人四分　白附子　杜若各三分　细辛二分

上六味，下筛，以赤蜜少少和，先以布揩瘢微破，涂之，日二。瘢后忌五辛、小豆、油腻、及酢、饮酒等。若慎口味，如大、小、浅、深，无不瘥。并出第四卷中。

《外台秘要方》卷二十九

疗丁疮方

取旧厕清，绞取汁　青竹茹，烧作灰

上二味，研，和清搅一百遍，稀稠成膏，刺疮四边令遍，先以唾和面，围疮四面，泻药，渐渐令满其中，仍三、五度换之，啐时，疮即烂，以针挑之，找去根，即瘥，止。未出，更著之，神效。

又方

蜂窠七枚，露者　真绯手大　乱发拳大

上三味，各烧为灰，作末，酒一小升，和，顿服之，瘥止。未瘥，更作之。

出第六卷中。

《外台秘要方》卷三十

疗恶疮方

热毒肿，以瓮近下钻孔，盛水，令水射肿，又以鸡子清封肿上，热即易之。

又方

取芫蔚臭草，捣汁，服一鸡子许，滓封肿，热则易之，甚良。

又方

捣地松汁服之，每日两、三服即瘥，止。

又方

大黄　石灰　赤小豆各等分

上三味，捣末，以苦酢和涂之，效。

出第四卷中

《外台秘要方》卷三十

疗反花疮方

柳枝、叶，以水煎成膏，和稠饧，涂之良。

又方

取马齿草，烧灰，傅之，频贴，瘥止。《千金》同。

又方

盐灰傅之，神效。

并出第四卷中。

《外台秘要方》卷三十

身面疣疮

出黄汁者，葵根烧灰，和猪脂涂之。《食疗本草》。

《本草纲目》草部第十六

疗癣方

淳甲煎涂之，愈。好口脂亦同。

又方

附子一枚，炮　大皂荚一枚，炙　九月九日茱萸四合

上三味为散，揩癣上令汁出，傅之。干癣，苦酒和涂之。《古今录验》同。并出第四卷中。

《外台秘要方》卷三十

面奸黤方

疗黯①奸，令面白悦泽，白附子膏方。

白附子　青木香　丁香各一两　商陆根一两　细辛三两　酥半升　羊脂三两

密陀僧一两，研　金牙三两

上九味，以酒三升渍一宿，煮取一升，去滓，纳酥，煎一升膏成，夜涂面上，旦起温水洗，不得见大风日，瘥。

《外台秘要方》卷三十二

沐发方

取生柏叶，细剉一斗，煮取汤沐发，妙。

又方

取杏人、乌麻子二味捣，以水投滤取汁，并捣用，甚妙。

《外台秘要方》卷三十二

染白发方

拣细粒乌豆四升

上一味，以醋浆水四斗，煮取四升，去却豆，以好灰汁净染发，待干，以豆浆热涂之，以油帛裹之经宿开之，待干即以熊脂涂揩，还以油帛裹，即黑如漆，一涂三年不变，妙验。

又方

捣木槿叶，以热汤和汁洗之，亦佳。

《外台秘要方》卷三十二

疗头一切风，发秃落更不生，主头中二十种病，头眩，面中风，以膏摩之方

茼②茹三两半，去皮　细辛　附子各二两　桂心半两

———————————

① 黯：读 ying。
② 茼：是菊科青蒿类草本植物。

上四味，捣筛，以猪膏勿令中水，去上膜及赤脉二十两，捣，令脂销尽药成，捣讫仍研，恐其中有脂膜不尽，以生布绞掠取，以密器贮之，先用桑柴灰汁洗发令净，方云桑灰二日洗，待干，以药摩，须令入肉，每日须摩，如非十二月合则用生乌麻油和，极效。

《外台秘要方》卷三十二

主秃疮方

以童子小便暖用洗之，揩令血出，取白鸽粪五合，熬末，和酸①醋令调，涂之即瘥。

又主秃方。

取三月三日桃花开口者，阴干，与桑椹等分，捣末，以猪脂和，以灰汁洗，然涂药，瘥。

又方

柳细枝一握，去皮　水银大如三②豆　皂荚一挺，碎

上三味，以醋煎如汤，以涂之。

《外台秘要方》卷三十二

疗蛇咬方

五月五日前七日，即斋不得食饮酒肉、五辛，仍先向桑下觅菟葵先知处记之，至五月五日中时，先以手摸桑木阴一遍，仍著上摸索之讫，即以口啮取菟葵，嚼使熟，以唾涂手，熟揩令遍，五月七日洁斋，如后七日内亦不得洗手，后有蛇蝎螫者，以手摩之，即瘥止。

又方

烧桑刀，涂麝香少许和刀上，以烙啮处，令皮破即瘥。

又方

生蚕蛾阴干为末，傅啮处孔中，数易之，其蛾有生子者妙。

又方

麝香　雄黄　半夏　巴豆

上四味，等分为末，傅之。

又方

先以唾涂咬处，熟柔生大豆叶封之。

《外台秘要方》卷四十

---

① 酸：Yan，第四声，醋名。
② 三：程本作"小"字。

疗蜂螫方

捣青蒿封之，亦可嚼用之。《肘后》同。

又方

近用薄荷挼贴之，大效。蜀中用验。

并出第六卷中。

《外台秘要方》卷四十

疗蝎咬人方

温酒以渍之，又捣豉作饼如钱大，贴螫处，以艾灸七壮。

又方

问被咬人云是物。遣报云蝎螫，即语云没所苦，语讫，即私向一处翻一瓦，还安旧，勿使其人知，回更问瘥未，遣报云瘥讫，即痛止，神效。

《外台秘要方》卷四十

疗恶蚝已洪肿者并瘥方

取楝木根并皮切一升，以水三升和，煎取二升，适寒温浸洗疮，冷即易，再三瘥。

又恶蚝已洪肿烂者方。

干姜　水银　猪脂腊月者

上三味，揉令相得，即置丸向碗中烧，以竹筒笼上，熏所肿处，未熏先破二处，然后熏即瘥。

又方

取胡葱于煻火中煨令软即出，以纸隔手挼令破，以搨疮上，以痛定为度。李饶州多用，神效。

并出十六卷中。

《外台秘要方》卷四十

疗沙虱方

初著如赤点如米，以盐和麝香涂之瘥。

《外台秘要方》卷四十

疗狂犬咬方

栀子皮烧灰　石硫黄末

上二味，捣为末，傅疮，日一易。《救急》同。

又方

取蚯蚓粪，水和之如泥，以封之。上有毛，以毛尽即瘥。

又方

驴屎汁饮一升即瘥。

又方

杏人切去尖　豆豉各一两　韭根一握，净洗

上三味，捣为末，可疮大小，厚一、二分，贴咬处，大作艾炷，以灸饼上，热彻即瘥。

又方

虎骨　石灰

上二味以腊月猪脂和作饼子，曝干捣末，以傅之良。

并出第六卷中。

摘自《外台秘要》卷四十

（三）妇科方

疗阴生疮，脓出作臼方

高昌白矾一两

上一味，捣，细研之，炼猪脂一合，于瓷器中和搅成膏，取槐白皮切，作汤洗疮上，试令干，即取膏傅上，及以楸叶贴上，不过三、两度，永瘥。

《外台秘要方》卷二十六

疗阴疮，阴边有粟粒，生疮及湿痒方

以槐北面不见日处白皮一大握，盐三指一摄，以水二大升，煮取一升，洗之，日三、五遍，适寒温用。若远涉恐冲风，即日米粉和涂之，神效。

又疗阴疮有二种，一者作臼，脓出，名曰阴蚀疮；二者但赤，作疮，名为热疮。若是热疮，用此方。

取黄蘗、黄芩各一两，切，作汤洗之，用黄连、黄蘗末粉，云神效。

又方

以黄连和胡粉末傅之，必效。

又方

紫笋茶末一分　荷叶一片，烧灰

上二味，为末，以盐浆水洗讫，傅之，三、五日即愈。

又方

取停水处干卷地皮，末，傅之，神效。是长安郭承恩用之得效。

出第四卷中。

《外台秘要方》卷二十六

阴疮湿痒

（一）

槐树北面不见日枝，煎水洗三五遍。冷再暖之。

《本草纲目》木部目录第三十五卷

（二）

槐树北面不见日枝，煎水洗三五遍，冷再暖之。

《神农本草经疏》卷十二

（三）

槐树北面不见日处一大握，水二升，煮取一升，洗之三五遍，冷复暖，苦涉远，恐冲风，即以米粉粉之即效。

《证类本草》卷十二

胞衣不出，令胞烂，牛膝汤方

牛膝四两　滑石八两　当归三两　通草六两　葵子一升　瞿麦四两

上六味，切，以水九升，煮取三升，分三服。忌牛、狗肉。《广济》、《集验》、《千金》、崔氏同。

又方

服蒲黄如枣大，良。《集验》、《千金》、崔氏同。

又方

生男吞小豆七枚，生女吞二七枚。《千金》、崔氏并同。

又方

生地黄汁一升、苦酒三合，暖服之，不能顿服，再服之。《集验》、《千金》、崔氏同。

又方

泽兰叶三两　滑石五两，屑　生麻油二合

上三味，以水一升半，煮泽兰取七合，去滓，纳滑石、生麻油，顿服之。《广济》、《集验》、《千金》、崔氏同。

并出第四卷中。

《外台秘要方》卷三十三

疗妇人妒乳，痈疮迟愈，五合雄黄蔄①茹膏方

雄黄　白敛　雌黄　蔄②茹各一分，并切　乱发如鸡子一枚

---

① 蔄：是菊科青蒿类草本植物。
② 蔄：同上注2。

上以猪脂半斤合煎三沸，去滓，乃纳乱发，发尽药成，以涂疮，不过十日瘥。

《外台秘要方》卷三十四

疗妇人乳痈方

觉痛色未变时，以饲猪米研汁，饮之，即瘥。仍取猪槽木厚如匙面，火炙，数数熨上。

又疗妇人乳痈，丹参膏方。

丹参　白芷　芍药各二两

上三味，㕮咀，以苦酒淹经宿，又取猪脂半斤，微火上煎之，白芷黄膏成，去滓，以膏涂上，甚良。

又疗疮上须贴膏方。

黄芪八分　白芷　大黄各五分　当归　续断各四分　薤白二合，切　松脂十二分

薰陆香　蜡各十分　猪脂一升　生地黄汁七合

上十一味，切，纳地黄汁中渍半日，纳猪脂中，微火上煎三上三下，白芷色黄膏成，布绞去滓，剪帛如疮大小，涂帛贴疮上，日四，五度易之，终身无苦，极效。

《外台秘要方》卷三十四

疗产后腹痛方

羌活，四两，切，酒二升，煮取一升，分服。

又方

兔头炙令热，以熨产妇，腹如刀绞痛者，熨之立定。

又疗痛不可忍方。

取一苦瓠芦未经开者，亦觉痛即开，去子讫，以沸醶酢投中，煮热，随痛熨，冷即换，极甚效。

《外台秘要方》卷三十四

治产后腹中绞刺痛

羌活二两，酒二升，煮取一升，去滓，为二服。

《证类本草》卷六

疗妇人新产后赤白痢，心腹刺痛方

薤白切，一升　当归二两　酸石榴皮三两　地榆根四两　粳米五合　一本加厚朴一两　阿胶　人参　甘草炙　黄连各一两半

上十味，切，以水六升，煮取二升，分三服。忌如常法。

《外台秘要方》卷三十四

疗产后痢，日五十行者方

（一）

取木里蠹虫粪，铛中炒令黄，急以水沃之，稀稠得所服之，瘥止。独狐祭酒方。

《外台秘要方》卷三十四

（二）

产后下痢，日五十行。用桑木里蠹虫粪，炒黄，急以水沃之，稀稠得所，服之，以瘥为度。此独孤讷祭酒方也。《必效方》。

《本草纲目》虫部第四十一卷

疗崩中方

丁香一百颗　好酒一大升

上二味，煮取三、两沸，去滓，顿服。

又疗妇人崩中，无久近悉主之方

伏龙肝一斤，先于盆中，以水二斗，研令碎，澄清取一斗二升，用煮诸药：

小蓟根　寄生　续断　地榆　艾叶各三两　阿胶　当归　赤石脂研　厚朴炙，各二两　生姜五两

上十味，切，以伏龙肝水，煮取三升，绞去滓，分三服。忌如常法。

《外台秘要方》卷三十四

疗妇人带下方

取兔皮烧令烟断，为末，酒服方寸匕，妙。

《外台秘要方》卷三十四

（四）五官科方

疗鱼骨哽方

含水獭骨，立出。《小品》同

又方

鱼网覆头立下。《千金》云，烧灰服半匕。《小品》同。出第二卷中。

《外台秘要方》卷八

胎赤久赤方

主眼风赤久赤胎赤方

铜鑃锣①一尺以下面者一枚，著石盐末如杏人许，油脂半鸡子许相和合盐，取柳枝如箸一握，急束齐一头，用研油脂三日，状如墨，取熟艾如鸡卵大，剜地作小坑，置几于下，安艾著火，合铜鑃锣于上，其下仍令通气，火尽即成，常盖头，欲用时以绵缠杖子头点取药，著二眦头，每夜著即卧。苏六方云：顿用甚效。

又疗积车风赤眼方。

取生油、生猪脂、胡粉各等分，和研傅眼中，二日内赤总除。

《外台秘要方》卷二十一

疗眼暴赤方

鸡舌香二七枚　干枣二七枚，擘　黄连二七枚，碎

上三味，以水半大升，煎五、六沸，澄取清，点目中，总瘥。多著令人目明。章承传之，忌猪肉。

又目暴赤热毒方。

蕤人一分，捣成膏　吴黄连一分　鸡子白一枚

上三味，以绵裹二味，经纳鸡子白中渍一宿，涂眼四、五度，厚则洗之。

《外台秘要方》卷二十一

眼闇令明方

主眼汤②，去热气，漠漠视物不清，并翳方。

秦皮　黄檗皮　蕤人各三分　细辛二分　茺蔚子三分　黄连四分　古铜钱七文

上七味，以水二升，煮取八合，平旦洗目，忌生菜。

又青箱子丸，主眼风闇有花方。

青箱子　槐子　覆盆子　地肤子　蒺藜子　车前子各五分

上六味，捣筛，蜜和丸如梧子，日服十五丸。忌五辛、猪鸡牛羊肉、鱼、蒜、面、酢。

《外台秘要方》卷二十一

青盲及盲方

蔓菁子散，主青盲，瞳子不坏者，主十得丸③方。

蔓菁子六升蒸之，看气遍合甑下，以釜中热汤淋之，即曝干，如是三度

---

① 铜鑃锣：山田业广引惟寅曰："'鑃'当作'钞'。"程敬通曰："一本无'鑃'字。"
② 主眼汤：程本作"洗眼汤"。
③ 主十得丸：程本"主"作"治"，"丸"疑作"九"。

讫，捣筛，清酒服二方寸匕，渐至加三匕。阴雨日勿合，散坏，百日克愈。神效，甚良。

《外台秘要方》卷二十一

生肤息肉方

疗眼热努肉及赤痒方。

黄连一两，碎　竹叶一两，切

上二味，以水一升半，煎取半升，置铜器中，汤上煎似稀饧止，卧时点眼中，热泪出即瘥止。

《外台秘要方》卷二十一

眼杂疗方

朱砂散，主人眼中有黑白花，逐眼上下方。

光明砂六分，研　地骨白皮五分　车前子三分　龙脑香六分　决明子五分

上五味，捣筛，细研如粉，少少傅之。

《外台秘要方》卷二十一

疗耳聋方

以好神明膏如枣核许，纳耳中，日一度，频著以瘥，三、五日以篦子挑耳中塞，或痒取瘥。亦治虫入耳中。

又方

取杏人七枚，去皮捶碎，为三分，以绵裹，各于中著一裹盐如小豆许，以器盛于饭甑中蒸之，候饭熟出，一裹令患耳者侧卧，和绵捻以油汁入耳中，久又以一裹准前捻之，以瘥为度。

又方

鸡矢白半大升，净择，碎，熬令黄色　乌豆一大升，熬令爆声绝

上二味，先取无灰酒二升，及热以沃中良久，滤去滓，分温服，厚取汗，其耳如鼓鞞① 勿讶。

又疗耳聋神验方。

取纯乌羊新湿粪和杏子脂、石盐末

上三味，研，满耳孔中塞，勿令风入，干即易之，乃至七日、二七日，其耳内有声渐大，即以苇筒长二寸纳耳孔，裹四畔，以面塞，勿令气出，以面薄饼子，裹筒头，以艾灸上，从第一度灸三壮为始，耳内即有乌塞干脓出，未间，内裹满疼痛，即出之，即瘥。但有塞即须挑却，还依前法，乃至一日

---

① 鞞（pí，音皮）：鼓名。

二日瘥，即停，以后常用乱发塞之，甚验。

《外台秘要方》卷二十二

耳聋有脓方

鲤鱼肠一具，切　酢三合

上二味，合捣，以布裹塞耳，两食顷当闷痛，白虫出，更著新者，虫尽乃止，取瘥。无新者，择去虫，还可用，良。

《外台秘要方》卷二十二

疗鼻中清涕生塞肉方

细辛六分　附子五分，炮　甘遂六分　通草五分　干姜四分　吴茱萸三合　桂心四分

上七味，捣筛末，蜜丸如杏人，绵裹塞鼻，卧时著，即涕出，日三，避风，以瘥为度。或以帛裹头，甚良妙。

《外台秘要方》卷二十二

疗鼻塞多清涕方

细辛　蜀椒　干姜　芎䓖　吴茱萸　皂荚去皮尖　附子各三两　猪膏一升三合

上八味，切，㕮咀①，以苦酒浸一宿，以猪脂煎，候附子色黄去滓，膏成凝，以绵裹少许，导鼻中，并摩顶②。

《外台秘要方》卷二十二

疗鼻内热气生疮有脓臭，并有虫方

矾石一两，烧　生地黄三两　苦参一两

上三味，切，以水八合，煮取三合，以绵滤之，微微点鼻中，日三、五度，瘥止。

《外台秘要方》卷二十二

疗牙疼方

取皂荚子捣末，以绵裹如弹子大两颗，于酽③醋中煮热彻，于牙疼处啮之，冷即易，日三、五度，以瘥为度。

---

① 㕮咀：中医用语，在无铁器时代，用口将药物咬碎，如豆粒大，以便煎熬，后来改用中药切片，但仍用此名。

② 顶：《千金方》作"鼻上"。

③ 酽：味厚，汁浓，颜色深。

又方

取桃、李、槐并白皮各等分，以酒煮含之，取定。

《外台秘要方》卷二十二

疗牙齿疼痛方

防风　附子　蜀椒各二两　莽草一两，炙

上四味，捣筛为散，温清酒一盏和少许含之，勿咽汁，以酒漱口，十年患亦瘥，止。

又方

独头蒜煨之，乘热截一头，以熨痛上，转易之，亦主虫痛。

又矾石散，疗牙齿疼痛，风龋虫食挺根出，齿已落者方。

矾石烧令汁尽　藜芦炙　防风　细辛　干姜　白术　椒汗　甘草炙　蛇床子　附子炮，各八分

上十味，捣筛为散，温酒半升，纳散方寸匕，搅调含之，漱吐勿咽之，日三度瘥，百日齿已落者还生，每食时，更以空酒漱去药气，然后吃食。

又疗牙齿疼，肉宣露，风疼效方。

莨菪子捣末，绵裹著痛上，吐却汁，勿咽之，良。

又方

独活七两　生地骨皮切，三升　细辛一两　枫柳皮一两　甘草二两，炙

上五味，切，以水五升，煮取一升，细细含，勿咽，冷即吐之。

《外台秘要方》卷二十二

牙齿宣落风痛

莨菪子末，绵裹咬之，有汁勿咽。

《本草纲目》草部第十七

近贵姓共傅蜃①齿方

细辛　当归　甘草炙　蛇床子各一两　青箱子三两

上五味，捣，以绵裹如大豆，著齿上，日三，勿咽汁，瘥止。《肘后》同。

又蜃齿方，韦给事处得之。

每见月拜咒云：月阿姑，蜃齿虫死，以瘥为止。

《外台秘要方》卷二十二

---

① 蜃：指虫食病。

杀齿虫方

雄黄末，以枣膏和为丸塞牙孔中，以膏少许置齿，烧铁箆烙之，令彻热，以瘥止。（一方有附子一枚）

《外台秘要方》卷二十二

疗风虫疼痛方

取屋间蜂窠一枚，炙　椒七粒

上二味，以水一升，煎取半升含之，或断肿，勿怪之。

《外台秘要方》卷二十二

疗牙风疼方

取东墙下朽骨，削之如疼牙齿许大，于煻灰中煨烧令热，于所痛处咂之，冷即易之。

又牙虫痛并虫蚀方。

以水煮露蜂房、细辛各等分，含之即瘥止。

又疗牙痛及头，牙断风肿，口急不开，面目虚肿，皆颐起者方。

朔藋五两，以水五升，者取四升，去滓　蜀椒一两　吴茱萸　独活　乌贼鱼骨　桃胶各一两　桂心半两　酒一合

上八味，切，以水二升，煮取八合，投蒴藋汁及酒，更煎取一小升，去滓，含之旧病处，日三，以瘥止为度。

《外台秘要方》卷二十二

口疮方

黄芩　芍药　羚羊角屑　黄蘗　大青　苦竹叶各二两　升麻三两

上七味，切，以水七升，煮取二升，去滓，纳蜜二合，搅含，冷吐，以瘥止。《肘后》同。

《外台秘要方》卷二十二

疗舌忽然粗满口方

以釜下煤和盐等分，以涂舌肿令遍，沥青水涂之，取瘥止。

《外台秘要方》卷二十二

主气瘿方

白头翁半两　昆布十分，洗　海藻七分，洗　通草七分　玄参　连翘子各八分　桂心三分　白敛六分

上八味，捣筛，蜜丸如梧子五丸，若冷用酒服。忌蒜、面、猪、鱼、生葱。出第五卷中。

《外台秘要方》卷二十三

主著硇砂方

取鸡子一枚，煮熟，剥去肉，更用生鸡子二个，倾取白和，熟研令细，以帛裹之，立定。李饶州云奇效。

又方

甘草　黄檗　白矾烧令汁尽

上三味，为末，傅之疮上。并出第四卷中。

《外台秘要方》卷二十六

（五）儿科方

小儿惊悸方

钩藤汤，疗小儿壮热时气，惊悸，并热疮出方。

钩藤　人参　蚱蝉炙　子芩各一分　蛇蜕皮三寸，炙　龙齿四分，碎　防风　泽泻各二分　石膏一两，碎　竹沥三合

上十味，切，以水二升，并竹沥，煎取七合，细细服之，以瘥为度。

又方

茯神　蚱蝉炙，各二分　龙齿碎　麦门冬去心，各四分　人参三分　钩藤一分　牛黄两大豆许，碎　杏人十二枚，去皮尖，碎　蛇蜕皮三寸，炙，末入

上九味，切，以水二升，煎取六合，去滓，下牛黄末，分六服，消息服之，令尽瘥。

《外台秘要方》卷三十五

小儿夜啼方

以日未出时及日午时仰卧，著于脐上横文，屏气，以朱书作"血"字，其夜即断声，效。

《外台秘要方》卷三十五

主小儿乳①霍乱方

取厕屋户簾，烧灰，研。以饮服一方寸匕。

又方

诃黎勒一枚

上一味，先煎沸汤，研一半许，与儿服，立止，再服，神效。

《外台秘要方》卷三十五

---

① 乳：程本、《幼幼新书》卷二十七第四并无"乳"字，疑衍。

疗小儿大便不通方

灸口两吻各一壮。

又方

猪苓一两

上一味，以水少许，煮鸡矢白一钱匕，与服，立瘥。

又主小儿大小便不通妨闷方。

白蜜一合

上一味，以鎗中煎为丸，纳下部中，即通。小便不通，嚼生葱，以绵裹少许，纳小便道中，即通。

《外台秘要方》卷三十六

疗小儿一岁以上，二岁以下，赤白痢久不瘥，鸡子饼方

鸡子二枚，取白　胡粉两钱，熬　蜡一枣许

上三味，于鎗中熬令消，下鸡子、胡粉，候成饼，平明空腹与吃，可三顿，痢止。

《外台秘要方》卷三十六

疗小儿久痢，无问冷热，宿痢悉主之方

枣一枚，去核，勿令皮破，纳胡粉令满

上二味，于炭火中烧令如炭，于瓷器中研之，以米饮和，分服之。一岁以下分服之，不过三颙[①]瘥。王郎中处得之，此方传用甚妙。

《外台秘要方》卷三十六

疗小儿项上瘰疬方

以榆白皮烂捣如泥封之，频易。

《外台秘要方》卷三十六

小儿瘰疬

榆白皮生捣如泥，封之。频易。《必效方》。

《本草纲目》木部目录第三十五卷

---

① 颙：Yong，第二声。《说文·页部》："颙，大豆也。从页，禺声。诗曰：'其大有颙。'"

（六）养生方

玉壶丸，主万病，与麝香丸同效方

雄黄研　朱砂研　特生礜石①烧半日研　巴豆去心皮，熬　附子炮，去皮　藜芦各三两，炙

上六味，捣筛，蜜和丸如小豆，以饮服二丸，得利病瘥。小儿黍粟一丸，以意量之。

又青木香丸疗一切气腹胀满，心痛气冷，食不消方。

青木香　槟榔人各六分　芍药　枳实炙　诃黎勒皮各五分　桂心四分　大黄十二分

上七味，捣筛，蜜和丸如梧子，饮下十五丸，以意增减之，常令溏利，甚效。

又五补七宣方者，丽正殿修书学士李公所传之。公名子昭，字云卿，赵郡人。幼志道法，以栖名山，往来茅嵩山经三十载，云五补七宣丸方。

人参　茯苓　地骨皮　干地黄　牛膝等分

上五味，捣筛，蜜和丸如梧子，空腹以酒饮下三十丸，稍稍增至五十丸，日再，此是五补丸。服至五日、十日及半月日，觉气拥即服七宣丸，服经二、三日，觉气散，还服五补丸。若病候未退，即稍稍增之，常自审以取调适，终须五补及七宣丸，并须合服之。夫人所疾，皆因风不得宣散，即成拥缓热风，若气不流行，即成疟癖冷气，转生众病，皆因此由，寻其本源，都为不闲②将理，觉虚则补，觉风气拥即利，利即腰背更虚。且凡是利药皆急，服便透过，未能蓄泄诸病；凡是补药皆滞，服未见效，先觉风气发动，明知宣补必藉兼行，故其人授余二法，名曰五补七宣，所以安七魄，镇五脏，坚骨髓，养神明。久服长生，百病日去，发黑，行及奔马。

又七宣丸方。

大黄十五两　枳实炙　青木香　柴胡　诃黎勒皮各五两　桃人六两，去尖皮，熬　甘草四两，炙

上七味，捣筛，蜜和丸如梧子，以酒服二十丸，稍加至五十丸。病在下空腹服，病在上食后服之，以宣利为度，增减以意量之。若风气积聚，宿食不消，兼沙石皮毛在腹中，服经七、八日乃尽出。下似牛涎鱼脑等。若病深瘤则须半月或一月专服之，不用五补丸。若积年腰膝疼痛，寒冷如水石，脚

---

① 礜：（yù，第三声）石即硫砒铁：矿，有毒。
② 闲：通"娴"，熟练。

气冲心，愦闷将死，头旋暗倒，肩背重闷，心腹胀满，胸膈闭塞，风毒肿气连及头面，及大小便或利涩，脾胃气不理，不能饮食，夜卧脚转，筋脉掣痛，恍恍然眠寝不安等疾，以饮服之尽瘥。此药功效不可尽说。如前十数种病，攻击则须服七宣丸，令除自外轻病，不妨与五补丸兼服，循环不辍，补养无限。不问男女老少，并可服饵，但须量气力，细察候之，加减服。若是初生孩子可与三丸、五丸，稍稍加之，取通利，其二方当须经久常服，不限春秋冬夏，朝夕行止间，药性甚善，禁如常法。

《外台秘要方》卷三十一

同州孟使君饵石法一首

服石法。

粗白石英一大斤，敲碎，颗粒如酸枣核大，不用全取白石颗，先砂盆中和粗磊磊砂，使壮儿仍少著水，和挼①三、二千下讫，即净洗取石，又于砂盆中和砂，更挼一、二千下，依前净洗，即安柳簸箕中，蒿叶兼少许水熟挼讫，以水净淘，出晒令干，又以手细细挼之，令浮碎总尽。熟挼使光滑，即盛于夹帛练袋中，若出将行。若于家中，安当门床上，每日平明未梳裹前，取七颗含于口中，以酒或水下之一颗，一回咽，七回吞，直令到小腹下，以二匙饭压著，即依大家食，一无所忌。死生秽恶，白酒牛肉，但是石家所忌，皆总不慎，所以辛苦料理使光滑者，恐有浮碎薄入肠胃。作小疮子，亦无他疑，即每日亦起梳裹前，依前服之，值冷热都总不忌。此至日午左侧，即便转出为新石，推陈石下。下讫，还依大家食时即餐饭。若自知病羸，至夜食前又服七颗，依前法吞。一夜令在小腹下，温齐脚，明日平明先便转陈石，总与石下讫。又朝法夜法服之。此石常在小腹内，仍附仓门，但小腹温热，于四肢膀胱头目髓脑肤体之内，元无石气，欲发从何而作？丈夫妇人多有积冷，若下热必须上冷，若上下俱冷，胃口不下食，便成消渴而死。若上下俱热，头面生疮，唇干眼赤，手脚枯槁，皮毛浮起，不久成骨蒸。凡人必须上下焦冷热气息调和，筋脉通达。若上热下冷，必有痼积，服石之后，即下热自然上冷，骨气坚实，腰肾强健，万病自除，诸况可悉。石气力得三年以来，若不得力，十斤亦须常吃。若得力，讫一斤即止也。

《外台秘要方》卷三十七

---

① 挼：Ruo，第三声，指搓揉。

附

（一）《旧唐书·方伎·孟诜传》

孟诜，汝州梁人也。举进士。垂拱初，累迁凤阁舍人。诜少好方术，尝于凤阁侍郎刘祎之家，见其敕赐金，谓祎之曰："此药金也。若烧火其上，当有五色气。"试之果然。则天闻而不悦，因事出为台州司马。后累迁春宫侍郎。睿宗在藩，召充侍读。长安中，为同州刺史，加银青光禄大夫。神龙初致仕，归伊阳之山第，以药饵为事。诜年虽晚暮，志力如壮，尝谓所亲曰："若能保身养性者，常须善言莫离口，良药莫离手。"睿宗即位，召赴京师，将加任用，固辞衰老。景云二年，优诏赐物一百段，又令每岁春秋二时特给羊酒糜粥。开元初，河南尹毕构以诜有古人之风，改其所居为子平里。寻卒，年九十三。

诜所居官，好勾剥为政，虽繁而理。撰《家》、《祭礼》各一卷，《丧服要》二卷，《补养方》、《必效方》各三卷。

（二）《新唐书·隐逸·孟诜传》

孟诜，汝州梁人。擢进士第。累迁凤阁舍人。它日至刘祎家，见赐金曰："此药金也，烧之，火有五色气。"试之，验。武后闻，不悦，出为台州司马，累迁春宫侍郎。相王召为侍读，拜同州刺史。神龙初，致仕，居伊阳山，治方药。睿宗召，将用之，以老固辞，赐物百段，诏河南春秋给羊酒糜粥，尹毕构以诜有古人风，名所居为子平里。开元初，卒，年九十三。

诜居官颇刻敛，然以治称。其闲居尝语人曰："养性者善言不可离口，善药不可离手。"当时传其当。

（三）食物养生法的创始人孟诜

作者 孟子邹

唐代文人孟诜，博学多才，他不仅在文学上有一定的造诣，而且在医学上也有杰出的成就，他和学生张鼎所著的《食疗本草》，是我国第一部集食物、中药于一体的食疗专著，被人称为我国食物养生的第一部作品。

官场生涯中说真话的人

孟诜，汝州（今河南省汝州市）人，出生于唐武德四年（公元621年）。

青少年时孟诜爱好读书，特别爱好医学。中年时，孟诜考上了进士。垂拱二年（公元 685 年），孟诜由于才华出众，知识面广，被朝廷提升为凤阁舍人。凤阁是武则天执政时期对中书省的称号。中书省的行政长官是中书令，中书令相当于丞相级的官职，官位正三品级；中书舍人是负责掌呈中书令的奏章，官位正五品级。凤阁舍人同中书舍人职务一致。

孟诜升官后，依旧学习医学知识，不久，他对医学的了解已到了炉火纯青的地步。有一天，孟诜到凤阁侍郎刘祎之家拜访，刘祎之拿出了武则天女皇赏赐的黄金，在孟诜眼前炫耀。孟诜仔细观察了一下，对刘祎之说："这不是真金子，是假金子，它的真名叫药金。不信，你到火焰上去烘烤一下，它能冒出五种颜色的气体。"刘祎之不相信，他按照孟诜说的试验了一下，果然如孟诜说的一样，真的是假金。消息传开后，朝廷大臣议论纷纷，大家一方面赞叹孟诜学识渊博，另一方面评论朝廷拿假金奖赏官员。有好事者把这消息告诉了武则天女皇，爱面子的武则天听后心中十分不愉快，但又不好当面发作，只好找了个借口，把孟诜贬官为台州（今浙江省临海市）司马。"台州司马"级别在从六品下。

武则天是一位英明的君主，她马上意识到治理国家不能感情用事，必须做到用人必贤，孟诜人才难得，不能为了一句话而贬官。不久，孟诜又被朝廷提升为春官侍郎。春官侍郎同礼部侍郎，级别正四品下，主管天下礼仪、祭祀、贡举等活动。武则天一个儿子李旦，当了没有几天傀儡皇帝，就退让位给母亲了。李旦回到自己的封地后，武则天安排孟诜担任他的老师，陪伴他学习儒家、道家知识。长安年间（公元 701 至 705 年），孟诜已经八十多了，还担任同州（今在西安市的北面）刺史，又加银青光禄大夫（朝廷勋职，从三品级），神龙（公元 705 至 707 年）初退休。

孟诜任官期间，做事小心翼翼，政令虽繁杂但条理清楚。

从事医学工作

孟诜退休后，居住在一座名叫伊阳的山麓下，专门从事药品和食品如何调养身体的工作，所以年近九十，思维能力和体力劳动同壮年人完全一样。他有一句人生格言："你想获得一个健康的身体和良好的心态，应该必须做到：帮助他人的话常常讲，调养身体的药常常采。"

景云元年（公元 710 年），孟诜的学生李旦正式当皇帝了，这就是历史上的唐睿宗。唐睿宗李旦邀请他的老师孟诜到京城，将要重用他做大官，孟诜坚决推辞，找理由说自己年老了，不能胜任了，李旦不得已，只好让孟诜重新回到山上，继续从事采药工作。景云二年（公元 711 年），唐睿宗李旦特地给老师孟诜下诏：赐给孟诜一百段布匹；又要求当地官员在每年的春秋二季，定时送给孟诜羊、酒、糜粥等礼物。开元（公元713至742年）初期，河南尹（当地地方官）毕构认为孟诜不贪权势，专心致志搞学术研究，有古代著名隐士向子平的风格，因此，特地把他住处改名为"子平里"，以表彰他高尚的品质和不懈的敬业精神。开元二年（公元714年），九十三岁的孟诜病逝于家。

孟诜作品及其价值

孟诜一生之中撰写了很多作品，其中有《家礼》一卷、《祭礼》一卷、《丧服要》一卷、《补养方》三卷、《必效方》三卷。

孟诜所撰的《补养方》三卷、《必效方》三卷，从内容上看，大部份都是民间的经验方，涉及民间的医疗知识。这说明孟诜一边为患者治病，一边向民间收集经验方，经过不懈的努力，才最终完成了撰写出食物养生的作品。

《补养方》、《必效方》二书问世后，在当时引起轰动，大家争相阅读。孟诜的学生张鼎又对它进行增辑，并改名为《食疗本草》，后来《食疗本草》成了养生的经典作品。

《食疗本草》问世后，成了我国第一部系统介绍食物养生的著作，它对饮食治疗、食物鉴定、药性甄别都有一定的价值，它为唐代食物养生提供了许多有价值的经验，它成为后世医学家必修的医学著作。《外台秘要方》、《医心方》、《本草纲目》里都有很大的篇幅引用了它，可见其书影响之广泛，作用之巨大。遗憾的是至今这本书失传了，目前仅存敦煌残卷。

孟诜是第一个撰写食物养生的人，所以，他对我国的医疗事业贡献巨大。

(四) 敦煌出土的《食疗本草》残卷

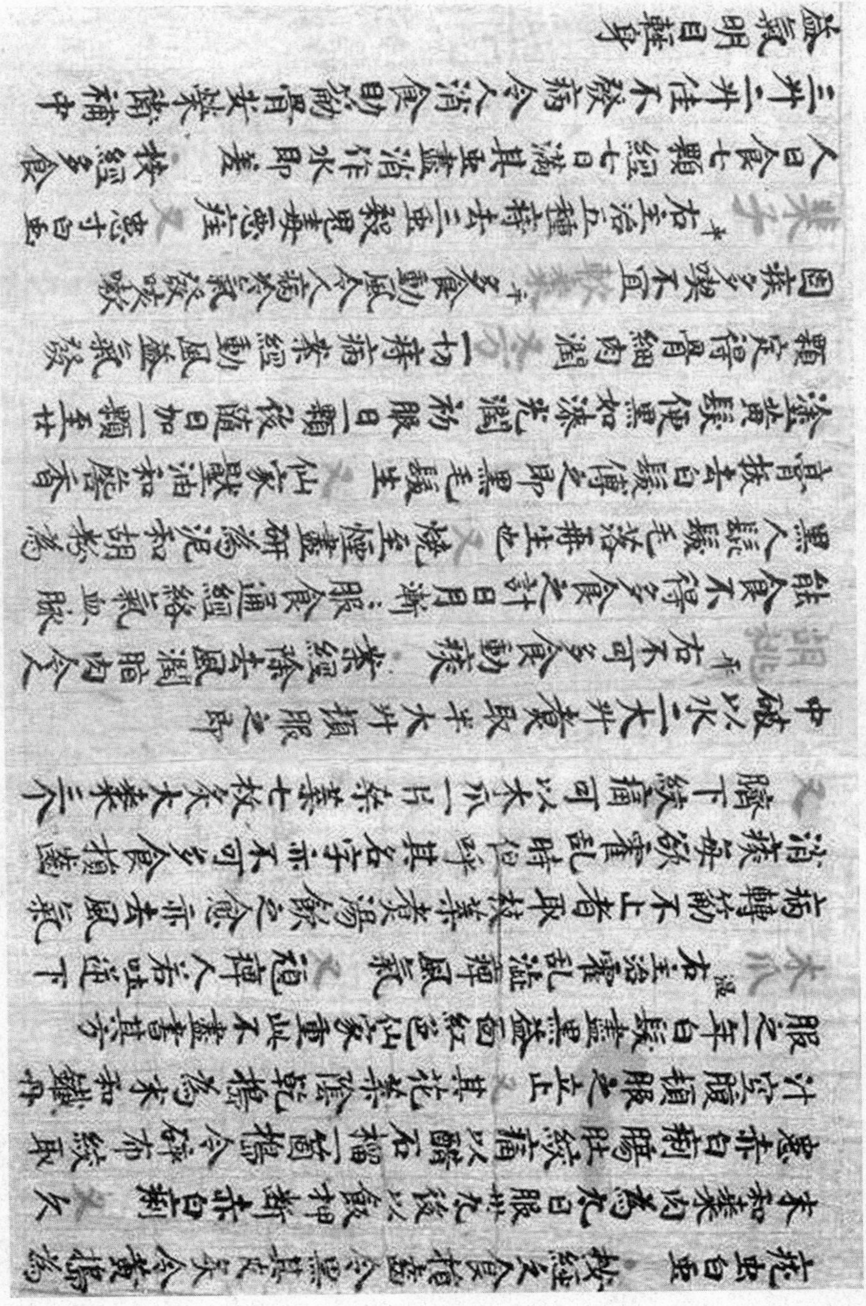

蕪荑 平 右主治五內邪氣散皮膚支節間風氣能化食

去三虫逐寸白散腹中冷氣 又方患熱瘡為末和猪脂

塗羞 又方和白沙蜜治濕癬 又方和馬酪治乾癬和沙

牛酪療一切瘡 葉經作醬食之甚香美其功尤勝於

榆人唯陳久者更良可少喫多食發熱心痛為其味

辛之故秋夫食之宜人長喫治五種痔病 又 穀膳 熱虫

榆英 平 右療小兒癇疾 又方患石淋莖 又暴赤腫者

榆皮三兩熟搗和三年米醋滓封莖上日六七遍易 又方

治女人石癰妬乳腫 葉經宜服丹石人取篆煮食時

服一頓亦好高昌人多擣白皮為末和菹菜食之甚

美消食利開節 又 其子可作醬食之甚香然稍

辛辣餘●助肺氣殺諸虫下心腹間惡氣肉消之陳

滓者久服尤良 又塗諸瘡癬妙 又辛冷氣心痛 羞食之

吳茱萸溫 右主治心痛下氣除咳逆去藏中冷能溫脾氣

消食又方生樹皮上牙疼痛痒等立止 又取茱萸一升清

酒五升二味和煮取半升去滓以汁微煖洗如中風賊風

口偏不能語者取茱萸一升美清酒四升和煮四五沸冷

服之半升日二服得小汗為差 紫經殺鬼毒毛良又方

夫人衝冷風欲行房陰縮不怒者可取二七粒之良久咽

下津液 頭即愈 又 閉目者名櫨子不宜食 又方食

魚骨在腹中痛煮汁一盞服之即止 又 魚骨刺在肉中

不出及蚰骨者以封其上骨即爛出 又 奔豚氣衝心

脚氣上者可和生薑汁飲之甚良

蒲桃 平 右益藏氣強志療膾間宿水調中 按經

不悶去地但取藤汲之釀酒皆得美好其子不宜多食

令人心卒辛煩悶猶如火燎亦發黃病凡熱疾後不可食之

眼間骨熱久成麻痺病 又方 其根可煮取濃汁飲之

嘔噦及霍亂後惡心 又方 女人有娠往子上衝心細飲

之即止其子便下胎安好

甜瓜 寒

右止渴除煩熱多食令人陰下癢濕生瘡

又發癉黃動宿冷病患癥瘕人不可食瓜其瓜蒂

主治身面四支浮腫殺蟲去鼻中息肉陰癉黃及急黃

又生瓜葉搗取汁治人頭不生毛髮者塗之即生

多食令人羸憊虛瘦腳手少力其子熱補中焦宜人

其肉止渴利小便通三焦閒擁塞氣 又方 瓜蒂七枚丁

香七枚搗為末吹鼻中少時治癃氣黃汁即出差

越瓜 寒 右主治利陰陽益腸胃止煩渴不可久食發瘡

紫此物動風雖止渴能發諸瘡令人虛腳弱虛不能行

小兒夏月不可与食成痢發瘂令人暗脚冷臍下痛

患時疾後不可食 不得和乳牛及酪食之 又不可空

腹和醋食之令人心痛 胡瓜 寒 不可多食動風及寒熱

又發疰氣積瘀血 紫多食令人虛熱上氣生百病

消人陰發癤及發痃氣及脚氣損血脉天行後不可

食 小兒食發痢滑中生甘蟲 又不可和酪食之必再發

又搗根傅胡刺毒腫甚良

冬瓜 寒 右主治小腹水鼓脹服 又利小便止消渴 又其子主益

氣耐老除心胷氣滿消痰止煩 又冬瓜子七升絹袋盛

投三沸湯中須臾曝乾 又内湯中如此三度乃止曝乾

与滑苦酒浸之一宿曝乾為末服之方寸匕日二服令人肥悦

又明目延年不老 紫經蟹丹石去頭面熱風 又熱發者

服之良患冷人勿食之令人益瘦 取冬瓜一顆和桐葉

与猪食之一冬更不食諸物其猪肥長三四倍矣 又

煮食之餘錬五藏精細欲得肥者勿食之為下氣欲瘦

小輕健者食之甚健人 又冬瓜人三升退去皮殼擣為丸

空腹食後各服廿丸令人面滑靜如玉可入面脂中用

瓤子 冷 右主治消渴患惡瘡患脚氣虛腫者不得食之

加甚 紫經治熱風及服丹石人始可食之除此一切人不可

食也 患冷氣人食之加甚 又發圓疾

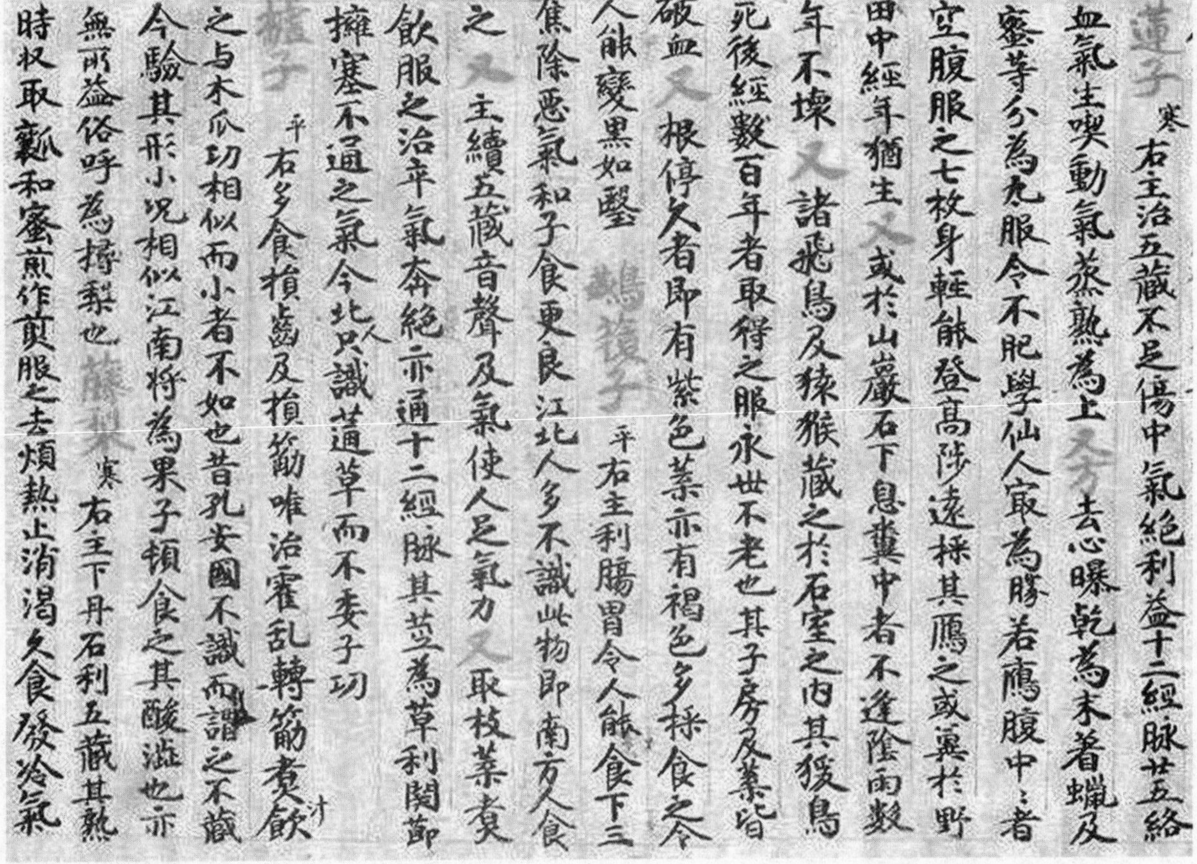

之易于蜜食亦可以代水食唯糖耐久贮其长寿眠生肌肉气神皆补益是主能导利三焦皆物是来不熟虽去袁耶脾胃损
力可与蜜食代凡糖稀耶粳米仁来不同主食神耶量者主補中益气补气使令之通利味不耶气损脾胃有
己除其长服不能多食之腹中主食神即主是北地和味令南人食干少有食俗人取勤绦断干脾胃除烦润
年者食之相宜今柔神稗是耶神补脾气断力除主北地耶食多食不食右主蘇下气补人熟者袁断干脾胃调
秦損不能多食之脾胄補益之可其经来治食若谨桥若此拣白核人斷消烦润腸皆
桑椹主眼中不飢轻身益气主能使气物斯但食不食则此地即耶甜物爛脉月麦面中得者曾食

之上湿，令人肥健。茄子，菜也，

寒。作煎腊肉羹，同食肥肉、

脐者，去热明目。东畦

助立冬后腌作，甘美。

与养三尸，蔬菜为上。

胎者，以作甘脆，蜀川蜀

煮生菜，但浮者，并不

蔓菁，味苦，性温。治

寒。可更合食，令志意悦。

接珍气，散热，可蒸令食之，少气惙。

紫荠，能令人肥健，可蒸令食之。

美，可更食，少气，其目聪明，补中气。